Dr. Andreas Knoll

# Sucht – was ist das?

**Eine allgemeinverständliche Einführung in das heutige wissenschaftliche Verständnis von Sucht, insbesondere der Alkoholabhängigkeit**

Blaukreuz-Verlag Deutschland Österreich Schweiz

**Dr. Andreas Knoll,** Jahrgang 1949, ist seit 1968 im Suchtbereich tätig als ehrenamtlicher Helfer, Sozialarbeiter, Psychotherapeut und Supervisor und lehrt an der Evangelischen Fachhochschule Bochum.

**Bibliografische Information Der Deutschen Bibliothek**
Die Deutsche Bibliothek verzeichnet diese Publikation in der Deutschen Nationalbibliografie; detaillierte bibliografische Daten sind im Internet über http://dnb.ddb.de abrufbar.


Gestaltung: Medienzentrum und Druckerei, Blaukreuz-Zentrum Hagen
Ulrike Freybe, druckerei@blaukreuz-zentrum-hagen.de
Druck: Basse Druck, Hagen
ISBN 978-3-941186-30-9 Blaukreuz-Verlag Deutschland
ISBN 978-3-85580-416-0 Blaukreuz-Verlag Schweiz

# Vorwort

Seit mehr als vierzig Jahren beschäftige ich mich ehrenamtlich und beruflich mit Fragen der Drogenabhängigkeit und des Alkoholismus, ohne selbst davon betroffen zu sein. Zur wissenschaftlichen und therapeutischen Auseinandersetzung mit einem Thema gehört, sich Fragen über die eigene Einstellung zum gewählten Thema zu stellen. Diese konnte ich nie überzeugend beantworten, weil ich bei mir keine Suchtneigungen erkannte und in meiner Verwandtschaft auch niemand Anzeichen von Abhängigkeit zeigte.

Die eigene Lebensgeschichte jedoch mit der vaterlosen Kindheit in den Fünfzigerjahren weist Brüche und Krisen auf, die mir ähnlich später bei vielen suchtkranken Menschen begegneten. So kommt mir der Gedanke, dass die langjährige Beschäftigung mit dieser Thematik möglicherweise ein guter Schutz war, nicht selbst in süchtige Verstrickungen zu geraten.

**„Ich musste schmerzhaft zur Kenntnis nehmen, dass Alkohol und Drogen in der Sucht zur Zerstörung von christlichen und humanistischen Idealen führen."**

Wie war das in den späten Sechzigern? Haschisch und LSD sollten uns helfen, unser Bewusstsein zu erweitern und so die Botschaft von „Love and Peace" (Liebe und Frieden) in die Herzen der Menschen zu tragen. Die Revolution, die wir Studenten und Hippies dieser Zeit anstrebten, hatte die Utopie einer konfliktfreien und harmonischen Gesellschaft zum Ziel, in der die Klassenunterschiede zwischen den Menschen aufgehoben sein würden.

Meine Realität war anders: Der beste Freund aus meiner Kindheit – *Udo* – scheiterte mit seinem Antrag auf Kriegsdienstverweigerung, ging zur Bundeswehr und kam als exzessiver Trinker zurück. Der Freund aus schwärmerischen Jugendtagen – *Hotti* – verreckte nach einer kurzen Drogenkarriere mit einer Spritze im Arm. Diese Reihe kann lang weitergeführt werden, sie macht unendlich traurig, weil sie nicht nur vom Verlust nahestehender Menschen erzählt, sondern auch vom Verlust jugendlicher Ideale. Ich musste schmerzhaft zur Kenntnis nehmen, dass Alkohol und Drogen in der Sucht zur Zerstörung von christlichen und humanistischen Idealen führen.

Die Realität zeigte sich in Gewalt, Kriminalität, Ausbeutung und Sucht. Diesen Tatsachen stellte ich mich, indem ich versuchte, eine Anti-Drogen-Kampagne zu starten, in der die Gefahren von harten Drogen und Alkohol mit den Mitteln der damaligen Jugendbewegung aufgezeigt wurden. Pop-Festivals und die Verharmlosung von Haschisch waren die Vehikel. Dieses ehrenamtliche Engagement mündete schnell in ein Sozialarbeiterstudium. Ich las alles über Sucht, dessen ich habhaft werden konnte. Die Praktika während des Studiums nutzte ich, um die Jugend- und Suchtberatung aufzubauen. Mit meinen damaligen Mentoren, *Horst Pedina* und *Heiner König*, kam schon bald die praktische Fachlichkeit in die Auseinandersetzung. Ihnen möchte ich ebenso danken wie *Rolf Schleicher*, der mich, ohne es vielleicht zu wissen, sehr beeindruckt hat und meine theoretische Auseinandersetzung mit dem Thema Alkohol förderte. Zwischen 1973 und 1978 lernte ich in verschiedenen Beratungsstellen der Diakonie viele junge Menschen kennen, die mir bereitwillig von ihren Lebenskrisen berichteten. Dies war für mich außerordentlich bereichernd und lehrreich. Ich hoffe, dass ich durch meine Tätigkeit als Suchtberater auch deren Lebensweg so positiv beeinflusst habe, wie sie den meinen. Durch die Einflüsse dieser Menschen fühlte ich mich angeregt, mich noch intensiver und fachlicher mit der Suchtproblematik und meiner eigenen Person auseinanderzusetzen. Ich wurde Therapeut und Supervisor und trat Anfang der Achtzigerjahre als Therapeut die Nachfolge von *Werner Brück* in der Fachklinik Fürstenwald an.

Für mein supervisorisches und therapeutisches Handwerkszeug möchte ich mich bei *Professor Lothar Nellessen* und *Professor Hilarion Petzold* bedanken. In der Fachklinik Fürstenwald bei Kassel war ich über fünfeinhalb Jahre lang Therapeut von mehr als hundert Menschen, die mir zum größten Teil ans Herz gewachsen sind und deren Wohl und Wehe mich auch heute noch berührt, besonders wenn ich einigen bei den Jahrestreffen wieder begegne. Leider kann ich hier keine Namen nennen, es wären auch zu viele. Die verschlüsselten Fallgeschichten in diesem Buch stammen aber von Menschen, die ich hier kennen lernte. Auch von den Kolleginnen und Kollegen habe ich viel profitieren können. Besonders durch *Johanna Riede* und *Gertrud Koch-Kerschner* kam ich tiefer mit psychoanalytischen und psychodramatischen Fragestellungen in Berührung.

Als Supervisor schließlich lernte ich von den Sorgen und Nöten der Suchtberater und Therapeuten. Stellvertretend für die vielen Beratungsstellen und Kliniken, die ich in den letzten Jahrzehnten als Supervisor beraten und betreut habe, möchte ich das *Blaukreuz-Zentrum Wuppertal* nennen. Hier konnte ich eindrücklich mitverfolgen, wie eine in tiefer christlicher Tradition verwurzelte Gemeinschaft sich den wissenschaftlichen und professionellen Herausforderungen unserer Zeit stellt, ohne ihre Tradition zu leugnen. Beeindruckt haben mich auch die ehrenamtlichen Suchtkrankenhelfer des Blauen Kreuzes, die zum Teil über die eigene Sucht zu sich selbst und zu Gott gefunden haben.

Schließlich möchte ich noch den Studentinnen und Studenten an der *Evangelischen Fachhochschule* in Bochum danken. Im Dienst dieser Studierenden wirke ich seit über achtundzwanzig Jahren an der Ausbildung von Sozialarbeiterinnen und Sozialarbeitern mit. In vielen Seminaren haben sich diese jungen Leute kritisch mit den nachfolgenden Ausführungen beschäftigt und sie teilweise auch verändert. Einen großen Teil dieser Studierenden habe ich später in den unterschiedlichsten Einrichtungen der Suchtkrankenfürsorge wieder getroffen. Für diese jungen Kolleginnen und Kollegen ist die Arbeitsmarktlage recht günstig, weil wir in einer Welt zu leben scheinen, die süchtiges Verhalten begünstigt.

In dieses Buch ist meine Berufs- und Lebenserfahrung der letzten vierzig Jahre eingeflossen. Diese Erfahrungen habe ich in den täglichen Kontakten mit suchtkranken Menschen und deren Helfern gewinnen können. Von den vielen Büchern und Aufsätzen, die ich zu diesem Thema gelesen habe, werde ich nur wenige im Text zitieren, um den Lesefluss nicht zu stören. Im Literaturverzeichnis werden aber viele angegeben.

Beim Schreiben dieser Arbeit fragte ich mich gelegentlich, warum ich mich nicht schon früher wissenschaftlich zu Suchtthemen geäußert habe. Stattdessen beschäftigte ich mich mit Fragen zur Supervision, der Gestalttherapie, der Psychiatrie und der Sozialarbeit. In meinen frühen Berufsjahren traute ich mir so etwas noch nicht zu. Später war ich so intensiv mit der Praxis beschäftigt, dass mir kein Raum zur wissenschaftlichen Reflexion blieb. Als ich schließlich Kompetenz und Raum zu einer solchen Arbeit gefunden hatte, waren die Veröffentlichungen zu diesem Thema so zahlreich geworden, dass ich dem Vorhandenen nichts Neues mehr hätte hinzufügen können. Erst nachdem ich viele naturwissenschaftliche Bücher gelesen hatte, die wissenschaftliche Erkenntnisse so aufbereiteten, dass auch ich sie verstehen konnte, kam mir eine Idee: Ich möchte die heute verbreiteten Suchttheorien so darstellen, dass auch Laien sie verstehen können. Das ist das Anliegen der nachfolgenden Arbeit.

In meiner Schreibweise achte ich nicht auf eine gesonderte männliche und weibliche Anrede. Männer und Frauen mögen sich gleichermaßen angesprochen fühlen.

# Vorwort zur vierten Auflage, 2014

Seit dem Erscheinen der ersten Auflage dieses Buches haben sich die Erkenntnisse zur Suchtthematik und die Behandlungsformen der Suchtkrankheit weiterentwickelt und verändert. Die grundlegenden Erkenntnisse wurden aber bereits ab 1968 zunehmend systematisiert, weil damals die Sucht auf höchstrichterliche Entscheidung als Krankheit anerkannt wurde (Grundsatzurteil des Bundessozialgereicht vom 18.06.1968).

In den 1970er Jahren wurden die ersten qualifizierten und anerkannten Ausbildungen zur Suchtbehandlung entwickelt und durch die Deutsche Rentenversicherung zertifiziert. Die anerkannten Behandlungskonzepte der Suchtkrankheit beruhen auf den systematisierten wissenschaftlichen Arbeiten aus dieser Zeit unter Rückgriff auf ältere Erkenntnisse (z. B. von *Jellinek*). Die hier vorliegende Arbeit greift insbesondere diese älteren Standardtheorien auf, weil sie mir als grundlegend für jegliches Suchtverständnis erscheinen. Dennoch schreitet die Wissenschaft fort und differenziert sich aus. Die neueren wissenschaftlichen Erkenntnisse verfeinern so gesehen die Theorien, ohne die grundlegenden Einschätzungen zu verwerfen. Da es in diesem Buch aber um gerade diese etwas weniger differenzierten grundlegenden Einschätzungen geht, finden die vertieften neueren Erkenntnisse auch in dieser Auflage nur am Rande Erwähnung. Die neueren Erkenntnisse werden dann in einer gesonderten Literaturliste ausgewiesen.

Da es mir hier besonders um den konkreten Praxisbezug geht, beschäftige ich mich auch damit, wie die theoretischen Skizzen in praktisches Handeln von Beratern und Therapeuten umgesetzt werden können. Lesern und Leserinnen, denen es hauptsächlich um die praktische Umsetzung der suchttheoretischen Konzepte geht, schlage ich vor, nach dem Studium des Kapitels „Die Persönlichkeit“ (*Teil 1, Kap.1*) zum Teil 2 zu gehen und dort das Kapitel „In der Fachklinik“ (*Teil 2, Kap. 3*) zu lesen.

# Das wissenschaftliche Suchtverständnis

Sucht – ein schwieriges Wort, ein provozierender Begriff. Viele Menschen verbinden damit eine verelendete Form von Drogensucht, aber auch solch unschöne Charakterzüge wie Habsucht, Rachsucht und Eifersucht. Weil das Wort so schwierig und vieldeutig ist, hat die Weltgesundheitsorganisation (WHO) bereits 1964 vorgeschlagen, den Begriff Sucht aufzugeben und ihn durch die Fachbezeichnung „Abhängigkeit" zu ersetzen.

Dieser Begriff weist in die fachlich-wissenschaftlich korrekte Richtung, weil dadurch auf die Abhängigkeit von einer chemischen Substanz, also einer Droge, angespielt wird. Wenn ich hier dennoch von „Sucht" spreche, so soll das darauf hindeuten, dass hier weniger in einer wissenschaftlichen Sprache gesprochen werden soll, sondern mehr in einer Sprache unseres Alltags. In der Alltagssprache eignet sich das Wort „Sucht" nun besser als der Begriff „Abhängigkeit", weil damit die Vielschichtigkeit der Probleme, die mit Alkoholismus und Drogenabhängigkeit zusammenhängen, besser erläutert werden können, denn Spielsucht, Fernsehsucht oder Arbeitssucht sind durchaus Verwandte des Alkoholismus.

Woher kommt der Begriff „Sucht"?[1] Rein sprachlich bedeutet er Siechtum, also Krankheit. Doch auch das Wort „suchen" klingt darin an. Wonach sucht der süchtige Mensch? Was wird da immer gesucht, aber bleibt letztlich doch unerfüllt? Was ist das, was den Süchtigen so belastet und ihn in eine Verhaltensweise drängt, mit irgendwelchen Mitteln etwas erreichen zu wollen, auch wenn es nur ein vermeintliches Erreichen ist? Könnte man dann vielleicht sagen, dass es so etwas wie eine Sehnsucht ist, das ständige sich Sehnen nach etwas Unerfülltem, was schließlich doch unerfüllbar bleibt und dadurch „siech", also krank macht? Dieses sich krank und unerfüllt Fühlen versucht man dann mit ungeeigneten Mitteln zu heilen. Ist Sucht vielleicht ein untauglicher Versuch, etwas zu heilen, nach dem man eine tiefe, unstillbare Sehnsucht hat? Ist Sucht dann ein missglückter Selbstheilungsversuch?

[1] Sucht, in der Medizin eine veraltete Bezeichnung für Krankheit, die sich nur noch in Zusammensetzung erhalten hat (z. B. Schwind-, Wasser-, Fett-, Gelbsucht). Das Wort ist wahrscheinlich gleichen Stammes mit Seuche und siechen. Übertragen bedeutet es krankhafte Begierde (Sehnsucht, Ruhm-, Trunk-, Morphium-, Kokainsucht usw.). (Aus: Meyers Lexikon von 1926)

Auf all diese Fragen hat die Wissenschaft versucht, Antworten zu finden. Besonders seit den Sechzigerjahren hat das wissenschaftliche Interesse an Fragen des Alkoholismus und der Drogenabhängigkeit zugenommen und es gibt heute, zu Beginn des einundzwanzigsten Jahrhunderts, eine schier unübersehbare Flut von wissenschaftlichen Artikeln, Büchern und Zeitschriften, die sich mit der Suchtproblematik auseinandersetzen. Aber brauchen wir wissenschaftliche Antworten auf die Fragen zur Suchtproblematik? Reichen nicht Alltagswissen, gesunder Menschenverstand und ein tiefer christlicher Glaube, um mit den Problemen, die der Alkohol macht, umzugehen?

Um darauf antworten zu können, müssen wir uns zunächst mit der Frage befassen, was wissenschaftliches Wissen ist und wie es sich vom Alltagswissen und dem „gesunden Menschenverstand" unterscheidet.

Alltagswissen bedeutet, dass wir uns Theorien bilden über vieles, was wir täglich zu erledigen haben. Sei es das morgendliche Zähneputzen, das Tapezieren des Wohnzimmers, das Fahren eines Autos oder das Erledigen beruflicher Routineaufgaben. Dieses Alltagswissen oder auch die Alltagstheorien erlangen wir durch unsere Lebenserfahrung. Je nachdem, wie sie sich gestaltet, entwickeln wir daraus unsere Alltagstheorien, die dann auch abweichen können von denen unseres Nachbarn, der möglicherweise andere Lebenserfahrungen hat. Deshalb haben Menschen oft unterschiedliche Meinungen zu ein und demselben Thema, denn alle machen persönliche, einmalige Lebenserfahrungen.

**Ist Sucht vielleicht ein untauglicher Versuch, etwas zu heilen, nach dem man eine tiefe, unstillbare Sehnsucht hat?**

Auch mit Alkohol machen die meisten Menschen in unserem Land Erfahrungen – oft im Zusammenhang mit jugendlichem Risikoverhalten, mit Feiern oder mit anderen Gegebenheiten. Der weitaus größte Teil der Bevölkerung hat dadurch keine gravierenden Probleme mit dem Alkohol bekommen. Ein geringerer Teil der Menschen, die mit Alkohol in Berührung gekommen sind, hat allerdings Probleme mit dem Alkohol oder eine Alkoholabhängigkeit entwickelt.

Das Alltagswissen oder der gesunde Menschenverstand unserer deutschen Bevölkerung ist durch Erfahrungen mit Alkohol geprägt, die nicht in eine Abhängigkeit geführt haben, sondern die auf bestimmte Anlässe begrenzt waren. Diese Anlässe haben oft Spaß gemacht und sind mit Feiern und Lustgewinn verbunden. Folglich ist deren Alltagswissen über Alkohol und Drogen von eigenen Erfahrungen gespeist und ihr Urteil über Menschen mit Alkoholproblemen wurde aus eigenen Erfahrungen gewonnen. Daher sind solche Äußerungen wie: „Wenn man einen über den Durst getrunken hat, muss man aber wieder vernünftig sein", oder: „Man kann ja nicht ständig Party machen" aus dieser Sicht verständlich.

**... die Gefahr, dass es jeden treffen kann, genau wie eine Krebserkrankung oder ein Herzinfarkt, beginnt vielen erst zu dämmern, wenn ...**

Alkoholiker als krank zu betrachten, fällt dadurch schwer, denn man hat ja nur die eigene Erfahrung als Maßstab, und im Licht der eigenen Erfahrungen ist Alkoholkonsum mit Lustgewinn und angenehmen Gefühlen sowie mit Wohlgeschmack verbunden. Dass Alkohol ein Gift ist, merkt man erst dann, wenn man ein Problem damit hat. Und die Gefahr, dass es jeden treffen kann, genau wie eine Krebserkrankung oder ein Herzinfarkt, beginnt vielen erst zu dämmern, wenn sie durch eine Verkehrskontrolle ihren Führerschein verloren haben, weil sie mit zu viel Promille im Blut erwischt wurden.

Wissenschaftliche Erkenntnis hat uns zu der Annahme gebracht, dass Menschen, die Probleme mit Alkohol haben, diesen nicht zu sich nehmen, um ein positives Ziel zu erreichen, wie etwa einen Lustgewinn oder einen Wohlgeschmack, sondern: **Alkoholiker trinken Alkohol zumeist, um unangenehme Gefühle zu vermeiden.** So gesehen verfolgen sie also ein negatives Ziel. Wer aber in seinen Alltagserfahrungen Alkohol mit positiven Zielen in Verbindung bringt, kann die Probleme alkoholkranker Menschen nicht verstehen. Um diese Probleme verstehen zu können, ist ein wissenschaftlich gegründetes Wissen nötig, also ein Wissen, das nicht der eigenen Lebenserfahrung entsprungen ist.

Wissenschaftliches Wissen entsteht dadurch, dass sich nicht ein Mensch mit vielen Themen des Lebens auseinandersetzt, sondern dadurch, dass sich viele Menschen systematisch mit nur einem Thema befassen. Die Ergebnisse eines Wissenschaftlers zum Thema Alkohol werden von diesem veröffentlicht und von anderen Wissenschaftlern zur Kenntnis genommen und hinterfragt. Dabei werden nicht nur die Ergebnisse hinterfragt, sondern auch die Methoden, mit denen die Erkenntnisse gewonnen wurden.

Aus den sich daraus entwickelnden wissenschaftlichen Diskussionen setzt sich nach und nach eine gängige Lehrmeinung durch, die aber nur so lange Bestand hat, wie sie nicht widerlegt worden ist. Das besondere Merkmal wissenschaftlicher Theorien besteht darin, dass sie nachvollziehbar und widerlegbar sein müssen. Und so haben sich auch die Theorien zur Abhängigkeitsproblematik entwickelt.

Einen ersten deutlichen Erfolg verzeichnete die wissenschaftliche Auseinandersetzung mit der Alkoholabhängigkeit am 18. Juni 1968. Da fällte der dritte Senat des Bundessozialgerichtes ein Urteil, mit dem Ärzte und Gesellschaft quasi dazu verurteilt wurden, Sucht als eine Krankheit anzuerkennen. Die Erkenntnis, Sucht sei eine Krankheit, ist nicht mit Alltagswissen zu gewinnen. Die wissenschaftlichen Grundlagen für das heute auch von der Allgemeinheit anerkannte Urteil führten zu einer enormen Entlastung für alle suchtkranken Menschen und deren Angehörige. Dies nicht nur in finanzieller Hinsicht, weil ab diesem Zeitpunkt Kranken- und Rentenversicherungsträger für die Kosten einer Alkohol-Heilbehandlung aufzukommen hatten, sondern die psychologischen und sozialen Wirkungen führten jetzt endlich dazu, dass alkoholkranke Menschen vom Makel der Haltlosigkeit und des schuldhaften Versagens befreit wurden und deren Leiden endlich einen Begriff erhielt, nämlich Krankheit.

Nun stehen den Erfolgen der wissenschaftlichen Erkenntnisse auch Gefahren dieser Sichtweise gegenüber. Viele Helfer und Angehörige kennen die entlastende Wirkung, die die Krankheitseinsicht für den Suchtkranken hat in der Form, dass dieser sagt: „Ich bin ja krank, ich kann nichts dafür, dass ich trinke, man muss mich wieder gesund machen, am besten mit Medikamenten." Auf der anderen Seite stehen die Therapeuten und professionellen Suchthelfer. Diese üben ihre Tätigkeit meistens aus, ohne selbst von einer Abhängigkeit betroffen gewesen zu sein. Viele Betroffene fragen sich, ob so ein Mensch die Situation eines „Trinkers" überhaupt verstehen kann oder ob man nicht zweifelhaften Fachleuten mit undurchsichtigem Therapeutendeutsch ausgeliefert ist, die einen wo möglich für nicht ganz richtig halten. Diese Probleme kommen häufig dadurch zustande, dass eine zu große Kluft zwischen wissenschaftlichem Wissen und Alltagswissen entstanden ist. Die Probleme hat der alkoholkranke Mensch in seinem Alltag, und zur Bewältigung dieses Alltags benötigt er Hilfe. Er muss sicher sein, dass diejenigen, die ihm helfen wollen, seine Lage auch wirklich nachvollziehen können und ihn nicht von oben herab behandeln.

Deshalb, so glauben viele Betroffene und ehrenamtliche Helfer, sind die Blaukreuz-Gruppen, die Anonymen Alkoholiker und die Freundeskreise Alkoholkranker zunächst hilfreicher als die professionellen Therapeuten. Die Selbsthilfegruppen kennen die Probleme mit dem Alkohol aus eigener Erfahrung, sie holen die betroffenen Menschen aus deren Alltag ab, sie sind nicht so wissenschaftlich, professionell und „fachchinesisch".

Wissenschaftler, Profis und Therapeuten können erst dann den betroffenen Menschen wirklich helfen, wenn sie diesen Menschen glaubhaft machen können, dass sie in der Lage sind, von ihrer Fachlichkeit herunterzukommen und den alkoholkranken Menschen in seiner Alltagswirklichkeit zu verstehen. Dazu ist es nötig, dass die Fachleute sich einer Sprache bedienen, die auch von Leuten auf der Straße verstanden wird. Wenn den Fachleuten dies gelingt, haben sie wieder einen großen Vorteil gegenüber den selbst Betroffenen: Sie müssen nicht die eigene Lebenserfahrung zum Maßstab nehmen, sie lassen sich von ihrem fachlichen Verständnis leiten und verstehen die Betroffenen dadurch letztlich doch unvoreingenommener und besser. Das ist aber nur möglich, wenn Therapeuten und Berater in der Lage sind, ihr Verständnis von Alkoholismus und Drogenabhängigkeit in einer Form zu erläutern, dass es ein durchschnittlich gebildeter Mensch verstehen kann.

**„Ja, als Alkoholiker bist du krank. Aber, wie jeder andere kranke erwachsene Mensch musst du deine Krankheit selbst erleiden und dich um deine Heilung kümmern, dazu gibt es heute viele Möglichkeiten, nutze sie."**

Mit diesem Buch möchte ich die aktuellen wissenschaftlichen Erkenntnisse über die Sucht und insbesondere über den Alkoholismus so erläutern, dass sie einem durchschnittlich gebildeten Mitbürger verständlich werden. Wenn das ansatzweise gelingt, kann ich dem von der Alkoholkrankheit betroffenen Menschen antworten: „Ja, du bist krank, und das tut mir auch leid. Aber wie jeder andere kranke erwachsene Mensch musst du deine Krankheit selbst erleiden und dich um deine Heilung kümmern, dazu gibt es heute viele Möglichkeiten, nutze sie."

Alle, die dieses Buch lesen, bekommen eine Theorie an die Hand. Diese Theorie ist das Ergebnis wissenschaftlicher Forschungen. Eine Theorie bildet aber das wirkliche Leben, die Praxis, niemals genau ab. Sie stellt lediglich eine grobe Skizze der Praxis dar. Das Theorie-Praxis-Verhältnis kann man mit dem Verhältnis einer Wanderkarte zum Wald vergleichen. Obwohl die Wanderkarte (die Theorie) nicht mit dem Wald (der Praxis) identisch ist, hilft sie mir doch außerordentlich gut, mich im Wald zurecht zu finden. Deshalb sollte jeder, der sich in das Dickicht und Gestrüpp von suchtkranken Menschen begibt (Praxis) eine Karte (Theorie) mitnehmen, um sich nicht in diesem Gestrüpp zu verirren.

## Das Standardmodell

Oft fällt der Begriff „Standardmodell". Was versteht man darunter? Ab Beginn des siebzehnten Jahrhunderts begannen die Menschen, die Schöpfung durch eine systematische Beobachtung der Natur zu verstehen. Der Beginn der modernen Wissenschaften ist eng mit dem Namen Galileo Galilei verknüpft. Aus seinen Beobachtungen schloss er, dass sich die Erde um die Sonne dreht und schuf somit das erste naturwissenschaftliche Standardmodell.

Dieses Standardmodell wurde in den darauf folgenden Jahrhunderten immer weiter entwickelt und es ist bis heute Ziel der Naturwissenschaften, die Schöpfung zu verstehen. Heute sagt die christlich ausgerichtete Wissenschaft, Gott hat den Menschen die Gabe verliehen, sein Werk zu verstehen. Dazu bedarf es aber sehr viel Mühe. Jetzt, im einundzwanzigsten Jahrhundert, heißt das naturwissenschaftliche Standardmodell „Urknalltheorie". Diese, von den meisten Wissenschaftlern unserer Zeit geteilte Theorie besagt, dass die Schöpfung vor etwa 13,7 Milliarden Jahren in einer Urexplosion begann. Aus einem unendlich kleinen und unendlich heißen Punkt schuf Gott das Universum, welches sich seitdem immer weiter ausdehnt. Dieses Verständnis der Welt ist aber nur vorläufig, es wird immer weiter entwickelt und möglicherweise eines Tages widerlegt und durch ein anderes ersetzt. Die Theorie vom Urknall ist also das Standardmodell der gegenwärtigen Naturwissenschaften.

In den Sozialwissenschaften ist es aber viel schwieriger, zu einem Standardmodell zu gelangen, denn sie sind erstens viel jünger als die Naturwissenschaften und sie haben es zweitens mit noch komplizierteren Vorgängen zu tun als die Physik. Deshalb traut man sich in den Sozialwissenschaften nicht so leicht, von einem Standardmodell zu sprechen, weil der Mensch und die menschliche Gesellschaft sich in andauernder

Veränderung befinden. Wenn ich dennoch im Zusammenhang mit der Sucht von einem Standardmodell spreche, ist dies – zugegeben – etwas anmaßend. Andererseits kann man damit jedoch deutlich machen, dass wir heute über einen Wissensstand zu den Fragen von Alkoholismus und Drogenabhängigkeit verfügen, der von den meisten Forschern und Therapeuten mehr oder weniger geteilt wird und der es somit verdient, einer breiteren Öffentlichkeit bekannt gemacht zu werden.

Das Standardmodell der Suchttheorie ist also eine allgemeinverständliche Suchttheorie, die so oder ähnlich von den meisten Fachleuten, die an diesem Thema arbeiten, verstanden wird. In diesem Text werden viele Fachbegriffe durch Wörter ersetzt, die in der Alltagssprache gebräuchlich sind. Dadurch wird einiges vielleicht fachlich etwas weniger präzise, dafür aber verständlicher für Nichtfachleute.

# Teil 1
# Was ist Sucht?

Das Urteil des Bundessozialgerichtes von 1968, demzufolge Alkoholismus eine Krankheit ist, fiel in eine Zeit, in der sehr viele junge Leute mit illegalen Drogen experimentierten. Bei Jugendlichen setzte ab Mitte der 1960er Jahre eine regelrechte „Drogenwelle" ein. Diese beiden Faktoren, Drogenwelle und Urteil des Bundessozialgerichtes, führten dazu, dass man sich zunehmend wissenschaftlich mit Sucht befasste. Bis Ende der Sechzigerjahre waren die Heilstätten für die Behandlung suchtkranker Menschen hauptsächlich sozialfürsorgerisch und erzieherisch ausgerichtet. Erst nach dem Urteil wurde vermehrt psychotherapeutisch gedacht. Die neue Situation, die durch das Grundsatzurteil zum einen und die Drogenwelle zum anderen entstand, forderte nun ein neues Berufsbild: den Suchttherapeuten. Für diese Suchttherapeuten musste es nun eine Ausbildung geben, die wissenschaftlichen und akademischen Grundsätzen entsprechen sollte.

**Bis Ende der Sechzigerjahre waren die Heilstätten für die Behandlung suchtkranker Menschen hauptsächlich sozialfürsorgerisch und erzieherisch ausgerichtet.**

Maßgeblich beteiligt am Urteil des Bundessozialgerichtes war der Gesamtverband für Suchtkrankenhilfe im Diakonischen Werk, vertreten durch dessen Geschäftsführer Ernst Knischewski[1]. Der Gesamtverband konzipierte und entwickelte die ersten wissenschaftlich begründeten Ausbildungsgänge für Suchttherapeuten. 1975 begannen Zusatzausbildungen zum psychoanalytischen und zum verhaltenstherapeutischen Sozialtherapeuten für Suchtkranke. Hier wurden Sozialarbeiter, Psychologen und ähnliche Fachleute weitergebildet. Die theoretische Grundlage des Ausbildungszweiges zum psychoanalytischen Sozialtherapeuten geht maßgeblich auf die Psychoanalytikerin Annelise Heigl-Evers[2] zurück. Dieses theoretische Modell, das auf die Frage antworten kann, was denn Sucht sei, wurde in der Folgezeit stetig weiterentwickelt, ergänzt und verbessert, sodass heute von einem „Standardmodell" gesprochen werden kann. Dieses Standardmodell soll nun Auskunft über den Charakter der Krankheit „Abhängigkeit" geben.

---

[1] Gesamtverband für Suchtkrankenhilfe im Diakonischen Werk der Evangelischen Kirche in Deutschland e. V. (GVS), Berlin

[2] Heigl-Evers, Annelise, Möglichkeiten und Grenzen einer analytisch orientierten Kurztherapie bei Suchtkranken, Kassel 1977

Mit der Drogenwelle Ende der Sechzigerjahre zogen dann auch andere therapeutische Methoden ein, die das psychoanalytische Modell beeinflussten, z. B. Gruppendynamik, Gestalttherapie, Psychodrama usw.

Heute (2014) gibt es einige therapeutische Verfahren, die durch die Rentenversicherungen anerkannt sind. Dazu zählten seit 1993 als erste die oben erwähnten Ausbildungen des Gesamtverbandes. Später kam die Gestalttherapie hinzu. Während die psychoanalytische Ausrichtung des Gesamtverbandes ihre Wurzeln eher im Bereich der Alkoholismusforschung hatte, kam die Gestalttherapie in Deutschland durch die Auseinandersetzung mit den illegalen Drogen auf. Für die Ausgangsfrage: „Was ist Sucht?" ist eine Unterscheidung von Alkoholismus, Drogenabhängigkeit oder anderen Süchten zunächst nicht sinnvoll, weil wir nach dem Wesentlichen der „Krankheit Sucht" fragen. Erst später, wenn wir uns mit der Entwicklung der Suchterkrankungen befassen, wird die Unterscheidung zwischen Alkohol- und Drogenabhängigkeit notwendig werden.

**Für die Frage: „Was ist Sucht?" ist eine Unterscheidung von Alkoholismus, Drogenabhängigkeit oder anderen Süchten zunächst nicht sinnvoll, weil wir nach dem Wesentlichen der „Krankheit Sucht" fragen.**

Obwohl man sich heute weitgehend darüber einig ist, dass Sucht eine Krankheit ist, werden alkoholkranke Menschen noch immer nicht wie Menschen angesehen, die beispielsweise Herzrhythmusstörungen haben. Irgendwie kommt in die Betrachtung dieser Krankheit noch immer ein etwas moralisierender Unterton hinein, der auch noch heute sogar in Therapieeinrichtungen und Beratungsstellen festgestellt werden kann. Therapeuten oder Suchtberater fühlen sich gelegentlich von Alkoholkranken oder Drogenabhängigen belogen oder ausgetrickst, wenn diese ihnen nicht die volle Wahrheit über ihren Suchtmittelkonsum gestehen. Diesen Therapeuten muss man eigentlich antworten, dass sie die Sucht noch nicht richtig verstanden haben und das Verhalten ihrer Klienten weiterhin moralisch beurteilen. Die wissenschaftliche Erkenntnis von der Sucht als Krankheit führt zwangsläufig dahin, dass die moralischen Kategorien „lügen, betrügen, tricksen" als Symptome einer Krankheit zu bewerten sind und einfach zur Suchterkrankung hinzugehören wie Fieber zur Lungenentzündung.

Bei der Lungenentzündung fragen wir nach den Ursachen. Also müssen wir auch bei der Sucht nach den Ursachen fragen, wenn wir sie verstehen wollen. Nun ist die Suche nach den Ursachen schon bei vielen der bekannten klassischen Erkrankungen schwer. Meistens gibt es ein Bündel von Ursachen, und nur in den seltensten Fällen kann man einen eindeutigen Ursache-Wirkung-Zusammenhang ausmachen. Bei seelischen Erkrankungen ist das noch schwieriger. Wir können fast nie von einer eindeutigen Ursache sprechen. Vielmehr handelt es sich oft um ein kompliziertes Zusammenspiel von Erfahrungen, Erlebnissen und Umweltbedingungen, welches beim Einzelnen zu einer seelischen Beeinträchtigung oder Erkrankung geführt hat.

Die neueren Wissenschaftsauffassungen bemühen sich zum größten Teil darum, das kausale Ursache-Wirkung-Denken durch ein systemisches, ganzheitliches oder chaotisches Verstehen der Welt zu erweitern. Dazu hier nur so viel: Jedes Ereignis ist einzigartig, jeder Mensch ist einzigartig, jeder Lebenslauf ist einzigartig. Diese Einzigartigkeit ist durch Zufälligkeiten und Gesetzmäßigkeiten geprägt. Diese Gesetzmäßigkeiten bemühen wir uns zu verstehen. Aber auch wenn wir Gesetzmäßigkeiten der Suchterkrankung verstanden haben, bleibt jedes Individuum weiterhin einzigartig und den Zufälligkeiten seines Lebenslaufes ausgesetzt.

Nahezu alle Fachleute, die sich mit dem Thema Alkoholismus und Drogenabhängigkeit befasst haben, gehen heute davon aus, dass zur Suchtentstehung drei grundlegende Faktoren gehören:

1. Die Persönlichkeit und ihre Geschichte.
2. Die gesellschaftlichen Bedingungen und das soziale Milieu.
3. Die Droge und ihr Suchtpotenzial.

Als Ausgangsfaktor einer jeden Sucht wird die individuelle Persönlichkeitsstruktur betrachtet. Diese wird mit dem schrecklich klingenden Wort „prämorbide Persönlichkeit“ bezeichnet. Es besagt, dass der suchtkranke Mensch bereits an seiner Persönlichkeit geschädigt ist, bevor er begonnen hat, zu trinken oder Drogen zu konsumieren.

Was hat es nun mit dieser Persönlichkeitsstörung auf sich, die in vielen Menschen zu schlummern scheint und die dann irgendwann zum Ausbruch kommt und zur Sucht führt? Das wird die Ausgangsfrage zum Thema Sucht überhaupt sein. An der Beantwortung dieser Frage wird sich später alles andere aufhängen lassen. Fragen nach dem Umgang mit dem alkoholkranken Partner, nach der Konzeption einer Therapieeinrichtung, nach der angemessenen Nachsorge oder der besten Vorbeugung nehmen hier ihren Ausgang.

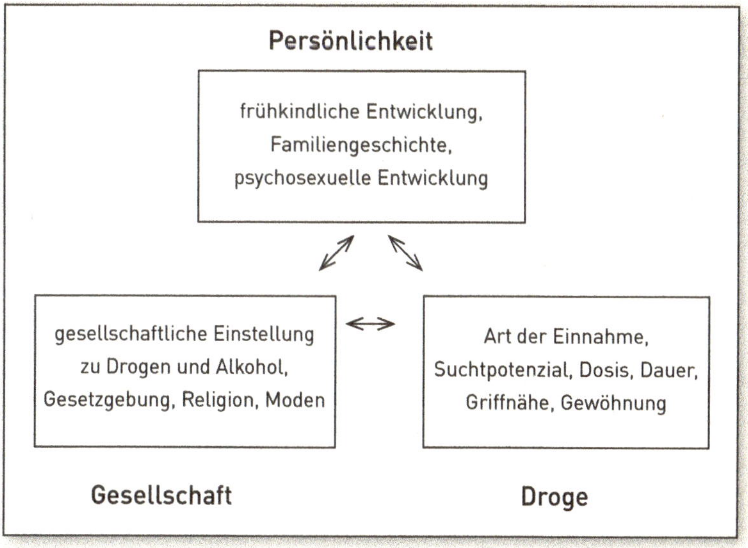


*Skizze 1: Drei grundlegende Faktoren zur Suchtentstehung*

# 1. Die Persönlichkeit

Wie schon erwähnt, kann das Thema Sucht von drei Seiten her betrachtet werden. Da ist zum einen die jeweilige Droge mit ihren Besonderheiten und ihrer Wirkungsweise. Als zweites kommt die gesellschaftliche Seite hinzu, also die jeweiligen Umweltbedingungen, welche süchtiges Verhalten eventuell begünstigen. Und schließlich kommt als Voraussetzung für eine Suchterkrankung die Persönlichkeit hinzu. Diese Persönlichkeit ist in der Regel schon geschädigt, bevor es überhaupt zum Trinken und schließlich zur Abhängigkeit kommt. Die Wissenschaft spricht dann von einer „prämorbiden Persönlichkeitsstruktur“.

Der Auslöser einer Suchterkrankung liegt meistens auf der gesellschaftlichen Ebene, also bei den Umweltbedingungen des Betroffenen. Auf die Frage: „*Wie hat das eigentlich angefangen mit der Sauferei?*“, kommen dann meistens Antworten wie: „*Als mein Mann sich von mir getrennt hat ...*“, „*als ich meinen Job verlor*“ oder „*damals in der Clique haben ja alle Hasch geraucht*“.

Dies alles können Auslöser sein, und das Vorhandensein von Suchtmitteln kann dazu führen, dass der betroffene Mensch eine Sucht entwickelt. Nun sind die genannten Krisen Konflikte im Leben sehr vieler Menschen und nur bei wenigen entwickelt sich daraus eine Suchterkrankung. Das Vorhandensein von Drogen und Alkohol in einer Lebenskrise allein reicht also nicht aus, um suchtkrank zu werden. Erst dann, wenn diese beiden Faktoren auf eine Persönlichkeit treffen, die bereits vorgeschädigt ist, kann sich Alkoholismus oder Drogenabhängigkeit entwickeln.

In einem Bild gesprochen können wir uns das so vorstellen. Der Begriff „Auslöser“ ist bekannt aus der Fotografie: Eine Kamera hat einen Auslöser. Wenn ich darauf drücke und die Kamera auf ein Objekt halte, z. B. eine Schnapsflasche, macht die Kamera ein Bild von der Schnapsflasche. Es fehlt allerdings noch etwas, um zu einem Bild zu kommen: der Film. Ein Bild entsteht nur dann, wenn in der Kamera ein Film eingelegt ist. Damit also das Bild einer Schnapsflasche entsteht, bedarf es einer Schnapsflasche, eines Auslösers (Kamera) und eines Filmes. Um die Beschaffenheit dieses Filmes (ohne Bild gesprochen: der Persönlichkeit), der beim Suchtkranken eingelegt ist, muss es gehen, wenn wir ihn verstehen wollen.

**Die Persönlichkeit ist in der Regel schon geschädigt, bevor es überhaupt zum Trinken und schließlich zur Abhängigkeit kommt.**

Ausgehend von diesem Punkt sagen wir also, dass die drei Faktoren Suchtmittel, Auslöser und Persönlichkeit zusammentreffen müssen, damit ein Mensch suchtkrank wird. Dies bedeutet im Umkehrschluss auch, dass nicht jeder Film ausgelöst werden muss. Also auch Menschen mit einer suchtgefährdeten Persönlichkeitsstruktur müssen nicht unbedingt suchtkrank werden, wenn es keine entsprechend starken Auslöser gibt.

**Im Falle Hinze war das so:**

*Herr Hinze war 68 Jahre alt, als er zur Therapie kam. Er erzählte davon, dass er immer schon ein sehr sensibler und empfindlicher Mann gewesen sei. Alkohol habe er nur mäßig getrunken, eher weniger als die meisten Menschen. Er habe sich aber in seinem Beruf als Modelltischler immer wohl gefühlt und seine Frau, mit der er in dreißigjähriger Ehe zwei gutgeratene Söhne hatte, sehr geliebt. Ein halbes Jahr nach seiner Berentung verstarb seine Frau an einem Krebsleiden, das sich schon etwas länger abzeichnete. Nach der Beisetzung trank er erstmals Weinbrand und verspürte bereits während des Beerdigungskaffees eine wohltuende, wärmende und tröstende Wirkung. Am nächsten Tag kaufte er sich gleich eine Flasche Weinbrand, um gelegentlich mal ein Gläschen zum Troste davon zu nehmen. Von nun an ging es sehr schnell. Schon nach einem halben Jahr trank Herr Hinze eine Flasche Weinbrand und mehrere Flaschen Bier am Tage.*

*Am Jahrestag der Beisetzung seiner Ehefrau stürzte er im Treppenhaus, wurde mit einem Schenkelhalsbruch in die chirurgische Klinik eingeliefert und erlitt dort einen schweren Krampfanfall, der intensivmedizinisch behandelt werden musste. Auf Vermittlung der Krankenhaussozialarbeiterin nahm Herr Hinze Kontakt zur örtlichen Suchtberatungsstelle auf. Hier begann er eine ambulante Therapie.*

*In der Selbsthilfegruppe des Blauen Kreuzes, die er bald zu besuchen begann, freundete er sich schnell mit einer anderen Teilnehmerin an. Mit dieser zwanzig Jahre jüngeren Frau ging er eine Liebesbeziehung ein. Nach drei Monaten brach er die ambulante Psychotherapie ab. Gleichzeitig zog seine Partnerin bei ihm ein. Beide besuchten weiterhin die Blaukreuz-Gruppe und lebten seitdem abstinent.*

*Die Therapeuten der Beratungsstelle gehen davon aus, dass die Abstinenz so lange anhalten werde, wie die Beziehung halte und Herr Hinze die Selbsthilfegruppe besuche. Man sah in der Selbsthilfegruppe einen Ersatz für die Berufstätigkeit und in der neuen Partnerschaft einen „Ersatz"für die verstorbene Ehefrau.*

Dieser Fall verdeutlicht das Zusammenspiel zwischen Suchtauslöser und vorgeschädigter Persönlichkeitsstruktur. Durch den Wegfall von zwei wesentlichen Elementen der Persönlichkeitsstabilisierung, Arbeit und Partnerschaft, wird die tieferliegende Störung auch im Alter noch wachgerufen. Der Betroffene versucht, diese Stabilisierungselemente wiederzufinden. Dies gelingt ihm nicht in der Therapie. Die neue Partnerschaft und die Blaukreuz-Gruppe geben ihm jetzt seine Stabilität zurück. Damit ist natürlich seine Persönlichkeitsstörung überhaupt nicht behoben und er bleibt weiterhin angewiesen auf ein stabiles Umfeld. Die Gefahr eines Rückfalles ist dann gegeben, wenn es in der neuen Partnerschaft zu Krisen kommt. Für diesen Fall ist er im hohen Grade auf das stützende Element der Selbsthilfegruppe angewiesen.

Wir haben bei Herrn Hinze noch nichts über die Persönlichkeitsstörung erfahren, wir haben lediglich vernommen, dass günstige Umweltbedingungen dazu führen können, dass eine mögliche Suchterkrankung nicht zum Ausbruch kommen muss. Viele Alkoholkranke hoffen genau darauf. Nämlich dass sie eine Partnerschaft finden, mit der all ihre Probleme sich wie von selbst lösen. Aber genau dies tritt fast nie ein. Partnerschaften bringen immer auch eigene Probleme mit, denn der Partner, die Partnerin hat mitunter andere, abweichende Vorstellungen und Wünsche. Daraus können Konflikte entstehen. Und die Partnerin bzw. der Partner ist genau wie die ganze Welt leider nicht immer lieb und nett. Die Beziehung ist, so wie das Leben auch, oft hart, ungerecht und schmerzhaft. Diejenigen, die diese Härte und diese Schmerzen am besten verarbeiten können, kommen im Allgemeinen auch am besten durchs Leben und in ihren Partnerschaften zurecht.

Herr Hinze aus dem beschriebenen Beispiel ist auf eine harmonische Partnerschaft angewiesen. Probleme, Konflikte und Schmerzen möchte er vermeiden, weil er sie schon immer mied, genau wie Ungerechtigkeit und Härte. In seinem Leben bis zur Berentung hatte er einfach Glück, dass alles so harmonisch und konfliktarm ablief. Er musste kaum schmerzhafte Erfahrungen machen, die für die meisten Menschen einfach zum Leben dazugehören. Im Aushalten von Trauer, Schmerz und Einsamkeit hatte er kaum Erfahrung. Diese Gefühlszustände gehören aber zum Leben dazu und wir müssen sie irgendwie bewältigen. Die Menschen, die Probleme im Umgang mit Härte,

**Menschen, die Probleme im Umgang mit Härte, Ungerechtigkeit und Schmerz haben, versuchen, diese Gefühle zu vermeiden. Alkohol ist dazu das ideale Mittel, er betäubt diese Gefühle vorübergehend.**

Ungerechtigkeit und Schmerz haben, versuchen, diese Gefühlszustände zu vermeiden. Alkohol ist dazu das ideale Mittel, er betäubt diese Gefühle vorübergehend. Und so ist in Herrn Hinzes neuer Lebensführung die Gefahr des Scheiterns angelegt, weil er nicht gelernt hat, mit unangenehmen Emotionen umzugehen. Er bleibt weiterhin auf eine harmonische Partnerschaft angewiesen.

Wie erwerben wir nun die Fähigkeit, mit Härte, Schmerz und Ungerechtigkeit umzugehen? Wie lernen wir auszuhalten, dass die Menschen, die Umwelt und wir selbst sowohl gut als auch böse sein können, und wie erkennen wir den Sinn des Lebens und Sinn im Leben? Das sind Grundfragen, die das psychodynamische Persönlichkeitsmodell beantworten will. Die Antworten darauf bilden das „Standardmodell der Sucht“.

## 1.1 Das Suchtverständnis der Psychoanalyse

Die Psychoanalyse sieht nicht so sehr in der Alkohol-, Tabletten- oder Drogeneinnahme und deren gesundheitlichen und sozialen Wirkungen das Entscheidende der Sucht. Ausschlaggebend ist vielmehr die individuelle Entwicklung der Persönlichkeitsstruktur und die seelische Verfassung des Süchtigen. Kurz, die innere Verfassung des Menschen ist entscheidend.

Ursprung und Wesen der Sucht werden demzufolge nicht in der chemischen Wirkung des Alkohols oder der Drogen gesehen, sondern in der inneren und gefühlsmäßigen Struktur eines Menschen. Die bereits zuvor geschädigte Seele ist das Entscheidende. Also ist es nicht der Alkohol als solcher, sondern der zielbewusste Antrieb, sich seiner zu bedienen, was einen Menschen zum Süchtigen macht. Alkoholismus, Medikamenten- und Drogenabhängigkeit sind demnach seelisch bedingt und werden nur durch das Vorhandensein von Rauschmitteln ermöglicht. Es liegt folglich nicht am Alkohol, wenn jemand abhängigkeitskrank wird, sondern am Menschen und dessen innerer Verfassung.

**Es ist nicht der Alkohol, der einen Menschen süchtig macht, sondern der bewusste Antrieb, sich seiner zu bedienen.**

### 1.1.1 Grundzüge des psychoanalytischen Suchtverständnisses

Die Psychoanalyse versteht unter Sucht ganz allgemein einen inneren Zwang, die hemmungslose, unbezwingbare Gier, einen bestimmten Stoff einzunehmen. Dabei nimmt der Süchtige keine Rücksicht auf die schädigenden Folgen, die der Rauschmittelkonsum für ihn oder andere haben kann, sondern er nimmt sie sogar bewusst oder unbewusst in Kauf. Die Droge ist ein Mittel, das aktiv auf die seelische Verfassung einwirkt. Sie reizt feinste Nerven, die bei suchtgefährdeten Personen empfindlicher reagieren als bei Menschen, die weniger gefährdet sind. Das bedeutet, dass der Gebrauch eines solchen Mittels bei denjenigen Menschen zu einer Abhängigkeit führt, bei denen durch die vorgeschädigte Persönlichkeitsstruktur eine Veranlagung zur Sucht vorliegt.

Da diese Persönlichkeitsstörung unbewusst ist, wissen die davon betroffenen Menschen nichts von ihrer Veranlagung zur Abhängigkeit. Von daher kann jeder diese Veranlagung in sich tragen. Vielleicht muss man sogar davon ausgehen, dass die meisten Menschen mehr oder weniger stark von dieser Persönlichkeitsstörung betroffen sind. Ähnlich, wie man sagt, jeder ist ein bisschen neurotisch, muss man vielleicht auch sagen, dass jeder eine leichte Suchtgefährdung mitbringt. Und wenn bei jemandem mit nur einer ganz geringen Persönlichkeitsstörung Lebensprobleme so einschneidend und Drogen, die zur Bewältigung der Probleme benutzt werden, besonders stark werden, so kann auch die Person mit einer geringen Grundstörung suchtkrank werden. Von einer „minimalen Grundstörung“ kann bei den meisten gesprochen werden.

**Da die Persönlichkeitsstörung unbewusst ist, wissen die davon betroffenen Menschen nichts von ihrer Veranlagung zur Abhängigkeit.**

Wenden wir uns nun wieder den Menschen zu, deren vorgeschädigte Persönlichkeitsstruktur ausgeprägt ist. Bei ihnen liegt eine Störung in der Persönlichkeit vor, die sich beständig weiterentwickelt. **Er ist also schon krank, bevor er angefangen hat zu trinken.** Wir sprechen folglich von einem Krankheitsprozess, der sich von den normalen Triebregungen – etwa dem Sexualtrieb – dadurch unterscheidet, dass ihm eine zwanghafte Unwiderstehlichkeit innewohnt. Im Gegensatz zum normalen

Sexualtrieb steht beim Süchtigen nicht so sehr der Lustgewinn und die Befriedigung im Vordergrund, sondern beim Suchtkranken geht es um die Herabsetzung von unerträglichen Spannungen. Alkoholabhängige handeln so, als bringe jede Spannung eine gefährliche Lebenserschütterung mit sich. Die Handlungen des suchtkranken Menschen sind weniger auf das positive Ziel hin orientiert, etwa einen Lustgewinn zu erreichen, sondern sie sind auf das negative Ziel ausgerichtet, eine Spannung loszuwerden. Der Alkoholkonsum macht einem Abhängigen nun wirklich keinen Spaß, denn das Ziel ist ja nicht die Lust, sondern die Unterbrechung des Schmerzes. Demnach empfindet der Süchtige (unbewusst) jede Spannung, wie der Säugling Hunger empfindet, nämlich als Bedrohung seiner Existenz.

**Suchtkranke Menschen sind weniger darauf aus, einen Lustgewinn zu erreichen, als darauf, ein Unlustgefühl zu vermeiden.**

Psychoanalytische Forscher stimmen weitgehend darin überein, dass Kranke das Suchtmittel als eine Hilfe ansehen und dass die Sucht ein missglückter Selbstheilungsversuch ist. Demnach ist die Sucht eine Übertreibung normaler, der Angst- und Schmerzbewältigung dienender Methoden. Im Grunde genommen verhält sich der Abhängigkeitskranke nicht anders als der Normalbürger, der irgendwelche Beschwerden teils mit ärztlichen, teils mit selbstverordneten Maßnahmen bekämpft. Er hat jedoch eine viel geringere Schmerzschwelle als der Normale und der Neurotiker.

Unklarheit besteht bei den psychoanalytischen Forschern jedoch darüber, ob Sucht wirklich ein geschlossenes Krankheitsbild ist. Es darf nämlich nicht übersehen werden, dass nur bei den reinen Süchten die Abhängigkeit ganz im Vordergrund der Krankheitsentwicklung steht. Daneben gibt es noch Kombinationen nahezu aller psychischen Krankheiten mit Sucht und Suchttendenzen. Spricht man heute mit Suchtberatern, so hört man oft die Klage, dass die Fälle immer schwieriger werden, weil man es zunehmend mit Sucht in Kombination von Neurosen, Psychosen, Verwahrlosungen, Borderlinesyndromen, narzistischen Persönlichkeitsstörungen usw. zu tun hat. Dann wird von „Ko-Morbidität" gesprochen. Auf diese Problematik werde ich hier nur am Rande eingehen, das Standardmodell stellt zunächst die „reine Sucht" in den Mittelpunkt.

### 1.1.2 Kurze Schilderung des geschichtlichen Hintergrundes der Psyschoanalyse

Die Psychoanalyse wurde gegen Ende des 19. Jahrhunderts von dem Wiener Arzt und Forscher *Siegmund Freud* entwickelt. Wenn auch heute im 21. Jahrhundert einige der frühen Erkenntnisse Freuds etwas überholt erscheinen, so hat doch sein Werk das gesamtes Denken der westlichen Kultur so stark beeinflusst, dass uns heute vieles selbstverständlich erscheint.

Die Erkenntnis, dass der größte Teil unseres Seelenlebens uns unbewusst ist, wird heute kaum noch bestritten. Jeder, der einmal Probleme mit dem Alkohol hatte, kennt das aus eigener Erfahrung. Der bewusste Wille, nicht mehr trinken zu wollen, reicht nicht aus, es gibt eine tiefere **Triebfeder**, die einen veranlasst, Alkohol zu trinken. So kann man also sagen, dass wir Menschen von uns unbewussten **Trieben** beherrscht werden. Wir sind nicht Herr im eigenen Haus, sagte Freud dazu. Vereinfacht und umgangssprachlich ausgedrückt sagt die Psychoanalyse, dass der Mensch von zwei unbewussten und angeborenen Trieben gesteuert wird, dem Selbsterhaltungstrieb und dem Arterhaltungstrieb. Aggression und Sexualität sind dann die Ausdrucksformen dieser Triebe.

Zur Selbsterhaltung ist Aggression nötig, um sich etwas einzuverleiben. Am Beispiel der Ernährung wird das deutlich: Schwein züchten, Schwein töten, Schwein essen. Moderne Persönlichkeitstheorien, wie z. B. die Gestalttherapie, beziehen diesen Vorgang des sich Einverleibens nicht nur auf die Ernährung, sondern auf alle Vorgänge, die mit der Entwicklung des Individuums zusammenhängen. Damit ist z. B. auch Lernen und Persönlichkeitsentwicklung sowie beruflicher Aufstieg gemeint. Um sich zu entwickeln, benötigt man, genauso wie zur Ernährung, eine gewisse Portion Aggression. Das wird beispielsweise in der beruflichen Konkurrenz deutlich. Bekannter ist in der Psychoanalyse allerdings deren Auseinandersetzung mit dem Arterhaltungstrieb, also der Sexualität. Die Sexualität wird von vielen Menschen als das zentrale Thema der Psychoanalyse angesehen, und in der Tat beruht das heutige kulturelle Verständnis von Sexualität zum größten Teil auf den Erkenntnissen, die Freud um die Wende zum 20. Jahrhundert gewonnen hat. Tatsächlich hat Freud sich seinerzeit im besonderen Maße mit der Sexualität beschäftigt, denn die seelischen Konflikte, die sich ihm damals präsentierten, hingen eng mit der in jener Zeit herrschenden sehr prüden Sexualmoral zusammen. Er studierte damals quasi gebildete Menschen aus dem Wiener Bürgertum. Diese Menschen entwickelten aus dem Konflikt zwischen der herrschenden Sexualmoral und ihren eigenen unbewussten Trieben psychische Erkrankungen, die Hysterien genannt wurden. Diese Symptome, die die Menschen in jenen Tagen hatten, gibt es heute kaum noch, weil die herrschende Sexualmoral sich völlig verändert hat. Stattdessen gibt es aber heute andere seelische Störungen und Krankheiten. Da die frühe Psychoanalyse ihr Hauptaugenmerk eben hauptsächlich auf die Konflikte des Sexualtriebs legte, war es zunächst naheliegend, die Fragen der Sucht auch vor diesem Hintergrund zu sehen.

Von daher kommen uns heute die wenigen Aussagen, die Freud zum Thema Alkoholismus und Sucht gemacht hat, recht eigentümlich vor. Er sah zu Ende des neunzehnten Jahrhunderts die Selbstbefriedigung als die eigentliche Ursucht an. Man kann seine Gedankengänge in etwa so zusammenfassen: Die Sucht ist ein Ersatz für den sexuellen Akt. Sucht ist eine Form der Selbstbefriedigung, die die Ursucht ist. Es besteht ein enger Zusammenhang zu Perversionen und der Homosexualität. Mit diesen Thesen beschäftigte man sich noch bis in die Mitte der Zwanzigerjahre, vermutlich deshalb, weil man sah, dass durch den Alkoholkonsum die sexuellen Hemmungen fielen und die Menschen unter dem Einfluss alkoholischer Getränke auch ihre perversen, unzüchtigen und homosexuellen Aktivitäten verwirklichten. Mit einer solchen These würde man heute sicherlich bei den meisten suchtkranken Menschen Kopfschütteln ernten. Man muss rückblickend vielleicht sagen, dass die Psychoanalyse sich lange Zeit schwer damit tat, die Sucht zu verstehen, geschweige denn zu behandeln.

Der Grundfehler der klassischen Psychoanalyse scheint darin zu liegen, dass sie vor dem Hintergrund ihres an den Sexualtrieben ausgerichteten Konzeptes geglaubt hat, der Süchtige strebe nach Lustgewinn.

### 1.1.3 Das neuere Ich-psychoanalytische Suchtverständnis

Die Grundlagen des heutigen Suchtverständnisses wurden erst durch den Ungarn *Sándor Radó* gelegt. Im Jahre 1926 sprach dieser noch vom „pharmakologischen Orgasmus", weil die Wirkung der Suchtmittel in der Herbeiführung von wollüstigen Zuständen gesehen wurde, wie z. B. Euphorie, Betäubung und Rausch. In den Dreißigerjahren wandelte sich allerdings das Verständnis von Sucht deutlich, weil *Radó* jetzt erkannte, dass Rauschgifte nicht in erster Linie Lust erzeugen. Wegen ihrer beruhigenden, betäubenden, schmerzstillenden und bewusstseinsverändernden Wirkung bekämpfen und verhüten die Rauschmittel in erster Linie Unlust. Es geht also gar nicht darum, dass der suchtgefährdete Mensch sich in eine gute Stimmung bringen will, er will vielmehr mit Hilfe des Alkohols oder der Droge eine negative Stimmung beheben. Auslöser für eine Abhängigkeit ist demzufolge eine grundlegende Verstimmung des Individuums, die „Initialverstimmung" genannt wird. Diese Initialverstimmung kommt in einem starken und grundlegenden Unlustgefühl zum Ausdruck, welches bei manchen Menschen stärker ist als bei nichtsuchtgefährdeten Personen. Gleichzeitig mit diesem grundlegenden Unbehagen hat der suchtgefährdete Mensch größere Probleme mit dem Aushalten und Verarbeiten von negativen Gefühlen.

Die Hauptwirkung der Drogen und des Alkohols werden von nun an in der Erlösung von den Unlustgefühlen gesehen. Dadurch, dass der Trinker durch den Alkohol von seinen schlechten Gefühlszuständen befreit wird, steigt gleichzeitig im Rausch sein Selbstwertgefühl. Die bei vielen Alkoholikern zu beobachtenden Größenphantasien, das übersteigerte Selbstwertgefühl haben ihre Wurzeln in den im Rausch fehlenden schlechten Gefühlen.

**Es geht nicht darum, dass der suchtgefährdete Mensch sich in eine gute Stimmung bringen will, er will vielmehr eine negative Stimmung beheben. Die Psychoanalyse geht nun davon aus, dass der Drogen- und Alkoholmissbrauch in erster Linie ein „Selbstheilungsversuch" gegen unangenehmen Gefühle ist.**

Das neuere Suchtverständnis der Psychoanalyse geht nun davon aus, dass der Drogen- und Alkoholmissbrauch in erster Linie ein „Selbstheilungsversuch" gegen diese unangenehmen Gefühle ist. Diese meist unbewussten Zustände erzeugen unerträgliche Spannungen beim Individuum, die mit den Suchtmitteln behoben werden sollen. Der Alkohol wird für den Suchtgefährdeten also zunächst zu einem „Heilmittel", das ihn von diesen Spannungszuständen befreien soll. Vorausgegangen waren diesem Verständnis zunächst neuere Arbeiten von Freud, der etwa ab 1920 sein Konzept vom „Ich" entwickelte. Demzufolge gibt es eine zentrale Stelle der Persönlichkeit, die so etwas wie einen Persönlichkeitskern darstellt. Dieser ist der Träger allen Fühlens, Denkens und Handelns. Dieser Persönlichkeitskern, der „Ich" genannt wird, hat nun die Fähigkeiten, mit der Außenwelt in Kontakt zu treten oder diese abzuwehren. Letztlich hängen auch sämtliche geistigen Fähigkeiten vom Ich ab, das nicht angeboren ist, sondern in den ersten Lebensjahren erworben wird.

### 1.1.4 Die psychische Geburt des Menschen

Es gehört heute schon fast zur Allgemeinbildung, die drei von Freud formulierten psychischen Instanzen zu kennen: „Es — Ich — Überich". Während das Es die angeborenen Triebe enthält, stellt das Überich die Regeln und Normen der Außenwelt dar.

Das Es ist angeboren. Der Geist des neugeborenen Kindes besteht ausschließlich aus diesen angeborenen Trieben im Es. Nach der Geburt trifft also das „reine Triebwesen" auf die äußere Welt. Weil die Außenwelt aber nicht immer die Triebe des Kindes unmittelbar befriedigt und sogar manchmal Gegensätzliches will, bekommt das Kleinkind zunehmend Probleme und Konflikte. Aus diesen Problemen und Konflikten, die der Säugling zwangsläufig mit den Menschen, die ihn umgeben, bekommt, entstehen Spannungen. Durch diese Spannungen und Konflikte gewinnt das Kleinkind nach und nach die Erkenntnis, dass es sich irgendwie mit der Außenwelt einigen muss.

Dies ist ein schmerzhafter Prozess für das Kind, der aber durchlebt werden muss. Die Außenwelt mit ihren Regeln, Normen, Anforderungen und Gesetzen drängt sich dem kleinen Kind auf und bildet nun so etwas wie das Gewissen. Das nennt die Psychoanalyse das „Überich". Dieses Überich gerät nun mit den Trieben, also dem Es, in Auseinandersetzungen, weil der Mensch ja auch seine angeborenen Triebe verwirklichen will, das Gewissen (Überich) das aber verbietet. Es und Überich müssen sich also einigen. Aus diesen Einigungsversuchen mit seinen Kompromissen bildet sich nun Schritt für Schritt das „Ich" als Persönlichkeitskern, weil das kleine Kind die Erfahrung gemacht hat, dass es sich irgendwie mit der Realität einigen muss. Es kann nicht erwarten, dass die Umwelt seine Triebe und Bedürfnisse bedingungslos befriedigt und es unterwirft sich auch nicht bedingungslos den

Anforderungen der Umwelt. Man kann also sagen, dass der Streit zwischen dem Gewissen und den angeborenen Trieben dazu führt, dass das Individuum sein „Ich" als Kern seines Charakters entwickelt.

Einige Wissenschaftler vertreten in neuerer Zeit die Auffassung, dass der Prozess der Ich-Entwicklung gleich nach der Geburt beginnt. Die sogenannte Ich-Findung, also die Herausbildung eines Ich-Bewusstseins, ist dann mit dem zweiten Lebensjahr weitgehend abgeschlossen. Die klassische Theorie datiert den Beginn der „psychischen Geburt" des Menschen etwa zwischen den fünften und zehnten Lebensmonat. Heute geht man davon aus, dass die Ich-Entwicklung nie ganz abgeschlossen ist, dass aber die wesentlichen Grundlagen des Persönlichkeitskerns bis zur Einschulung gelegt sind.

Ein ganz wesentlicher Faktor bei der Ich-Entwicklung ist die Herausbildung der Ich-Stärke. Damit ist die Fähigkeit gemeint, Belastungen und Konflikte ohne tiefer gehende seelische Beeinträchtigungen aushalten zu können. Und genau an diesem Punkt setzt nun die neueste psychoanalytische Suchtforschung an, die fragt: **In welcher Weise ist die Ich-Stärke eines Menschen geschädigt, die diesen eventuell in eine Abhängigkeit von Alkohol oder anderen Drogen führt?**

Das Kleinkind erwirbt sich diese Ich-Stärke in einem allmählichen Ablösungsprozess von seiner frühen Bezugsperson. Von der Bezugsperson (meistens die Mutter) ist es nach dieser Entwicklung, die etwa mit der Einschulung endet, nicht mehr auf Gedeih und Verderb abhängig. Es kann sich dann schon mal selbst beruhigen, wenn es etwas Unangenehmes erlebt hat, kann verschiedene Gefühlszustände unterscheiden und weiß, dass die Eltern da sind, obwohl es gerade keinen unmittelbaren Kontakt zu ihnen hat. Diese Fähigkeiten zeigen, dass das Kind ein eigenes „Ich" herausgebildet hat, welches es unabhängig macht von der ständigen und direkten seelischen Unterstützung durch die frühen Bezugspersonen.

*Edith Jacobsen* und *Margaret Mahler* waren befreundete Forscherinnen, die Untersuchungen unternommen haben an schwer gestörten und normalen Kindern im Umgang mit deren Müttern. Dabei entdeckte Margret Mahler, dass die kleinen Kinder sich ab etwa dem fünften Lebensmonat aus der körperlichen Einheit mit der Mutter zu lösen beginnen. Das Kleinkind entdeckt dann begeistert seine wachsenden Fähigkeiten und eine immer größer werdende Welt. Aber erst vom etwa fünfzehnten Lebensmonat an entwickelt der junge Mensch eine wirklich getrennte Vorstellung von sich und seiner Umwelt. Damit verliert er aber nun sein „Paradies der All-Einheit“ und gewinnt seine eigene Ich-Identität. Die psychische Geburt des Menschen ist somit so etwas wie die Vertreibung aus dem Paradies, sie verläuft beinahe so, wie in der biblische Schöpfungsgeschichte beschrieben.

**Nach einem geglückten Ablösungsprozess benötigt der junge Mensch nun nicht mehr unbedingt die körperliche Anwesenheit der Bezugsperson. Allein die Erinnerung reicht aus, um Konflikte und Krisen bewältigen zu können. Wenn aber diese (unbewusste) Erinnerung zu blass bleibt, ist der Mensch auf ein Hilfsmittel angewiesen. Diese Funktion erfüllt dann die Droge, die den Kontakt zum schützenden Gefühl wieder herstellt.**

Während der Ich-Entwicklungsprozess abläuft, reift und verändert sich auch das Triebleben. Zuerst ist es für das Kind unerträglich, in seiner guten, nährenden und schützenden Mutter gleichzeitig auch jemanden zu sehen, der auch böse sein kann. Denn der gute Teil der Mutter befriedigt ja seine Triebe und der böse Teil muss die unbequemen Forderungen der Außenwelt gegen seine Wünsche durchsetzen. Dass Angenehmes und Unangenehmes von ein und derselben Mutter ausgehen kann, versteht der Säugling noch nicht. Das kleine Kind hilft sich folglich zunächst dadurch, indem es den guten Teil der Mutter von dem bösen Teil trennt. Die Mutter wird sozusagen in zwei Personen (Teilobjekte) aufgespalten.

Im weiteren Prozess muss das Kind nun die schmerzhafte Erkenntnis verarbeiten, dass die Mutter manchmal gut und manchmal böse sein kann und dennoch die selbe Mutter bleibt. Die gleiche Erfahrung macht es auch mit sich selbst. Es kann angenehme und unangenehme Empfindungen mit dem eigenen Körper haben. Auch diese „guten und bösen“ Empfindungen kommen aus ein und derselben Quelle, nämlich dem eigenen Körper. Auch dies muss das Kind erkennen und lernen, dass sowohl die Menschen aus seiner Umwelt gleichzeitig gute und schlechte Gefühle erzeugen können, wie auch der eigene Körper. In ihrer Fachsprache sagt die Psychoanalyse, dass das Kind lernt, „Libidonöses und Aggressives zu integrieren und dadurch Objektkonstanz und eigene Identität gewinnt“.

Durch die Feststellung, dass eine andere Person und es selbst gleichzeitig gute und böse Teile hat, gelingt es dem Kind, sowohl ein einheitliches Bild von der Mutter als auch von sich selbst im Gedächtnis zu bewahren. Wenn dieser Prozess erfolgreich abgeschlossen wird, benötigt der Mensch nun nicht mehr unbedingt die körperliche Anwesenheit der Bezugsperson, allein die Erinnerung reicht aus, um Konflikte und Krisen bewältigen zu können. Wenn aber diese (unbewusste) Erinnerung zu blass bleibt, ist der Mensch auf ein Hilfsmittel angewiesen, das den Kontakt zum schützenden Gefühl durch die frühe Bezugsperson wieder herstellt. Solange dieser Prozess noch nicht sicher verarbeitet ist, benötigen viele kleine Kinder ein so genanntes Übergangsobjekt. Diese Funktion erfüllt dann oft der Teddy oder die Schmusedecke.

## Wichtige Anmerkung:

Durch die Psychoanalyse haben wir erfahren, dass die Persönlichkeit suchtkranker Menschen durch ein vorgeschädigtes Ich charakterisiert ist. Wenn wir jetzt nach der Art und Weise dieser Ich-Schädigung fragen, müssen wir die Entstehung dieser Vorschädigung erforschen. Deshalb befassen wir uns mit der Geschichte dieser Menschen. So kommen wir auf die Kindheit und insbesondere auf die Jahre zwischen dem ersten und dem sechsten Lebensjahr zu sprechen. Für die Entwicklung der Ich-Funktionen in dieser Zeit kommt folglich der Familie eine besondere Bedeutung zu.Nun könnte man leicht zu dem Schluss gelangen, dass irgendwer in der Familie „Schuld" daran trägt, dass später ein Kind alkoholkrank oder drogenabhängig wird. Diese Denkweise ist aber grundlegend falsch. Denn die Mutter oder der Vater sind ja selbst wieder Produkte ihrer eigenen Geschichte und ihrer gegenwärtigen Lebensumstände.

**Merke:**

Man kann niemals nur eine Ursache für die Sucht ausmachen. Es ist völlig falsch, von „Schuld" zu sprechen, weil eine Abhängigkeit sich oft erst über mehrere Generationen hin entwickelt. Zusätzlich sind auslösende soziale Rahmenbedingungen ausschlaggebend.

Nachdem diese Entwicklung durchlaufen worden ist, bildet der junge Mensch seine Identität als männliches oder weibliches Wesen heraus. Diese Zeit wird von der Psychoanalyse als „ödipale Phase" bezeichnet, sie beginnt etwa im dritten bis vierten Lebensjahr und ist meist im Alter von fünf bis sechs Jahren abgeschlossen.

Die hier beschriebene Entwicklung kann auch misslingen. Sei es, weil das Kind von Geburt an zu schwächlich ist oder eine zu dürftige Ausstattung mitbringt, oder weil es in eine zu dürftige, verletzende oder überfürsorgende Umwelt hineingeboren wurde. Wird ein Kind in der ganz frühen Phase, quasi noch vor der „psychischen Geburt", stark verletzt oder vernachlässigt, so führt das später zu einer Psychose, also einer psychiatrischen Erkrankung wie z. B. Schizophrenie. Fehlentwicklungen in der Phase der Loslösung und Individuation führen zu Suchterkrankungen und so genannten Borderlinestörungen. Späteres Misslingen in der ödipalen Phase führt dann „nur noch" zu Neurosen. Ganz störungsfrei wächst wohl kein Kind auf. Je nachdem wie tief diese Verletzungen gingen, wie stark sie verheilt sind und wie heftig aktuelle Belastungen sie wieder öffnen, kann auch bei Menschen, die bis dahin völlig normal und störungsfrei wirkten, eine Neurose, eine Sucht oder gar eine Psychose ausbrechen.

Durch die Theorie der Ich-Entwicklung ist es der neueren Psychoanalyse nun endlich gelungen, die heutigen psychischen Störungen zu verstehen. In der Fachsprache werden diese Störungen oft unter dem Sammelbegriff „Strukturpathologien" zusammengefasst, wie z. B. Arbeitsstörungen, depressive Verstimmungen, diffuses Unbehagen, Gefühle von Leere und Sinnlosigkeit, Kontaktstörungen und Partnerschaftsprobleme. In den leichteren Fällen sind das Allerweltsprobleme, die die meisten Menschen einmal ereilen können, in den schweren Fällen aber sind das alle Arten von Suchterkrankungen und Verwahrlosungen.

Lange Zeit hielt man diese Störungen für psychoanalytisch nicht behandelbar, und auch noch heute wird diskutiert, ob diese Störungen im strengen analytischen Sinne behandelt werden können, oder ob nicht andere Verfahren hinzukommen müssen, die mehr stützend und mehr strukturierend sind. Die suchttherapeutische Praxis hat darauf längst eine Antwort gefunden. Psychoanalyse im klassischen Sinn ist in der Behandlung suchtkranker Menschen kaum zu finden. Die heutigen Konzepte kombinieren eher psychoanalytische Theorie mit Praxis aus anderen Verfahren. Wir werden später noch dazu kommen. Wenn heute, im 21.

Jahrhundert, die Arbeiten von Margaret Mahler vielfach als etwas überholt kritisiert werden, so lieferten sie doch gerade für das Verständnis der Suchtursachen fundamentale und richtungsweisende Erkenntnisse, die heute das moderne Suchtverständnis prägen.

### 1.1.5 Die Ich-Funktionen

Das Ergebnis der psychischen Geburt ist die Herausbildung eines eigenen Ich-Bewusstseins des Individuums. Diesem „Ich" obliegen verschiedene Aufgaben, die es mit seinen „Ich-Funktionen" bewältigen muss.

Als wesentliche Ich-Funktionen werden das Gedächtnis, das logische Denken, die Realitätsprüfung, die Beherrschung der Bewegungsfähigkeit ebenso verstanden wie die Fähigkeiten zur Nachahmung, zur Identifikation und zur Verinnerlichung. Zentrale Ich-Funktionen, die den Verstand, das Gedächtnis, die Intelligenz oder die Körperbeherrschung steuern, sind bei suchtkranken Menschen zunächst nicht gestört. Suchtgefährdete Menschen sind also genauso intelligent, geschickt oder lernfähig wie alle anderen Menschen auch. In Folge einer Suchterkrankung treten allerdings bei vielen Alkohol- oder Drogenabhängigen erhebliche Störungen auch der zentralen Ich-Funktionen auf. Der Volksmund sagt dann: *„Der hat seinen Verstand versoffen."* Die vorgeschädigte Persönlichkeitsstruktur bei suchtgefährdeten Männern und Frauen betrifft allerdings zunächst ausschließlich diejenigen Ich-Funktionen, mit denen wir unser Gefühlsleben steuern.

#### 1.1.5.1 Die gestörten Ich-Funktionen bei suchtkranken Menschen

Eine vorgeschädigte Persönlichkeitsstruktur bildet sich in den ersten Lebensjahren. Voraussetzung dazu ist ein gewisses schädigendes Milieu, das aber in allen sozialen Schichten auftreten kann. Als Ergebnis einer solch ungünstigen Entwicklung tritt eine Ich-Schwäche in Erscheinung. Diese ist dadurch gekennzeichnet, dass die betroffenen Menschen durch Belastungen und Konflikte in ihrem Leben tiefere seelische Beeinträchtigungen empfinden als der Durchschnittsmensch. Die heutigen psychoanalytischen Suchtforscher betrachten das Problem von Drogenabhängigkeit und Alkoholismus hauptsächlich unter dem Aspekt der gestörten Ich-Funktionen. Unter Ich-Funktion werden diejenigen Fähigkeiten des Individuums verstanden, mit denen es erfolgreich mit seiner Umwelt in Kontakt treten kann. Im Gegensatz zu den aus dem Es stammenden Trieben, die nach Befriedigung drängen, dienen die Ich-Funktionen dazu, die Bedürfnisse des Menschen zu verwirklichen unter Beachtung der Realität.

**Drei Bereiche der Ich-Funktionen sind für das Verständnis der Persönlichkeitsstruktur suchtkranker Menschen von besonderer Bedeutung. Es handelt sich dabei um:**

1. die Fähigkeit, mit unangenehmen und widersprüchlichen Gefühlen umzugehen (Affekttoleranz),
2. die Art und Weise, wie man bei sich selbst und bei anderen gleichzeitig positive und negative Einstellungen und Regungen akzeptieren kann (Objekt- und Selbstrepräsentanz),
3. die Wahrnehmung unterschiedlicher Bewusstseinszustände (Bewusstseinsveränderung).

Wie entwickeln sich diese Ich-Funktionen und welche Störungen sind hier beim suchtkranken Menschen aufgetreten? Zur Veranschaulichung dieser Fragestellungen sollen nun Fallgeschichten herangezogen werden, die sich tatsächlich so ereignet haben.

### 1.1.5.2 Das Problem der Frustrationstoleranz (Affekttoleranz)

**Stefan**[1] *ist gerade neunundzwanzig Jahre alt, als er zur Behandlung in die Fachklinik kommt. Bei der Aufnahme macht er einen etwas unsicheren, jedoch freundlichen und gepflegten Eindruck. Stefan ist seit einem Jahr arbeitslos und lebt im Hause seiner Eltern. Seine beiden Schwestern, vier und sechs Jahre älter als er, leben in eigenen Familien in der Nach-*

---

[1] Alle persönlichen Angaben sind verschlüsselt. Namen, Orte und Zeiten sind so verändert, dass die wahre Identität nicht ermittelt werden kann.

*barstadt. Mit dem Alkoholtrinken habe er schon früh angefangen, erzählt Stefan. Als er zwölf Jahre alt war, meldete ihn der Vater in einem Spielmannszug an, damit er mal aus dem Hause kam.*

*Obwohl ihm das Musizieren leicht fiel, verspürte er stets große Ängste und Unsicherheiten den anderen Kameraden gegenüber, die er als viel älter und reifer als sich selbst erlebte. Diesen Unsicherheiten konnte er mit kleinen Streichen und Clownereien etwas entgegen setzen. Zu diesen Streichen gehörte auch, dass er manchmal mit einigen anderen Kindern bei Feiern die Reste aus den Bier- und Schnapsgläsern der Erwachsenen austrank. Bei diesen Anlässen stellte er fest, dass die anderen Jungs so viel tranken, dass sie sich übergeben mussten und dann am nächsten Tag die Finger davon ließen. Er hingegen freute sich immer schon, wenn es wieder gegen Ende eines Umzuges etwas zu feiern gab und er heimlich kleine Restmengen austrinken konnte. Bei solchen Gelegenheiten fühlte sich Stefan angenehm befreit und konnte sogar mit den Erwachsenen reden und fühlte sich von diesen auch ernst genommen. Selbst mit Mädchen, vor denen er ansonsten immer große Unsicherheiten verspürte, konnte er dann scherzen.*

*Ab dem sechzehnten Lebensjahr trank er dann auch offiziell beim Spielmannszug Bier und fühlte sich in den Kreis der Männer aufgenommen. Obwohl er bis zum achtzehnten Lebensjahr schon recht viel Alkohol konsumierte, verspürte er keinerlei Probleme, denn der Alkoholkonsum beschränkte sich ganz auf den Spielmannszug, wo er auch seine ersten Kontakte zum anderen Geschlecht bekam. Außerhalb dieser Welt, an seiner Lehrstelle als Werkzeugmacher, in der Berufsschule oder bei sonstigen Freizeitaktivitäten, fühlte er sich stets unsicher, kindlich und einsam. Er benennt das Gefühl, von der Außenwelt abgelehnt zu werden und kam sich oft klein, hilflos und nichtssagend vor. In solchen Stimmungen fühlte er oft das Bedürfnis, bei seiner Mutter Trost zu suchen oder beim Spielmannszug zu sein.*

*Im Alter von knapp neunzehn Jahren kam Stefan zur Bundeswehr. Hier veränderte sich sein Trinkverhalten dramatisch. Er musste sich nun nicht mehr an die Regeln des Spielmannszuges halten, Bier wurde jetzt schon morgens getrunken, bald über den ganzen Tag. Bis zum Ende der Bundeswehrzeit hatte er sein Bierquantum auf mindestens eine Kiste pro Tag gesteigert. Nach dem Wehrdienst arbeitete er noch kurz als Werkzeugmacher, verlor aber diese Stelle nach einem knappen Jahr wieder wegen schwerer alkoholbedingter Fehler. Nachdem sich dann auch noch seine Freundin von ihm trennte, die er noch aus den Zeiten im Spielmannszug kannte, versuchte er, sein Leben zu verändern, indem er von zu Hause fort zog in ein kleines Appartement in der Innenstadt. Dort verfiel er völlig dem Alkohol. Die beinahe täglichen Trinkexzesse brachten ihn bald um seine gesamten Ersparnisse, und innerhalb kürzester Zeit häuften sich seine Schulden immens an.*

*Der Vater bezahlte daraufhin die Schulden, kündigte das Appartement und richtete ihm im elterlichen Haus ein Zimmer ein, das Stefan dann bezog. Er spürte nun, dass er nicht fähig war, allein zu leben. Andererseits fühlte er sich aber durch seine Mutter derart eingeengt, dass er immer wieder Ausbruchsversuche unternehmen musste, die in extremen Alkoholräuschen endeten. Diese Trinkexzesse führten dazu, dass er mehrmals wegen Krampfanfällen im Krankenhaus behandelt werden musste. Während des vierten Krankenhausaufenthaltes lernte er einen Patienten kennen, der Mitglied des Blauen Kreuzes war. Die Lebensgeschichte dieses Mannes beeindruckte ihn dermaßen, dass er dessen Rat annahm und sich an die örtliche Suchtberatungsstelle wandte. Von hier wurde dann eine Langzeittherapie in einer Fachklinik eingeleitet.*

Am Fall Stefan soll nun das Problem der **Frustrationstoleranz bzw. Affekttoleranz** beleuchtet werden.

Seit den Forschungen der Freud-Tochter *Anna Freud* weiß die Psychoanalyse, dass der Säugling jedes Gefühl stärkerer Spannung, Unbehagen oder Unlust als Schmerz erlebt. Wer selbst kleine Kinder hatte, kann sich an das herzerweichende Schreien der Babys erinnern. Hinzu kommt noch eine sehr geringe Schmerzschwelle bei Kleinkindern, wodurch schnell seelische Erschütterungen entstehen können. Wenn in einer sochen Situation die Mutter[1] dem Kind Geborgenheit vermittelt, wirkt sie wie ein Schutzschild gegen diese unangenehmen Empfindungen. Gleichzeitig fördert und trainiert die Mutter beim Kleinkind dadurch die

[1] Die Psychoanalyse spricht nicht von Mutterbeziehung, sondern von Objektbeziehung. Damit wird deutlich, dass diese Bezugsperson nicht unbedingt die leibliche Mutter sein muss. Auch Väter oder andere Menschen können die Rolle der hier beschriebenen Mutter übernehmen. Da es aber in unserer Kultur bisher üblich war, dass die Mütter diese Rolle übernommen haben, werde ich im Folgenden von der Mutter sprechen, wenn auch andere frühe Bezugspersonen in Frage kommen.

Fähigkeit, künftig Spannungen und Schmerzen besser ertragen zu können. Bei Reizüberflutungen reagiert der Säugling körperlich und seelisch völlig chaotisch. In einem so genannten „Ur-Affekt" kann er Angst, Depression, Wut und Schmerz mit all ihren körperlichen Begleiterscheinungen nicht auseinanderhalten. Er erlebt dann die Gefahr akuter Vernichtung, also Todesangst.

Durch eine gute Beziehung zu seiner frühen Bezugsperson (das ist meistens die Mutter ) wird im Laufe der kindlichen Entwicklung die Frustrationstoleranz immer größer. Nach und nach kann das Kleinkind die verschiedenen Gefühle wie Angst, Trauer, Wut usw. unterscheiden. Außerdem lernt es immer mehr zu unterscheiden, was wirklich gefährlich ist und was ungefährlich ist. Und schließlich macht es die ganz wichtige Erfahrung, dass unlustvolle Zustände vorübergehender Art sind. Diese wichtige Erfahrung kommt gut zum Ausdruck durch den Vers, den man kleinen Kindern vorsingt, wenn diese sich weh getan haben: *„Heile, heile Gänschen, in hundert Jahren ist alles gut."*

**Vom Ursprung her stammen körperliche Schmerzen und schmerzliche Gefühle aus ein und derselben Wurzel und sind eng miteinander verbunden.**

Vom Ursprung her stammen körperliche Schmerzen und schmerzliche Gefühle aus ein und derselben Wurzel und sind eng miteinander verbunden. Daher kann der suchtkranke Mensch sowohl seelische Verstimmungen als auch körperliche Schmerzen mit Schmerzmitteln bekämpfen. Die meisten harten Drogen sind ja nichts anderes als hochwirksame Schmerzmittel, das Morphium ist das bekannteste davon. In der weiteren Entwicklung der Gefühlsdifferenzierung beim Kleinkind bleiben Angst und Schmerz eng miteinander verbunden. Man weiß heute, dass Menschen, die weniger Angst spüren, auch weniger Schmerz spüren.

Stefan (oben beschrieben) hatte als kleines Kind eine sehr enge Mutterbeziehung. Die Familie hatte sich einen Sohn gewünscht, jedoch zunächst zwei Mädchen bekommen. Die beiden älteren Töchter entwickelten sich „völlig normal", Suchtprobleme sind nicht bekannt. Warum treten bei Stefan diese Auffälligkeiten auf, die ich bereits als Persönlichkeitsstörung benannte? Der Sohn wurde nun von der Mutter sehr geliebt. Er sollte keine unangenehmen Erfahrungen machen, folglich passte die Mama stets gut auf ihn auf und räumte ihm alle Schwierigkeiten gleich aus dem Weg. Noch als Stefan ein kleines Kind war, ertrug es seine Mutter nicht, wenn der Junge mal etwas Unangenehmes erlebte. Sie versuchte alles von ihm abzuwenden, was ihm auch nur annähernd Unbehagen bereiten könnte. Zwischen den Eheleuten kühlte sich die Beziehung zunehmend ab. Stefans Mama kümmerte sich nahezu ausschließlich um ihn, die beiden älteren Töchter waren ohnehin schon etwas selbständiger. In den Kindergarten wurde Stefan nicht geschickt, weil die Mutter befürchtete, er würde dort nicht gut behandelt. Wollte der Junge mit anderen Kindern spielen, sah das die Mutter nicht gern, weil sie einen schlechten Einfluss dieser Kinder vermutete. Deshalb versuchte sie, den Kontakt zu anderen Kindern zu unterbinden.

So wuchs Stefan sehr gut behütet auf, in enger Bindung an seine Mutter, und man könnte meinen, das Kind hätte nun so viel Liebe erhalten, dass es ein stabiles „Ich“ entwickeln konnte. Das Gegenteil aber ist der Fall. Durch die mütterliche Überfürsorge, die bei Alkoholikern häufig ist, hatte der Junge keine Möglichkeiten, die eigene Emotionalität zu trainieren. Stefan sollte möglichst keine unangenehmen Erfahrungen machen. Folglich lernte er auch nicht, unangenehme Gefühle zu verarbeiten, denn sobald er sich weh getan hatte, war die Mutter zur Stelle. Diese Probleme verschärften sich für Stefan noch, weil die Mutter ja immer gut zu ihm war. So kam erschwerend hinzu, dass er ein schlechtes Gewissen bekam, wenn er mal unabhängig von der Mama sein wollte oder „böse“ Gedanken auf sie hatte.

Die überfürsorgende Mutterliebe führte schließlich zu zwei Störungen in der Persönlichkeitsentwicklung bei Stefan: Er konnte nicht üben, Schmerz und Unbehagen selbst zu bewältigen, und er bekam immer ein schlechtes Gewissen, wenn er etwas tat, was von der Mutter unabhängig war. Schließlich musste er ja immer die Erfahrung machen, dass Mama es ja nur gut mit ihm meinte.

In der Grundschule bekam Stefan dann hauptsächlich Probleme sozialer Art. Er war kein schlechter Schüler, aber ein Einzelgänger und wurde von seinen Mitschülern manchmal als „Weichei“ verspottet. Der Vater war nur selten zu Hause. Er engagierte sich in der Firma, im Schützenverein, der Gewerkschaft und in einer politischen Partei. Als er wegen einer Krankheit einmal länger zu Hause bleiben musste, bekam er Streit mit seiner Frau wegen deren Überfürsorge. So kam es, dass er den Jungen im Spielmannszug anmeldete. Dafür machte ihm seine Frau später schwere Vorwürfe, weil sie hier die Ursache für Stefans Alkoholismus sah.

Im Spielmannszug machte Stefan zunächst zwiespältige Erfahrungen. Zum einen fühlte er sich ohne die Nähe der Mutter unsicher und ängstlich und sehnte sich bei unangenehmen Erfahrungen nach ihr. Zum anderen bekam er ein schlechtes Gewissen der Mutter gegenüber, wenn es ihm mal gut ging und er Freude im Spielmannszug bekam. Diese beiden Beeinträchtigungen verlor er, nachdem er Alkohol getrunken hatte.

Durch die Forschungen der Psychoanalyse weiß man heute, dass durch eine gelungene Objektbeziehung (bei Stefan: Mutterbeziehung) die Frustrationstoleranz im Lauf der kindlichen Entwicklung immer größer wird. Dadurch führen Frustrationen zu immer geringeren gefühlsmäßigen Belastungen. Das Kind erwirbt schließlich die Fähigkeit, Gefühle sprachlich auszudrücken. Dadurch wird der Weg zur geistigen Verarbeitung unangenehmer Gefühle frei. Um das zu erreichen, muss das Kind, unter dem Schutz einer es liebenden Bezugsperson, unangenehme Gefühle und Schwierigkeiten trainieren, sonst bleibt es auf einem frühen Zustand der Schmerzverarbeitung stehen oder fällt in Krisensituationen wieder darauf zurück. Stefan ist nie soweit gekommen, für seine unangenehmen Gefühle die richtigen Worte zu finden und sie zu verarbeiten. Er blieb auf seine Mutter angewiesen, wodurch er in deren Abwesenheit ständig ein unterschwelliges Gefühl von Hilflosigkeit erlebte. Schon ganz normale Unannehmlichkeiten wurden für Stefan nahezu unerträglich, ganz zu schweigen von konflikthaften Auseinandersetzungen und Schmerzen. Unbewusst fühlte er sich in Situationen, die der Nichtsüchtige als allgemeine Widrigkeiten empfindet, von einem kindlichen Ur-Affekt bedroht, den er ohne den Schutz der Mutter nicht überleben kann.

**Auffällig ist bei vielen alkoholkranken Menschen der Wunsch nach absoluter Geborgenheit**

Auffällig ist bei vielen alkoholkranken Menschen, genau wie bei Stefan, der Wunsch nach absoluter Geborgenheit. Gleichzeitig wird aber, besonders im Rausch, eine ablehnende Wut der Mutter gegenüber empfunden. Darauf wird dann wiederum mit Schuldgefühlen reagiert. Stefan hat seine Spannungen mit dem kindlichen Gefühl empfunden, dass die Umgebung die Pflicht hat, Erleichterung und Geborgenheit zu vermitteln. Diese Wünsche sind beim Kleinkind völlig berechtigt. Wenn sie nicht verarbeitet werden, fühlt sich der erwachsene Alkoholiker in seinen elementaren Bedürfnissen von der Umwelt betrogen, wenn diese nicht seine kindlichen Riesenansprüche erfüllt. Der Vater hat bei Stefan schließlich darauf reagiert, indem er Stefans Wohnung kündigte, die Schulden beglich und ein Zimmer im elterlichen Haus für ihn einrichtete.

Spannungen werden im Lauf der normalen kindlichen Entwicklung nicht nur ertragen, weil die Mutter Schutz und Sicherheit gibt sowie Triebbefriedigung garantiert – sie werden besonders auch dadurch verarbeitet, dass die Mutter das Kind ermutigt, selbst Erfahrungen mit den Emotionen zu machen. Wenn das gelingt, ist das Kind stolz darauf und es bildet sich nach und nach ein Selbstwertgefühl heraus.

Das Kind ist zunächst das, als was es von den Eltern empfunden wird. Ist es geliebt und traut man ihm etwas zu, entwickelt es einen höheren Selbstwert. Dieses Selbstbewusstsein wird stabilisiert, indem elterliche Haltungen, Gebote und Verbote verinnerlicht werden. Wenn diese Haltungen vom Kind angenommen werden, bilden sie einen eigenen Teil der Persönlichkeit als Bestandteile des Ichs und des Über-Ichs. Durch die Verinnerlichung von elterlichen Normen stabilisiert sich das Selbstwertgefühl weiter, denn der junge Mensch weiß nun selbst, was „richtig und falsch" ist, er ist nicht mehr ausschließlich auf Hilfe von außen angewiesen. Dieses Selbstwertgefühl und die Frustrationstoleranz hat Stefan im Spielmannszug durch den Alkohol erhalten. Er machte die Erfahrung, dass er sich mit der Hilfe von Alkohol selbstsicher, weniger ängstlich und unabhängig vom mütterlichen Schutz fühlte. Das war der Einstieg in seine Suchtkarriere.

**Im Fall von Stefan wurde die Ich-Entwicklung durch eine überfürsorgende Mutterbeziehung beeinträchtigt. Diese Fälle sind unter alkoholkranken Menschen häufig anzutreffen.**

Im Fall von Stefan wurde die Ich-Entwicklung durch eine überfürsorgende Objektbeziehung beeinträchtigt. Diese Fälle sind unter alkoholkranken Menschen häufig anzutreffen. Stefan ist eigentlich in diesem Zusammenhang ein „leichterer Fall", dessen Störung nicht von einer unmittelbar „bösartigen" Mutter ausgegangen ist. Natürlich gibt es auch die bösartigeren Fälle, bei denen es dann bis zum sexuellen Missbrauch gehen kann. Auf der anderen Seite sind aber die vernachlässigten bzw. unterversorgten Kinder, die ebenso wie die überversorgten Kinder eine Suchterkrankung entwickeln können. Auf einen solchen Fall komme ich im nächsten Kapitel zu sprechen.

### 1.1.5.3 Die Objekt- und Selbstrepräsentanzen

Im Verlauf der „psychischen Geburt" erwirbt das kleine Kind nach und nach eine realistische Vorstellung von sich und der es umgebenden Welt. Aus der Verschmelzung dieser beiden Vorstellungsebenen bildet sich dann der Kern der individuellen Persönlichkeitsstruktur. Die Art und Weise, wie sich die Vorstellung von der eigenen Person im Ich repräsentiert, nennt die Psychoanalyse Selbstrepräsentanz. Objektrepräsentanz hingegen ist die Art und Weise, wie sich das frühe Bezugsobjekt (meistens die Mutter) im Ich repräsentiert. Objektrepräsentanzen sind also meistens Vorstellungen von der Mutter, Selbstrepräsentanzen sind Vorstellungen von der eigenen Person. Dieser Prozess kann im Verlauf der kindlichen Entwicklung misslingen, was dann zu Persönlichkeitsstörungen führen kann.

**Claudia** *kam im Alter von dreißig Jahren zur Therapie in die Fachklinik. Bei der Aufnahme wirkte sie verwahrlost, schmutzig und zeigte deutliche Spuren von Misshandlungen. Sie kam aus einem Frauenhaus, wohin sie mit ihrer fünfjährigen Tochter vor ihrem gewalttätigen Ehemann geflüchtet war. Nach etwa zweiwöchiger Behandlung und Pflege in der Klinik war aus der anfänglich sehr vernachlässigt aussehenden Claudia eine attraktive Frau geworden. Sie verstand es, sich gut zu kleiden und zu schminken, so dass die männlichen Patienten schon bald ein Auge auf sie warfen. Man fragte sich, wie aus einer so hübschen und adretten Frau ein solches Wrack hatte werden können.*

*Claudias Suchtkarriere begann mit sechzehn Jahren während ihrer Ausbildung zur Hotelfachangestellten. Dazu fühlte sie sich von der Mutter gezwungen, sie hätte lieber Abitur gemacht und wäre gern Lehrerin geworden. Das Zeug dazu hatte sie, denn sie war stets eine der besten Schülerinnen ihres Jahrgangs gewesen.*

*In der Berufsschule verliebte sie sich unsterblich in einen jungen Mann. Dennoch fühlte sie sich in seiner Gegenwart stets beklommen. Lediglich bei ihren Discobesuchen, bei denen sie das eine oder andere Glas Wodka-Lemon trank, fühlte sie sich offen und frei. Sie konnte dann lebensfroh tanzen und mit ihrem Freund auch ungehemmt flirten und schmusen. Sie merkte bald, dass ihr der Alkohol half, sich auf die unterschiedlichsten zwischenmenschlichen Kontakte einzulassen. Schon binnen kurzem stellte sie fest, dass ihr die Unterredungen mit Vorgesetzten und Kollegen leichter fielen, wenn sie vorher einen kleinen Wodka getrunken hatte. Oft entwendete sie kleine Schnapsfläschchen aus den Minibars im Hotel. Im dritten Lehrjahr begann sie, bereits morgens Alkohol zu trinken. Sie wählte dann meistens Sekt, weil sie der Meinung war, ein Sektfrühstück sei besonders stilvoll. Später am Tag bevorzugte sie wieder Wodka. Ihr Freund bemerkte den Alkoholkonsum und zog sich daraufhin mehr und mehr zurück, was Claudia seltsam unberührt ließ. Irgendwie verlief die Beziehung zu dem jungen Mann, den sie einmal heiß geliebt hatte, einfach im Sande.*

*Beim nächsten Freund war das schon anders. Sie lernte Holger kennen, als es für sie schon selbstverständlich war, zum Frühstück einen Piccolo-Sekt zu trinken. Beide Partner tranken nun gemeinsam. Dabei kam es zunehmend zu aggressiven Auseinandersetzungen zwischen ihnen. Schon nach dreimonatiger Beziehung wurde Claudia zum ersten Mal von ihrem Freund geschlagen. Dies führte nun nicht dazu, dass sie sich von ihm distanzierte, im Gegenteil, sie meinte, dass Holger im Inneren ein besonders guter Kerl sei und es wäre ihre Aufgabe, die positiven Seiten an ihm zu wecken. Nachdem er sie wiederholt geschlagen hatte, trennte er sich von ihr. Darunter litt sie so stark, dass sie drei Wochen vor der Prüfung ihre Lehre abbrach. Deshalb wurde sie von ihrer Mutter geohrfeigt und aus dem elterlichen Haus geworfen.*

*Damals war sie knapp zwanzig Jahre alt. Obwohl zu dieser Zeit ihr Alkoholkonsum auf täglich ungefähr eine Flasche Sekt und zwei Flachmänner Hochprozentiges angestiegen war, bemerkten die Eltern davon nichts. Claudia nahm dann eine Stellung als Stubenmädchen in einem Hotel an, wo sie auch wohnen konnte. Weil sie noch um Holger trauerte, ging sie über ein Jahr keine Beziehung zu einem Mann ein. Sie freundete sich aber mit einer anderen jungen Frau an, mit der sie manchmal Hasch rauchte. Der Alkoholkonsum ging in dieser Zeit zurück, besonders nachdem ihre Freundin sich darüber besorgt gezeigt hatte. In der Beziehung zu ihren Eltern hatte sich nicht viel geändert, sie sei immer wieder hingegangen und ihre Mutter sei „kühl wie immer" gewesen, erzählte sie ihrem Therapeuten.*

*Mit der Freundin war es aber sehr schön gewesen, Alkohol habe sie eigentlich nur noch zu Anlässen getrunken, und über ihre Hemmungen, die sie wieder stärker verspürte, konnte sie mit ihrer Freundin reden, so etwas hatte sie vorher noch nie erlebt. Eigentlich sei das die schönste Zeit in ihrem Leben gewesen, erzählt Claudia.*

*Beide jungen Frauen lernten nun aber wieder Männer kennen, wodurch sie sich etwas voneinander entfernten. Claudia fiel nach und nach wieder in ihr altes Trinkmuster zurück. Im Alter von dreiundzwanzig Jahren lernte sie Werner kennen. Um für ihn gut aufgelegt zu sein, steigerte sie ihren Sektkonsum deutlich. Werner gefiel es, wenn sie temperamentvoll und lebenslustig war. Er konnte aber keine „besoffenen Frauen" leiden. Immer, wenn Werner sie betrunken erlebte, setzte es Prügel von ihm. Claudia meinte dann auch, dass Werner völlig im Recht sei, weil sie es wieder „übertrieben" habe. Sie war froh, ihn gefunden zu haben, weil er es in Wirklichkeit gut mit ihr meinen würde, glaubte sie. Mit den Prügeln wolle er sie nur zu einem besseren Menschen erziehen, meinte sie. Obwohl Werner sie immer häufiger schlug, hielt sie an der Beziehung fest.*

*Nachdem sie schließlich schwanger geworden war, heiratete das Paar, als Claudia gerade fünfundzwanzig Jahre alt war. Während der Schwangerschaft konnte sie den Alkoholkonsum nahezu ganz einstellen, die Schläge von Werner hörten aber nicht auf und sie hatte dabei oft Angst um ihr ungeborenes Kind. Als die Tochter geboren war, kümmerte sich Claudias Mutter liebevoll um das Enkelkind. Claudias Alkoholkonsum steigerte sich wieder und die Schläge von Werner wurden immer brutaler, sodass sie wegen Kiefer- und Rippenbrüchen im Krankenhaus behandelt werden musste. All dies führte jedoch nicht dazu, dass sie sich von Werner trennte. Als ihr Mann auch anfing, das Kind zu schlagen, steigerte sie den Alkoholkonsum auf täglich eine Flasche Sekt und über eine Flasche Wodka.*

*Nachdem die Verletzungen des Kindes im Kindergarten bemerkt worden waren, vertraute Claudia sich ihrer alten Freundin an. Schließlich taumelte sie nur noch zwischen Rausch, Entzug und Prügelorgien des Ehemannes. Die Eltern holten schließlich mit Unterstützung des Jugendamtes das Kind zu sich, was bei Claudia zu noch stärkerem Trinken führte. Schließlich erlitt sie Krampfanfälle und musste intensivmedizinisch behandelt werden.*

*Nach der Entlassung aus dem Hospital blieb sie zunächst trocken, wurde jedoch erneut von ihrem Mann geschlagen, woraufhin sie mit Hilfe der Freundin schließlich in das Frauenhaus flüchtete. Von hier wurden dann die Kontakte zur Suchtberatungsstelle aufgebaut. Obwohl Claudia während ihres sechswöchigen Aufenthalts im Frauenhaus wieder ihre Tochter zu sich nehmen konnte und auch trocken blieb, ließ sie sich mehr und mehr verwahrlosen und wollte eigentlich zu ihrem Mann zurück. Nur auf massiven Druck durch das Jugendamt und die Freundin konnte sie dazu bewegt werden, die Langzeittherapie in der Klinik anzutreten.*

Am Fall Claudia soll nun das Problem der **Selbst- und Objektrepräsentanzen** beleuchtet werden.

Um diese schwierige Thematik zu verstehen, versetzt man sich am besten in die Situation eines Säuglings. Das Neugeborene weiß nichts und kann nichts. Es ist ausschließlich an seinem Überleben interessiert und dazu ist es auf seine Umwelt angewiesen. Die ersten Erfahrungen, die es macht, bestehen aus negativen und positiven Reizen. Negative Reize treten auf, wenn es Hunger hat, Bauchschmerzen spürt oder wenn es zu fest angefasst wird, etwas am Bettchen oder der Bekleidung zwickt, vielleicht ist es auch zu warm oder zu kalt. In dieser Situation kann man sich vielleicht auch als Erwachsener noch vorstellen, wie schwer es ist zu unterscheiden, welche Reize nun aus dem Körperinnern und welche aus dem Körperäußeren kommen. Ebenso ist es mit den positiven Reizen. Kommt das angenehme Gefühl von Sättigung oder Geborgenheit aus dem Innern oder dem Äußeren?

Sowohl mit dem Selbst als auch mit den Objekten (meistens der Mutter) werden lustvolle und unlustvolle Erfahrungen gemacht. Diese negativen und positiven Wahrnehmungen werden vom Kleinkind zunächst unterschiedlichen Objekten und einem unterschiedlichen Selbst zugeordnet. In dieser Entwicklungsphase gibt es aus der Sicht des Kindes sowohl ein „gutes“ und ein „böses“ Selbst, als auch eine „gute“ und eine „böse“ Mutter. Im Verlauf der „psychischen Geburt“ macht das Kind die Erfahrung, dass sowohl positive als auch negative Eindrücke aus ein und derselben Quelle stammen können, also dem eigenen Selbst. Das Kind lernt somit, dass es aus einer Einheit von guten und schlechten Gefühlen besteht. Gelingt dieser Prozess, verschmelzen diese beiden Seiten zu einem einheitlichen Selbst. Bei den vielen Menschen, bei denen dieser Verschmelzungsprozess jedoch misslingt, treten später immer wieder Störungen auf. Claudia zeigte genau diese Störung. Im nüchternen Kontakt mit anderen Menschen fühlte sie sich stets beklommen, weil sie sich unbewusst nur mit den unguten Gefühlen identifizieren konnte. Daraus ziehen Menschen mit einem solchen Ich-Defekt häufig den Schluss: „Ich fühle mich schlecht, also bin ich schlecht." Durch den Alkohol jedoch erzeugte sie in sich genau das andere Gefühl, nämlich das gute, das positive: „Ich fühle mich gut, also bin ich gut." Folglich konnte Claudia, nachdem sie Alkohol getrunken hatte, ausgelassen und lebensfroh sein.

Weil die Gefühle aber gespalten waren, musste sie wieder zum bösen, zum negativen Gefühl zurückkehren und sich schlecht fühlen. Dies gelang ihr am besten, wenn sie geschlagen wurde. In einer etwas abgemilderten Variante finden sich diese beiden Gefühlszustände in den Gegensätzen von Alkoholrausch und Kater bzw. Entzug. Bei Claudia war es bemerkenswert zu erfahren, dass ihr die Trennung vom ersten Freund nichts ausmachte. Er hatte sie nie geschlagen. Die Trennung vom zweiten Freund, der sie schlug, hat sie lange nicht überwinden können. Nur dadurch, dass Holger sie schlug, konnte sie sich als ganzer Mensch fühlen – die guten Gefühle im Alkoholrausch, die schlechten Gefühle in den Schlägen. Es ist Claudia nie gelungen, diese beiden Gefühlsrichtungen miteinander zu verschmelzen – und deshalb musste sie so leiden.

**Menschen mit einem solchen Ich-Defekt ziehen häufig den Schluss: „Ich fühle mich schlecht, also bin ich schlecht." Durch den Alkohol jedoch erzeugen sie in sich genau das andere Gefühl, das positive: „Ich fühle mich gut, also bin ich gut."**

Ebenso wie mit dem Selbst, verhält es sich mit den (äußeren) Objekten. Das Kind macht die Erfahrung, dass die Mutter sowohl gut als auch böse sein kann. Auch hier muss es im Lauf seiner kindlichen Entwicklung einen Verschmelzungsprozess leisten, an dessen Ende negative und positive Gefühle einem einzigen Objekt gleichzeitig zugeordnet werden können.

In der Kindheit von Claudia wurde die Mutter (das frühe Liebesobjekt) entweder als zu stark frustrierend oder zu stark verwöhnend erlebt und deshalb zwiespältig mit Liebe und Hass besetzt. Die Mutter wurde nicht als hinreichend eindeutig und zuverlässig erlebt. Claudia wusste nie so richtig, woran sie mit ihrer Mutter war, sie konnte ihr eigentlich nichts recht machen. Sie bemühte sich immer nett, hübsch und klug zu sein, doch sie bekam von der Mutter keine eindeutige Rückmeldung. Selbst als sie später die Beste in ihrer Klasse war, wurde das von der Mutter eher negativ gewürdigt. Claudia erlebte ihre Mutter stets als kalte, unberechenbare Frau, der sie sich nie anvertrauen konnte. Selbst als erwachsene Frau in der Klinik war der Wunsch, von der Mutter angenommen zu werden und einmal eine eindeutige Rückmeldung zu erhalten, so mächtig, dass sie häufig bitter weinen musste.

Bei einer gelungenen Entwicklung werden zunächst die „guten“ und die „bösen“ Anteile des Objektes miteinander verschmolzen. Dadurch entsteht ein eindeutiges und einheitliches Bild der Mutter (des Objektes) im Kind. Durch die Verschmelzung dieses Bildes mit dem Bild von sich selbst stabilisiert sich das Ich. Aus: *„Mami will nicht, dass ich Suppe verschütte“* wird dann: *„Ich will keine Suppe verschütten.“*

Dieses einheitliche Bild von sich selbst fehlt den meisten suchtkranken Menschen, und die Droge wird als Hilfsmittel eingesetzt, um diese aufgespaltenen Persönlichkeitsanteile zusammenzuführen. Im Drogen- oder Alkoholrausch erleben die meisten suchtkranken Menschen diese Verschmelzungsgefühle als beglückend. Später, beim chronisch Abhängigen, wird nur noch gependelt zwischen guten und bösen Gefühlen. Die Nüchternheit droht mit massiven Entzugserscheinungen als übermächtiges böses Gefühl. Aber auch im Rausch gelingt es kaum noch, das verschmelzende Glücksgefühl herzustellen. Die Droge dient dann nur noch dazu, die bösen und negativen Empfindungen fernzuhalten.

Claudia ist es als kleinem Kind nicht geglückt, die Einheit mit ihrer Mutter herzustellen. Immer, wenn sie deren Nähe suchte, wurde sie enttäuscht. Es ist hier nicht der Ort, die Beweggründe der Mutter[1] zu erforschen, es ist jedoch erstaunlich zu beobachten, dass Claudias Tochter von ihr liebevoll angenommen wurde. Claudia hatte sogar den Eindruck, dass ihr die Tochter von der eigenen Mutter weggenommen wurde und dass es der Mutter recht sei, wenn sie selbst abstürzen würde.

---

[1] Es ist immer wieder verführerisch, die Psychodynamik der Mütter suchtkranker Menschen zu erforschen. Dies würde aber zu einseitigen Schuldvorwürfen führen, die erstens so nicht realistisch sind und zweitens wiederum zu Abwehr führen müssten, wodurch sich das Problem verschlimmert.

Glückt der Prozess der Verschmelzung von Objekt- und Selbstrepräsentanzen, gelingt es später dem Kind zu unterscheiden zwischen Eindrücken, die von innen kommen und denen, die von außen kommen. Es kann überdies erkennen, welche Impulse gefährlich sind und welche nicht. Außerdem muss es negative Gefühlsäußerungen anderer Menschen nicht auf sich beziehen, sondern kann sie leichter deren inneren Zuständen zuordnen. Andere Menschen sind nicht nur gut oder böse, sondern sie sind beides – die Hoffnung, einen Partner zu finden, der nur gut ist, ist darum trügerisch.

Das Ich suchtkranker Menschen kann diese Leistungen oft nicht hinreichend vollziehen. Da auch diese Störungen unterschiedlich stark ausgeprägt sind, zeigen sich bei vielen Menschen diese Ich-Störungen erst in schweren Lebenskrisen.

#### 1.1.5.4 Die Bewusstseinsveränderung

Suchtmittel können Veränderungen des Bewusstseins bewirken. In die eine Richtung kann das Bewusstsein bis zum Schlaf herabgesetzt sein und auf Träumereien reduziert werden. In die andere Richtung kann das Bewusstsein geweckt werden, um leistungsfähiger und arbeitsfähiger zu werden. In beiden Fällen wird die eigene seelische Realität verändert. Dadurch werden kritische Überlegungen und Wahrnehmungen unterdrückt.

Da eine kritische Realitätsprüfung für viele Menschen unangenehme Erkenntnisse nach sich zieht, führt eine Herabsetzung des kritischen Bewusstseins zu Entlastungen und Erleichterungen. Man muss dann eben bei sich und in der Umwelt keine Probleme mehr sehen. Die Vorstellungen von der Welt, einem selbst und dem eigenen Zustand in der Welt werden verändert. Dadurch können schmerzvolle Erfahrungen gemindert werden.Die Bewusstseinsveränderung durch Drogen und Alkohol hängt eng mit den Problemen der Gefühlsverarbeitung (Affekttoleranz) zusammen. Es wurde bereits deutlich, dass Menschen mit einer Suchtproblematik grundsätzlich Schwierigkeiten in der Verarbeitung von unangenehmen Reizen haben. Wenn nun das Bewusstsein mit Hilfe der Droge in einen unkritischen Zustand versetzt wird, vermeidet man von vornherein ungute Eindrücke von sich und der Umwelt. Besonders bei jungen Menschen unserer Zeit ist das Gefühl von innerer Leere und Langeweile stark verbreitet. Da es aber vielen Jugendlichen schwer fällt, auf innere Quellen von schöpferischer Intelligenz, Kreativität und Engagement zurückzugreifen, benötigen sie starke Reize von außen. Der Straßenkarneval, die Love-Parade oder einfache Discobesuche sind ohne Bewusstseinsveränderung durch Alkohol und aufputschende Drogen für viele junge Leute heute überhaupt nicht denkbar.

Wenn der junge Mensch aber in seiner Kindheit seine Kreativität entwickelt oder einen Weg zum Glauben findet, hat er später die Möglichkeit, spirituelle Bewusstseinszustände zu erreichen. Diesen Bewusstseinszustand erreicht er im kreativen Ausdruck, im Sport, der Liebe, im Gebet oder im Gottesdienst. Dadurch füllt sich die Leere und dem Leben wird Sinn verliehen. So gesehen ist die heute vielfach zu beobachtende wachsende Distanz zu Gemeinde, Kirche und Gott ein Entfremdungsfaktor, der das Gefühl von innerer Leere und Sinnlosigkeit erzeugt. Diesen Gefühlszuständen wird unter den herrschenden gesellschaftlichen Bedingungen oft mit Konsum begegnet. Konsum wiederum ist oft eine Vorstufe der Sucht. Deshalb kann man sagen, dass auch der Weg zum Sinnhaften oder zu Gott, bereits während der „psychischen Geburt" eingeschlagen, dem Leben später Sinn und Realität verleihen kann. Die Bewusstseinsveränderung findet dann in der Kreativität, den Sozialkontakten, dem Gebet, der Meditation und im Glauben allgemein statt.

**Suchtmittel können Veränderungen des Bewusstseins bewirken. In die eine Richtung kann das Bewusstsein bis zum Schlaf herabgesetzt sein und auf Träumereien reduziert werden. In die andere Richtung kann das Bewusstsein geweckt werden, um leistungsfähiger und arbeitsfähiger zu werden.**

Drogenkonsum Jugendlicher zeichnet sich häufig durch eine Sinnsuche aus. Der heute zu beobachtende stärker ausufernde Umgang junger Menschen mit dem Alkohol zeigt die Krise unserer Konsumgesellschaft auf. Offensichtlich müssen viele Jugendliche unter diesen gesellschaftlichen Bedingungen exzessive Alkoholerfahrungen machen. Die meisten dieser Generation bewältigen diese Phase, wenn sie sozial gut gebunden sind. Der Wunsch nach bewusstseinsverändernden Zuständen scheint aber bei den jungen Menschen der heutigen Zeit besonders ausgeprägt zu sein. Der Begriff „Bewusstseinserweiterung" wurde von drogenkonsumierenden Jugendlichen geprägt, die sich dann oft auch den neuen Jugendreligionen und Meditationsbewegungen angeschlossen haben. Die heute bekannten, oft sehr zweifelhaften Sekten und Jugendreligionen sind in großer Nähe zur Drogenszene entstanden. Viele dieser religiösen Bewegungen haben dann auch eigene Therapieeinrichtungen gegründet, die durchaus erfolgreich waren. Da sie aber nur auf den Aspekt Bewusstseinsveränderung zielten, machten sie die Hilfesuchenden abhängig von ihrer jeweiligen Religion. Deshalb bauen seriöse christliche Therapieeinrichtungen nicht nur auf spirituelle Hilfe, sondern auch auf die Therapie der anderen Ich-Funktionen.

#### 1.1.5.5 Erziehungsstil

In Familien- und Angehörigenseminaren wird immer wieder gefragt, ob eine bestimmte Erziehungsweise eine spätere Suchterkrankung begünstigen könne. Dazu ist zu sagen, dass man bisher keinen bestimmten Stil des Erziehungsverhaltens ausmachen kann, der eine suchtgefährdete Persönlichkeit fördert. Weder eine sehr strenge noch ein antiautoritäre Erziehung bringen zwangsläufig eine Suchtpersönlichkeit zutage.

Es können ganz unterschiedliche, sogar gegensätzliche Erziehungsumstände sein, welche die Grundlage für eine spätere Suchtmittelabhängigkeit legen. Dennoch können aus den klinischen Studien Tendenzen von Erziehungsstilen abgelesen werden, die zu der Persönlichkeitsstörung führen, zu deren Resultat eine Alkoholabhängigkeit gehören kann:

1. Bei Stefan lag eine übertrieben besorgte und fürsorgliche Haltung vor. Die familiären Erziehungspersonen zeigten eine überaktive, vorzeitig eingreifende Erziehungshaltung. Sie waren verwöhnend, gewährend, übernachgiebig, überbehütend, bevormundend und einengend.
2. Bei Claudia war es eine offen ablehnende, zurückweisende und kühl-distanzierende Erziehungshaltung. Manchmal kommt noch ein verwahrlosender und vernachlässigender Stil hinzu.
3. Als Drittes kann man eine inkonsequente, unberechenbare und wechselhafte Erziehungshaltung ausmachen.

Es wäre aber viel zu einfach, den Eltern die alleinige Verantwortung für ihr jeweiliges Erziehungsverhalten zu geben. Die herrschenden gesellschaftlichen Bedingungen zwingen viele Eltern geradezu einen der hier beschriebenen Erziehungsstile auf. Besonders die gesellschaftliche Situation in der Konsumgesellschaft fördert unberechenbares, inkonsequentes und wechselhaftes Erziehungsverhalten ebenso wie Verwöhnung und Überfürsorge. Die Schulen wissen das nur allzu gut.

**Die oben genannten Erziehungsstile haben eins gemeinsamm: Die mangelnde Fähigkeit der Eltern, sich auf die Bedürfnisse des Kindes einzustellen, besonders hinsichtlich seiner Wünsche nach Sicherheit, Geborgenheit, Orientierung, Entwicklung, Eigenaktivität und Unabhängigkeit.**

Schließlich sei noch daran erinnert, dass die meisten suchtkranken Menschen aus äußerlich durchaus normal wirkenden Familien kommen. Das trifft auch für Stefan und Claudia zu. Es gibt aber auch viele Drogen- und Alkoholkranke, die aus schwerst gestörten Familien mit einem tatsächlich boshaften Erziehungsstil kommen. Schließlich sind Misshandlungen, sexueller Missbrauch, Kriminalität und schwere Vernachlässigungen in der Lebensgeschichte von suchtkranken Menschen sehr häufig anzutreffen.

### 1.1.6 Zusammenfassung des psychodynamischen Modells

Aus psychoanalytischer Sicht ist eine vorgeschädigte Persönlichkeitsstruktur ausschlaggebend für jede Sucht. Diese Schädigung in der Persönlichkeit ist gekennzeichnet durch ein nicht ausreichendes Vermögen, unangenehme Gefühle zu verarbeiten. Die Fähigkeit, unbequeme Empfindungen und widersprüchliche Emotionen zu bewältigen, eignet sich der Mensch in seiner Kindheit an. Es handelt sich dabei um „Ich-Funktionen". Diese Ich-Funktionen erwirbt der junge Mensch in einer Lebensphase, die „psychische Geburt" genannt wird. Sie ereignet sich ungefähr zwischen dem ersten und vierten Lebensjahr, und sie ist spätestens mit der Einschulung abgeschlossen.

Wichtigstes Ergebnis dieser Lebensphase ist, dass sich das Kind nun als eine eigenständige Person mit einem eigenen Ichbewusstsein erlebt. Es ist zwar noch auf die Eltern angewiesen, sollte aber schon in der Lage sein, relativ unabhängig kleinere Konflikte zu bewältigen.
Es ist nicht möglich, genaue Abläufe der „psychischen Geburt" zu beschreiben. Auch die genannten Zeiten sind mit Vorsicht zu sehen. Bei manchen Kindern setzt der Prozess früher ein, bei anderen sind die Abläufe verschoben, wieder andere sind von Natur aus robuster oder sensibler. Auch können die Störungen unterschiedlich stark sein. Da kein Kind unbeschadet durch diese Lebensphase geht, weisen vermutlich alle Menschen eine gewisse Verletzbarkeit auf. Diese Vorschädigung fällt aber je nach Lebensgeschichte unterschiedlich stark aus. Je früher und andauernder die Schädigungen sich ereignen, umso eher wird jemand suchtkrank und umso schwerer wird die Abhängigkeit. Einige Wissenschaftler meinen, dass schwer Drogensüchtige eine frühere Störung aufweisen als Alkoholiker.

**Bei Menschen, die später eine Suchterkrankung entwickeln, sind drei wesentliche Funktionen des Ichs nicht entwickelt, unzureichend gereift oder gestört:**

1. Die Affekttoleranz (Frustrationstoleranz) ist die Fähigkeit, unangenehme Erfahrungen ohne tiefergreifende seelische Beeinträchtigungen aushalten zu können.
2. Objekt- und Selbstrepräsentanzen sind unbewusste und bewusste Vorstellungen von sich selbst und den frühen Bezugspersonen. Diese Vorstellungen müssen mit ihren positiven und negativen Anteilen zu einem einheitlichen Bild von sich selbst verschmolzen werden. Gelingt dies nicht, wird das Selbst später als schwach und hilflos erlebt.
3. Die Bewusstseinsveränderung als Ergebnis einer unerfreulichen Realitätsprüfung. Um eine schmerzhafte Realität nicht wahrnehmen zu müssen, wird vorbeugend das Bewusstsein in Richtung Schlaf oder Aktivität manipuliert. Durch das Fehlen einer Beziehung zu Gott entsteht eine innere Leere, die durch Konsum oder Bewusstseinsveränderung durch Drogen aufgefüllt wird.

Psychische Schädigungen, die dem Kind in der Zeit vor der „psychischen Geburt“ (vor etwa dem ersten Lebensjahr) zugefügt werden, führen zu Psychosen. Beeinträchtigungen während der „psychischen Geburt“ (ca. zehnter Monat bis viertes Lebensjahr) führen zu den Strukturpathologien, Sucht und Borderlinestörung. Störungen während der ödipalen Phase (etwa drittes bis sechstes Lebensjahr) begünstigen Neurosen. Da kleine Kinder recht hohe „Nehmerqualitäten“ besitzen, führen einmalige oder auch gelegentliche Ereignisse nicht zu den beschriebenen Folgen. Intensive kontinuierliche Konflikte und Krisen und die Unfähigkeit des kleinen Kindes, angemessen darauf zu antworten, führen zu Störungen mit krankhaften Wirkungen.

Als allgemeines Fazit kann gelten, dass heute die Mehrzahl der Therapeuten und Forscher sich darüber einig sind, dass zur Sucht eine vorgeschädigte Persönlichkeit gehört. Eine Alkolabhängigkeit ist ein Selbsthilfeversuch des Einzelnen, um ein seelisches Ungleichgewicht, Konflikte und Erregungszustände auszuhalten, damit umzugehen oder sie zu meistern.

## 1.2 Andere Persönlichkeitstheorien

Der Gesamtverband für Suchtkrankenhilfe hat Anfang der Siebzigerjahre zwei suchttherapeutische Ausbildungsrichtungen entwickelt. Gleichzeitig mit dem psychoanalytischen Kurs wurde noch eine verhaltenstherapeutische Ausbildung verwirklicht. Damit lehnte sich der Gesamtverband an den gesetzlichen Rahmen an, der Ende der Neunzigerjahre zum Psychotherapeutengesetz führen sollte. Psychoanalyse und Verhaltenstherapie gelten als Standardverfahren der Psychotherapie, die von den Krankenkassen anerkannt werden.

In der Tradition der Suchtkrankenbehandlung entwickelte sich allerdings seit Beginn der Siebzigerjahre noch eine neue Richtung, die lange um ihre Anerkennung kämpfen musste, obwohl sie schnell die größte Verbreitung fand. Dabei handelt es sich um die sogenannten „humanistischen Verfahren“, die unter anderem als Gestalttherapie, Psychodrama und Gesprächspsychotherapie bekannt wurden. Diese Verfahren werden von den Kostenträgern nur teilweise anerkannt. Schließlich haben sich seit Mitte der Achtzigerjahre die Systemischen Therapien verbreitet. Hierzu gehört besonders die Familientherapie, der wir viel für das Verständnis der Co-Abhängigkeit von Partnern und Familienangehörigen zu verdanken haben.

### 1.2.1 Die Verhaltenstherapie

Die Verhaltenstherapie basiert auf den Forschungen der Lerntheorie. Diese sucht im Gegensatz zur Psychoanalyse nicht nach einer einheitlichen Alkoholikerpersönlichkeit mit unbewussten Störungen. Die Lernpsychologie stellt die Frage nach messbarem und sichtbarem Verhalten sowie nach der Funktion, die der Alkohol- und Drogenmissbrauch erfüllen soll. Allen lerntheoretischen Modellen liegt eine gemeinsame Annahme zugrunde. Danach ist exzessiver Alkoholkonsum ein gelerntes Verhalten, das durch neuerliches Lernen wieder beseitigt oder verändert werden kann. Der Alkoholiker kann also das Alkoholtrinken auch wieder verlernen.

*Am Fall* **Stefan** *soll das verdeutlicht werden. Zur Erinnerung: Stefan wurde im Alter von zwölf Jahren in einem Spielmannszug angemeldet, weil der Vater meinte, er müsse raus aus der Familie und sich mit seinesgleichen auseinandersetzen. Wegen der Überbehütung durch seine Mutter hatte Stefan dies aber nicht gelernt. Darum ängstigte und überforderte ihn nun diese neue Situation. Zufällig geriet er an die durch den Alkohol ausgelösten Empfindungen. Nachdem er mit anderen Kindern die Reste aus den Bier- und Schnapsgläsern der Erwachsenen ausgetrunken hatte, fühlte er sich stärker und sicherer, sodass er auch gut mit den anderen Kameraden in Kontakt kam.*

*Stefan hatte also gelernt, dass er mit Hilfe des Alkohols den Anforderungen der sozialen Welt im Spielmannszug besser gewachsen war. Außerdem sah er, dass die Erwachsenen ebenfalls tranken. Diese Menschen hatten für ihn einen Vorbildcharakter. Folglich waren sie ein Modell für ihn, deren Verhalten er ebenfalls erlernte. Gleichzeitig erhielt er positive Rückmeldungen zu seinem Trinkverhalten, denn die Erwachsenen akzeptierten ihn und nahmen seine Beteiligung an ihren Gesprächen ernst.*

*Und schließlich wirkte die Reaktion der Mädchen auf seinen alkoholbedingten Charme als weiterer mächtiger Verstärker. Stefan hatte nun gelernt, dass er mit der Hilfe von Alkohol seine sozialen Kontakte erfolgreich bewältigen kann.*

## Es gibt zwei klassische lerntheoretische Schulrichtungen.

Die **Stimulus-Organismus-Reaktions-Theorie** beruht auf Lernversuchen mit Tieren und Menschen aus den Vierzigerjahren. Ein Stimulus ist irgendein Reiz, der auf einen Organismus trifft und der beobachtet werden kann. Was dann im Organismus geschieht, kann man nicht sehen. Vom Organismus allerdings geht nun wieder eine beobachtbare Reaktion (Response) aus. Zum Beispiel: Beobachtbarer Stimulus = Kälte; nicht beobachtbare Reaktion des Organismus = Frieren, beobachtbare Reaktion = Pullover anziehen.

**Die Spannung, die durch soziale Kontakte erzeugt wird, kann durch Alkohol gemindert werden. Die Spannungsminderung selbst wirkt nun wie eine Belohnung.**

Bei Stefan bestand der erste Stimulus, der beobachtet werden konnte, im Gemeinschaftsleben des Spielmannszuges. Dies konnte von außen beobachtet werden. Seine innerpsychische Empfindung darauf, also seine Ängste, konnten nicht gesehen werden. Aber seine Reaktionen, wie z. B. erröten, stottern und sich zurückziehen waren wieder von außen sichtbar.

Nach dieser lernpsychologischen Theorie werden von den Menschen diejenigen Verhaltensweisen erlernt, die zur Verminderung von Spannungszuständen im Organismus führen. Die Herabsetzung der Spannung, die durch Hunger erzeugt wird, kann man durch Essen bewirken.

Die Herabsetzung der Spannung, die durch soziale Kontakte erzeugt wurde, konnte Stefan mit Alkoholtrinken erreichen. Die Spannungsminderung selbst wirkt nun wie eine Belohnung, weil die Reaktion auf den Ursprungsreiz als erfolgreich erlebt wurde. Nachdem Stefan gelernt hatte, seine Spannungsgefühle im Spielmannszug mit Alkohol zu bewältigen, freute er sich nun immer auf seine Belohnung, den Alkohol. Den Teufelskreis zwischen Spannung und Belohnung bei Stefan haben wir ja bereits kennengelernt. Er ist charakteristisch für viele Trinkerkarrieren.

Das **transaktionale Modell** stellt die gegenseitige Beziehung zwischen Individuum und Umwelt in den Mittelpunkt. Demnach ist alles Verhalten durch seine Konsequenzen bestimmt. Die Umwelt verteilt positive und negative Verstärker und lenkt somit das Verhalten. Bei Stefan haben die Erwachsenen und die Mädchen positiv auf sein durch den Alkohol verändertes Verhalten reagiert und es somit bestätigt, also sein Verhalten verstärkt. Man unterscheidet bei diesem Modell zwei Arten des Verhaltens. Da ist zum einen das Verhalten, das als Reaktion auf einen bestimmten Reiz erfolgt. Es wird „Respondence“ genannt.

Z. B.: *Stefan wurde einmal von seinen Kameraden im Spielmannszug ausgelacht, weil ihn seine Mutter zur Probe brachte und ihm beim Abschied noch einige ermahnende Worte mit auf den Weg gab. Als die Kameraden dies mitbekamen, verspotteten sie ihn als Muttersöhnchen. Stefan reagierte darauf, indem er sofort an die Theke des Übungslokales ging und dort einen doppelten Korn bestellte. An diesem Abend kam Stefan zum ersten Mal betrunken nach Hause.*

Trinker kennen dieses Verhalten zur Genüge: Ein Streit mit der Ehefrau hat ein Besäufnis zur Folge, der Ärger mit Kollegen muss mit einem doppelten Asbach runtergespült werden, Sieg oder Niederlage der Fußballmannschaft wird begossen. In der Lerntheorie nennt man dieses Verhalten „klassisches Konditionieren“. Es ist aus vielen Tierversuchen gut bekannt.

**Trinker kennen dieses Verhalten zur Genüge: Ein Streit mit der Ehefrau hat ein Besäufnis zur Folge, der Ärger mit Kollegen muss mit einem doppelten Asbach runtergespült werden, Sieg oder Niederlage der Fußballmannschaft wird begossen.**

In Ergänzung dazu steht das „operante Verhalten“. Es wird nicht durch einen bestimmten Auslöser erzeugt, sondern in Erwartung einer Belohnung. Stefan freute sich stets, wenn er zum Spielmannszug gehen konnte, weil er erwartete, dass es nach den Umzügen zur Belohnung Alkohol gab. Oder: Er trank Alkohol, um anschließend von den Erwachsenen bestätigt und akzeptiert zu werden. Viele Menschen, nicht nur Trinker, kennen das, wenn sie ein Schnäpschen oder ein Glas Sekt trinken, um anschließend in gehobene Stimmung zu kommen.

Die Belohnung kann auf zweierlei Weisen erfolgen. Erstens durch positive Verstärkung und zweitens durch den Wegfall negativer Verstärker. Z. B.: *Stefan, du bist Klasse, weil du schon so männlich und erwachsen mit uns reden kannst; und: Stefan, du bist kein Muttersöhnchen.* In den allermeisten Fällen hängen operantes Lernen und klassisches Konditionieren eng zusammen. Bei Stefan kann man gut sehen, wie er einerseits den Alkohol gebraucht, weil er einen unangenehmen Reiz verarbeiten muss, und zum anderen, weil er eine Belohnung wünscht.

Grundsätzlich ist zur Verhaltenstherapie zu sagen, dass sie sehr gute Einblicke in das sichtbare und messbare Verhalten suchtkranker Menschen gibt. Sie macht jedoch keine Aussagen über die innere Verfassung dieser Menschen. In vielen modernen Behandlungskonzepten werden heute allerdings verhaltenstherapeutische Methoden mit psychodynamischen Theorien und Konzepten kombiniert.

### 1.2.2 Die humanistischen Konzepte

Seit Anfang der Siebzigerjahre setzten sich in Deutschland neue psychotherapeutische Konzepte durch. Sie wurden in Amerika maßgeblich von deutschsprachigen Emigranten entwickelt, die vor ihrer Flucht aus Nazi-Deutschland meistens Psychoanalytiker waren. Man sagt heute, dass es zu Beginn der Siebzigerjahre einen regelrechten „Psychoboom" gab, mit dem neue Therapien in Mode kamen. Dieser Psychoboom war maßgeblich beteiligt an der Entwicklung der ersten Drogentherapieeinrichtungen.

Etwa zur gleichen Zeit wurde Alkoholismus in Deutschland als Krankheit anerkannt. Dadurch wandelten sich die sozialfürsorgerisch und erzieherisch ausgerichteten Heilstätten für Alkoholkranke zunehmend in psychotherapeutische Fachkliniken. Dies führte dazu, dass sich die Therapeuten der alten Heilstätten zunehmend an den moderneren Drogentherapiekonzepten orientierten. Als Ergebnis dieser Entwicklung kann man heute sagen, dass Drogen- und Alkoholtherapien sich in ihrer psychotherapeutischen Ausrichtung völlig aneinander angeglichen haben. Dazu gehört, dass einige der neuen Drogentherapierichtungen wieder verschwunden sind und dass die anderen sich ausgeweitet haben und von Renten- und Krankenversicherungen anerkannt werden.

In ihrer Suchttheorie greifen die humanistischen Methoden vielfach auf die Psychoanalyse zurück. Einige der humanistischen Therapien gehören heute zu den Standardweiterbildungen für Psychologen, Sozialarbeiter und Ärzte. Sie finden darüber hinaus in allen psychosozialen Bereichen Anwendung, also von der allgemeinen Lebensberatung über die Suchttherapie bis hin zur Arbeit in der Psychiatrie. Selbst moderne Management- und Unternehmensberatungen bedienen sich in ihren Schulungen dieser Methoden und Konzepte. **Die bekanntesten Konzepte der humanistischen Psychologie heißen Gestalttherapie, Psychodrama und klientenzentrierte Gesprächsführung und Gesprächspsychotherapie.** Diese Therapierichtungen wurden zunächst in Abgrenzung zur Psychoanalyse entwickelt. An der Psychoanalyse wird kritisiert, dass sie den Mensch zunächst als reines Triebwesen sieht, das rücksichtslos versucht, seine Selbsterhaltungs- und Arterhaltungsenergien umzusetzen. Erst durch Druck aus der Umwelt fügt sich dieses Triebwesen den Anforderungen der Realität und bildet ein eigenes Ich aus. Die humanistischen Modelle hingegen sehen den Menschen zunächst uneingeschränkt als gut an. Demzufolge strebt der Mensch nach Wachstum, Entwicklung und Sinn. An diesen Wachstumsprozessen wird er aber in unterschiedlichster Weise durch äußere Umstände gehindert. Wenn diese Entwicklungsbehinderungen nicht aus dem Weg geräumt werden, entwickeln sich Störungen, die später zu seelischen Beeinträchtigungen jedweder Art werden können.

Grundsätzlich wird zwar das psychodynamische Erklärungsmodell der Sucht der Ich-Psychoanalyse übernommen, es gibt aber eine etwas andere Herangehensweise. Man beschäftigt sich mit Wachstumshindernissen. Wenn bestimmte Entwicklungsprozesse gestört verlaufen, können keine neuen Erfahrungen gemacht werden. Das Individuum versucht immer wieder, die alte Phase abzuschließen. Die Gestalttherapie nennt das in ihrem Psycho-Jargon ein „unerledigtes Geschäft". Erst wenn das alte Geschäft erledigt ist, kann man neue Geschäfte machen und sich weiterentwickeln.

*Bei* **Claudia** *wird das gut deutlich. Sie hat als kleines Mädchen alles daran gesetzt, von ihrer Mutter angenommen und bestätigt zu werden. Sie war hübsch und klug. Dafür bekam sie aber nur Kälte und Ablehnung von der Mutter zu spüren. Das „Geschäft" wäre vermutlich*

*„erledigt" gewesen, wenn Claudias Mutter ihrem Kind gezeigt hätte, dass es liebenswert ist. Weil das vermutlich nicht angemessen geschah, versuchte Claudia immer wieder, sich als liebes und kluges Mädchen zu präsentieren und die negativen, aggressiven und kritischen Persönlichkeitsanteile zu unterdrücken. Selbst als Claudia beste Noten in der Schule hatte, verhinderte die Mutter ihren weiteren Wachstumsprozess, indem sie ihr den Besuch einer weiterführenden Schule versagte.*

**Man kann später zwar klug und hübsch sein, sich innerlich aber nie so fühlen.**

*Dadurch, dass Claudia von ihrer Mutter nicht angenommen wurde, konnte sie den Entwicklungsprozess, in dem positive und negative Persönlichkeitsanteile verschmolzen werden, nicht abschließen. Weil dieses „Geschäft nicht erledigt" wurde, gelang es Claudia nie, sich als ganzer Mensch zu fühlen, die aggressiven Anteile ihrer Person blieben abgespalten. Deshalb kann sie später zwar klug und hübsch sein, sich innerlich aber nie so fühlen. Innerlich bleibt sie gehemmt und unsicher, weil sie ihre aggressiven Energien nicht aktivieren kann.*

*Erst nachdem sie Wodka getrunken hat, bekommt sie für eine Weile künstlich das verschmelzende Gefühl. Sie ist dann ein ganzer Mensch und kann ihre Lebensenergien mobilisieren. In ihren Liebesbeziehungen wiederholt Claudia diese Spaltungen. Nur diejenigen Männer sind für sie interessant, bei denen sie wieder diese Aufspaltung erleben kann: Die guten Gefühle in der Liebe und Sexualität, die bösen Gefühle im Streit und in den Schlägen. An ihrem ersten Freund, der sie nicht schlug, hat sie bald das Interesse (und die Lust) verloren. An den schlagenden Männern hing sie, und je brutaler sie geschlagen wurde, umso leidenschaftlicher konnte sie auch die Sexualität erleben. So kommt es, dass das Leben der erwachsenen Claudia fast ausschließlich von dem Versuch geprägt war, endlich die „alten Geschäfte zu erledigen".*

Aus Sicht der **Gestalttherapie** verarbeitet Claudia ihre Erfahrungen in der Gegenwart nicht angemessen. Sie versucht stattdessen, ständig einen alten, unabgeschlossenen Konflikt aus ihrer Vergangenheit abzuschließen. Dadurch, dass sie unbewusst in ihren Partnerschaften immer wieder den Versuch unternimmt, die früheren emotionalen Konflikte mit ihrer Mutter abzuschließen, ist sie nicht wirklich wach in der Gegenwart.

Das führt dazu, dass sie keine wirklich neuen Erfahrungen macht. Sie ist gefühlsmäßig in der Vergangenheit gefangen. Für eine Weile kann sie ihre alten Konflikte künstlich beheben, indem sie Wodka trinkt. Bei diesen Gelegenheiten hat sie kurzzeitig das Gefühl, den alten Konflikt abgeschlossen zu haben. Sie fühlt sich frei und als „ganzer Mensch". Da aber die Droge Wodka ihre Wirkung nur für begrenzte Zeit entfaltet, bereitet ihr das, was ihr fehlt, nach dem Nachlassen der Alkoholwirkung noch mehr Schmerz. Um der Unerträglichkeit des inneren Schmerzes zu entgehen, sucht sie sich Quellen äußeren Schmerzes. Dazu bieten sich die schlagenden Männer an. So gesehen sind die prügelnden Partner für Claudia keine Strafe, sondern eine Hilfe.

Aus diesem Teufelskreis kann Claudia nur herauskommen, wenn es ihr gelingt, während der Therapie die alten unabgeschlossenen Konflikte zu bearbeiten und abzuschließen.

Aus Sicht des **Psychodramas** sind alle Menschen von Natur aus kreativ und zum Handeln bestimmt. Claudias Handlungsmöglichkeiten sind jedoch aufgrund ihrer psychosozialen Vorgeschichte verkümmert. In der psychodramatischen Therapie sollen nun die Handlungsmöglichkeiten wieder hergestellt werden.

Der Begründer des Psychodramas, *J. L. Moreno*, hat beobachtet, dass Kinder ihre Alltagskonflikte im Spiel verarbeiten. Die am weitesten entwickelte Form des Kinderspiels zur Konfliktbewältigung ist das Rollenspiel. In den Rollen Vater, Mutter, Kind verarbeiten Kinder viele Konflikte. Sie gelangen dadurch zu Kreativität und unterschiedlichen Handlungsmöglichkeiten.

**Aus Sicht des Psychodramas ist der Alkoholkonsum ein Hilfsmittel, spielerische Aktivitäten und kreatives Handeln zu ermöglichen.**

Claudia war durch die Schwere ihrer Konflikte derart blockiert, dass sie diese Möglichkeiten als Kind gar nicht wahrnehmen konnte. Das wird erst später deutlich, als Claudia sich in der Disco gehemmt und hilflos fühlt. Erst durch den Alkoholkonsum gelingt es ihr „mitzuspielen" (ausgelassen zu tanzen und zu flirten). Folglich ist auch aus Sicht des Psychodramas der Alkoholkonsum ein Hilfsmittel, spielerische Aktivitäten und kreatives Handeln zu ermöglichen. Viele alkoholkranke Menschen, die einmal mit Therapie in Berührung gekommen sind, haben auch Rollenspiele kennengelernt. Dabei kann beobachtet werden, dass bei vielen dieser Menschen eine große Abneigung gegen Rollenspiele besteht. „Komm mir bloß nicht schon wieder mit diesen komischen Rollenspielen, ich bin doch hier nicht im Kindergarten."

**Viele alkoholkranke Menschen zeigen in der Therapie eine große Abneigung gegen Rollenspiele. „Komm mir bloß nicht schon wieder damit, ich bin doch hier nicht im Kindergarten." Mit Alkohol dagegen sind viele zu den albernsten und dümmlichsten Spielchen in der Lage.**

Solche Sätze hören Berater und Therapeuten besonders aus dem Munde alkoholkranker Menschen häufig. Gerade der Widerstand gegen diese spielerische Konfliktbearbeitung weist auf die besondere Sinnhaftigkeit dieser Methoden hin. Ohne Alkohol konnte Claudia, genau wie die meisten ihrer Leidensgefährten, keine kreative Ausgelassenheit erleben. Mit Alkohol sind viele Menschen mit Suchtproblemen zu den albernsten und dümmlichsten Spielchen in der Lage, wie ein Blick auf Karnevalsbräuche oder Urlaubsausschweifungen unter dem Motto Ballermann beweisen.

Die **Gesprächspsychotherapie** ist auch unter den Bezeichnungen klientenzentrierte Gesprächsführung oder non-direktive Beratung bekannt. Diese Methode ist in der Sucht-Psychotherapie im engeren Sinne weniger verbreitet, stattdessen aber mehr in der ambulanten Behandlung Suchtkranker, also in den Beratungsstellen. Der Grund dafür liegt in der betont nicht-direktiven Ausrichtung dieses Konzeptes. Das bedeutet, dass die Wertvorstellungen und Sichtweisen des Therapeuten weitgehend in den Hintergrund treten und direktive Maßnahmen vermieden werden. Ratschläge, Empfehlungen und Bewertungen werden nicht gegeben. Die hilfesuchende Person mit ihren jeweiligen Wünschen, Zielen und Wertvorstellungen steht im Mittelpunkt. Die subjektive Sicht der eigenen Innenwelt und der umgebenden Außenwelt wird uneingeschränkt akzeptiert.

Claudia und Stefan haben sich nach Abschluss ihrer stationären Therapie in der Fachklinik eine solche Therapie zur Nachsorge ausgesucht. Ziel der beiden war, das eigene Gefühlsleben im Alltag besser verstehen zu können. Die Gesprächspsychotherapie nach *Carl Rodgers* geht im

Grunde davon aus, dass das persönliche Wachstum eng mit dem Vermögen zusammenhängt, sich selbst reflektieren zu können und für die eigenen Empfindungen Worte zu finden. Diese Fähigkeit wurde aufgrund äußerer Einflüsse bei Stefan und Claudia nicht hinreichend ausgebildet. Sie erlebten ihre Gefühle meist als diffus, unklar und allgemein. In der ambulanten Nachsorgetherapie begegnete ihnen die Gesprächstherapeutin mit uneingeschränkter Wertschätzung, Wärme und Einfühlungsvermögen.

Diese drei Bedingungen sind als Grundeinstellungen der Gesprächspsychotherapie unter dem Begriff „Therapeutenvariablen" bekannt geworden. Weil sie sich von der Therapeutin geschätzt und akzeptiert fühlten, konnten sie von ihren alltäglichen Problemen nach der Therapie erzählen. Die Therapeutin spiegelte ihnen nun mit ihren eigenen Worten die gefühlsmäßigen Äußerungen.

Durch die „Spiegelung des emotionalen Erlebnisinhaltes" konnte Stefan nun differenzierte Worte für seine Gefühle finden. Das war besonders wichtig nach einer Absage bei einer Stellenbewerbung. In dieser Situation fühlte er „Saufdruck". Dies ist ein diffuser Gefühlszustand, den viele trockene Alkoholiker kennen. In der Gesprächstherapie erzählte er davon und in den Spiegelungen durch die Therapeutin fielen dann Sätze wie: „Da fühlten Sie sich wohl sehr niedergeschlagen … das hat Sie anscheinend ziemlich traurig gemacht … na, das scheint Sie aber wirklich wütend gemacht zu haben …" Dadurch, dass Stefan mit Hilfe der Spiegelungen durch seine Therapeutin das undeutliche Gefühl „Saufdruck" differenzieren konnte und stattdessen Niedergeschlagenheit, Trauer und Wut empfinden konnte, verschwand der Saufdruck.

Man kann aus Sicht der Gesprächspsychotherapie sagen, dass Stefans Eltern vielleicht verhindert haben, dass ihr Sohn Wörter für seine Emotionen finden konnte. Das haben sie getan, indem sie unangenehme Gefühle fern gehalten, verneint und beschwichtigt haben anstatt sie ihm als Kind zu spiegeln und ihm somit die Fähigkeit vermittelten, sie zu kennen und zu bewältigen.

Bei den hier vorgestellten humanistischen Konzepten handelt es sich nur um eine Auswahl der heute am verbreitetsten Ansätze. Wie schon erwähnt, greifen die meisten Beratungsstellen und Kliniken heute weitgehend auf die psychoanalytische Suchttheorie zurück und ergänzen diese mit ihrer jeweils eigenen Sichtweise. Oft arbeiten Therapeuten aus verschiedenen Schulrichtungen erfolgreich zusammen. Dies spricht für eine Kombination verschiedener Ansätze unter dem Dach einer psychodynamischen Theorie.

### 1.2.3 Die systemischen Konzepte

Die systemischen Konzepte entstammen einer neuen Erkenntnistheorie, die sich seit den Achtzigerjahren in den Sozialwissenschaften zunehmend durchsetzt. Diesem Modell zufolge ist die Wirklichkeit eines Individuums untrennbar mit seiner es umgebenden Umwelt verbunden.

Der amerikanische Forscher und Philosoph *Gregorie Bateson* hat nachgewiesen, dass an der Entstehung der Schizophrenie eine verrückt machende familiäre Kommunikation maßgeblichen Anteil haben kann. Die sogenannte „Double-Bind-Theorie" zeigt einen existenziellen Konflikt. Dieser bringt ein Individuum in eine verrückt machende Zwickmühle, aus der es nicht entrinnen kann. Es werden gleichzeitig zwei sich widersprechende Botschaften vermittelt. Erfüllt der Empfänger der Botschaft die eine, missachtet er dadurch die andere, z. B.: Die Eltern schenken ihrem Kind eine Puppe und einen Teddybären. Spielt nun das Kind mit der Puppe, ist die Reaktion des Vaters: *„Das enttäuscht mich aber, dass dir der Teddy nicht gefällt."* Das Kind kann dem Vater also nichts recht machen, weil die Botschaft lautet: „Tue nicht, was ich dir sage, sondern was ich möchte, das du tust." Erschwerend kommt hinzu, dass diese Botschaft oft gegenläufig auf der Inhaltsebene und auf der Beziehungsebene gesendet wird.

Der Vater sagt: „Komm in meine Arme" (Inhaltsebene). Stimme und Körperhaltung des Vaters drücken dagegen aus: „Bleib mir bloß vom Leib" (Beziehungsebene). Logischerweise wird die durch den Vater ausgesprochene Handlungsaufforderung durch Befolgung missachtet und durch Missachtung befolgt. Irgendwie bekommt man einen „Knoten ins Gehirn". Die Folge kann dann schizophrenes Denken sein, also um drei oder mehr Ecken gedacht. Einige Menschen entgehen dieser Gefahr durch Alkoholmissbrauch, der leicht zur Sucht führen kann.

Die **Familientherapie** als bekanntestes systemisches Verfahren ist heute fast zur Standardmethode bei der Behandlung magersüchtiger Jugendlicher geworden. Familien- und Erziehungsberatungsstellen arbeiten derzeit fast ausschließlich nach diesen Ansätzen. Sie unterscheiden sich von den bisher vorgestellten Ansätzen dadurch, dass sie den Alkoholiker in einem Familiensystem nur als „identifizierten Patienten" definieren. Das bedeutet, dass die Familientherapie im Alkoholismus eines Familienmitgliedes nicht eine individuell zu diagnostizierende und zu behandelnde Problematik sieht. Vielmehr wird die Suchtkrankheit in ihrer Bedeutung und Funktion für die ganze Familie betrachtet. Das betroffene Individuum wird als Schnittpunkt in einem sozialen Beziehungsnetz gesehen. Die therapeutischen Maßnahmen richten sich dann darauf, die Familienfunktionen so zu beeinflussen und zu stärken, dass die Familie ohne eine krankhafte oder auffällige Person auskommen kann.

**Das klassische Beispiel hierfür ist das des Bettnässers:**

*Die Mutter kommt mit dem Kind in die Erziehungsberatungsstelle und berichtet, dass der zehnjährige Sohn seit vier Wochen Nacht für Nacht einnässe. Würde sich das im Jahr 1962 ereignen, also bevor die Familientherapie bekannt war, gäbe die Beraterin der Mutter ein Höschen mit, das über einen elektrischen Kontakt mit einer kleinen Klingel verbunden war. Immer wenn das Kind begann ins Bett zu machen, schrillte die Glocke, das Kind wurde wach und konnte zur Toilette gehen. Nach etwa vierzehn Tagen hatte sich das Einnässen gelegt. Nach einem weiteren halben Jahr kam die Mutter erneut in die Beratungsstelle: Mit dem Sohn sei weiterhin alles in Ordnung, aber in der Ehe habe man sich auseinandergelebt, sie erwäge die Trennung.*

*Im Jahr 1995 dagegen, zu Zeiten der Familientherapie, sagte die Beraterin, dass die Mutter zum nächsten Termin doch auch ihren Ehemann mitbringen solle und auch die im gleichen Haus lebenden Schwiegereltern. Sie sieht das Einnässen des Zehnjährigen lediglich als Symptom für eine familiäre Beziehungsstörung an. Das Problem lässt sich dann in zwei Familiengesprächen relativ leicht lösen. Die Großeltern haben mit ihrer gut gemeinten Fürsorge für das Kind ungewollt die Mutter ins Abseits gestellt, woraufhin die Eheleute häufig Streit miteinander bekamen. Durch das Einnässen zog aber der Junge die Aufmerksamkeit auf sich, sodass den Ehepartnern kein Raum mehr für ihren Streit blieb und die Sache nicht eskalierte.*

*In den Familientherapiesitzungen lobte die Therapeutin den Sohn ausdrücklich dafür, dass er solche Unbequemlichkeiten auf sich genommen habe, um den Eltern zu helfen, sich nicht zu streiten.*

Da die systemischen und familientherapeutischen Therapien bisher nur in Ausnahmen von den Renten- und Krankenversicherungsträgern anerkannt werden, spielen sie in der klassischen Suchtbehandlung noch keine große Rolle. In manchen Fachkliniken kommen diese Ansätze bei Familienseminaren zum Einsatz, Beratungsstellen bieten vermehrt Paartherapien an. Allerdings ist das systemische Denken bereits in die Köpfe der meisten Therapeuten und Berater vorgedrungen, sodass man zumindest in der Diagnostik diese Überlegungen einbezieht. Während in den psychodynamischen und lerntheoretischen Theorien die Sucht als ein Selbstheilungsversuch des Einzelnen aufgefasst wird, handelt es sich bei den systemischen Theorien um einen Selbstheilungsversuch des Systems. Das System Familie versucht ein Mitglied zum „identifizierten Patienten" zu machen, um selbst im Gleichgewicht zu bleiben.

Neben der traditionellen Suchtkrankenfürsorge gibt es aber andere Einrichtungen des psychosozialen Hilfesystems, die auch häufig mit Suchtproblemen konfrontiert werden und die aufgrund ihres besonderen Auftrages der Familientherapie nahe stehen. Eine dieser Institutionen ist das Jugendamt, das einen interessanten Fall zu berichten hat.

**Melanie** *war fünfzehn Jahre alt, als sie dem Jugendamt auffiel. Sie erschien in der Jugendschutzstelle, weil sie unbedingt von zu Hause fort wollte. Die Jugendschutzstelle ist eine Einrichtung der Jugendämter, zu der gefährdete Jugendliche kurzzeitig flüchten können. Viele Jugendliche, die dort eintreffen, sind aus massivsten Misshandlungssituationen geflohen. Wurde ein Jugendlicher in die Schutzstelle aufgenommen, muss das Jugendamt tätig werden. Meistens nimmt es dann Kontakt zu den Eltern auf mit dem Ziel, die aufgetretenen Probleme zu beheben und eventuell Hilfen anzubieten. So auch bei Melanie.*

*Nachdem sie in der Schutzstelle aufgelaufen war, lud das Jugendamt die Eltern zu einem Hilfegespräch ein. Melanies Mutter, die siebenunddreißigjährige Frau Fink, zeigte sich, im Gegensatz zu vielen anderen Eltern, dankbar dafür, dass das Jugendamt Hilfe anbot. Sie berichtete, dass es zu Hause völlig unmöglich mit Melanie sei, sie würde sich sehr schlecht benehmen, gelegentlich stehlen und in letzter Zeit vermehrt nicht zur Schule gehen. Sie verbringe die Tage mit ihrem zehn Jahre älteren Freund und komme oft auch nachts nicht nach Hause, sie sei ein richtiges „Flittchen" geworden. Vom Jugendamt wurden daraufhin erzieherische Hilfen angeboten, die Frau Fink dankend annahm. Melanie erhielt Unterstützung durch die Erziehungsberatungsstelle. Frau Fink wurde eine Familienhelferin zur Seite gestellt, denn es gab noch drei weitere Kinder in der Familie. In den folgenden beiden Monaten erschien Melanie dennoch vier weitere Male in der Jugendschutzstelle, ohne konkret ausdrücken zu können, was ihr eigentlich angetan werde. Sie sagte lediglich, dass sie es zu Hause nicht mehr aushalte. In Gesprächen mit Mutter und Tochter erlebten die Jugendamtsmitarbeiter, dass Melanies Mutter abfällig über ihre Tochter sprach und sie als nichtsnutzige Schlampe beschimpfte, die noch die ganze Familie ins Verderben ziehe.*

*Nun wurde eine ausführliche Familiendiagnose erstellt. Dabei zeigte sich: Frau Fink ist in dritter Ehe verheiratet. Ihr erster Mann verstarb, als die beiden älteren Kinder gerade zwei und drei Jahre alt waren. Erst viel später stellte sich heraus, dass dieser Mann den Folgen eines Motorradunfalles erlegen war, den er unter Alkoholeinfluss verursacht hatte. Melanies leiblichen Vater ehelichte Frau Fink kurze Zeit nach dem Tod ihres ersten Mannes. Dieser Mann war Alkoholiker, die Ehe dauerte nur zwei Jahre, dann trennten sich die Partner. Über die Hintergründe war nichts weiter zu erfahren. Vor dreizehn Jahren heiratete sie zum dritten Mal. Mit diesem Partner hat sie die heute dreizehnjährige Tochter Alexandra. Über den dritten Ehemann ist bekannt, dass er alkoholkrank ist, aber vor zwei Jahren eine stationäre Therapie gemacht hat und seitdem abstinent lebt. Er hat regen Kontakt zu einer Selbsthilfegruppe des Blauen Kreuzes und macht auf die Sozialarbeiterin des Jugendamtes einen aufgeschlossenen und problembewussten Eindruck. Kurz: Er wurde sehr positiv erlebt. Auf die Nachfrage, wann denn die Probleme mit Melanie begonnen hätten, teilte Frau Fink mit, dass Melanie bis etwa zum dreizehnten Lebensjahr ein liebes und freundliches Kind gewesen sei und dass sie sich den Wandel ihrer Tochter nur mit der Pubertät und Melanies starkem Sexualdrang erklären könne. Sie wisse nun wirklich keinen Rat mehr, es sei schlimm geworden mit ihrer Tochter. Nach genauerem Nachfragen erzählt Frau Fink, dass sie um die fragliche Zeit mit den Kindern bei ihrem Mann in der Fachklinik gewesen ist. Dort habe sie an einem Familienseminar teilgenommen. Das wäre damals sehr schön gewesen, es hätte erstmals keine Probleme in der Familie gegeben und man habe sich mal richtig ausgesprochen. Früher gab es halt dauernd Zoff, weil der Ehemann die Trinkerei nicht lassen konnte. Seit der Kur trinke er nicht mehr und man verstehe sich jetzt im Großen und Ganzen gut, wenn nur die Probleme mit Melanie nicht wären.*

Bei dieser Geschichte fiel den Familientherapeuten gleich auf, dass Melanie erst schwierig wurde, nachdem ihr Stiefvater aufgehört hatte zu trinken. Außerdem zeigte sich, dass alle Ehemänner von Frau Fink Alkoholprobleme hatten. Das veranlasste die Familientherapeuten, noch weiter in der Geschichte von Frau Fink nachzuforschen. Dabei kam heraus, dass sowohl ihr Vater als auch der Großvater Alkoholprobleme hatten. Es wurde nun schnell deutlich, dass Frau Fink sich bereits seit ihrer Kindheit um Familienangehörige mit Alkoholproblemen kümmern musste. Das ging so weit, dass sie ihren eigentlichen Lebenssinn darin begriff, den suchtkranken Menschen in ihrer Familie zu helfen. Bei den ersten beiden Männern war sie daran gescheitert. Bei ihrem jetzigen Ehemann hatte sie damit Erfolg. Beim Familienseminar in der Klinik war sie daher richtig glücklich.

**Nachdem der Ehemann aber zu Hause trocken blieb, verlor die Co-Abhängige einen wichtigen Lebenssinn, nämlich Menschen mit Alkoholproblemen zu helfen.**

Nachdem der Ehemann aber zu Hause trocken blieb, verlor sie einen wichtigen Lebenssinn, nämlich Menschen mit Alkoholproblemen zu helfen. Unbewusst verlor sie damit ihren zentralen Lebensinhalt, zumal ihr Mann jetzt auch noch Hilfe durch das Blaue Kreuz erhielt. Das führte schließlich dazu, dass zu Hause unwissentlich ein verrückt machendes Kommunikationssystem errichtet wurde, vielleicht mit dem Ziel, wieder ein problematisches Familienmitglied zu haben, dem man helfen muss. Melanie, die ebenfalls am Familienseminar in der Fachklinik teilgenommen hatte, lernte während des einwöchigen Seminars, sich Hilfe einzufordern, wenn man sich seelisch belastet fühlt. So kam es, dass sie mit jugendtypischem Problemverhalten auf sich aufmerksam machte. Durch die hieraus entstandenen Konflikte verschaffte sie sich die Berechtigung, die Jugendschutzstelle aufzusuchen und dort Hilfe zu verlangen. Mit Hilfe des Jugendamtes wurde nach dieser Familiendiagnose für ein halbes Jahr ein Platz in einer betreuten Jugendwohngemeinschaft gefunden. Hier stabilisierte sich Melanie. Es fiel jedoch auf, dass sie sich sehr darum bemühte, Jugendlichen mit Suchtproblemen helfen zu wollen. Für die Eltern wurde während dieser Zeit zunächst eine Paarberatung eingerichtet. Später folgten dann noch einige Sitzungen mit der ganzen Familie. Die Familie schloss sich später dem Blauen Kreuz an, wo Frau Fink und Melanie eine Angehörigengruppe besuchten. Die Familien- und Freizeitangebote des Blauen Kreuzes wurden rege wahrgenommen. Schließlich konnte sich Frau Fink ehrenamtlich um suchtkranke Menschen bemühen und benötigte dafür nicht mehr ihr Familiensystem.

**Indem sie sich einer Angehörigengruppe anschloss, konnte sich die Ehefrau später ehrenamtlich um suchtkranke Menschen bemühen und benötigte dafür nicht mehr ihr Familiensystem.**

Diese Familiengeschichte verweist auf das Problem der **Co-Abhängigkeit.** Der Begriff meint die Menschen im Umfeld eines Suchtkranken, die durch die Art ihrer Hilfe unbewusst in irgendeiner Weise von der Abhängigkeit profitieren und dadurch das Suchtverhalten unterstützen. Neben den Familienangehörigen trifft dies auch auf Arbeitskollegen, Vorgesetzte, Ärzte und Therapeuten zu.

Der Begriff „profitieren“ kann leicht missverstanden werden. Es geht hier nicht um schuldhaftes Versagen, denn schließlich profitierte Frau Fink nicht wirklich davon, wenn sie sich schon von Kindesbeinen an mit Trinkern herumquälte. Augenscheinlich profitieren Suchtkranke ja von dem co-abhängigen Verhalten ihrer Mitmenschen. Durch deren Hilfe werden oft die Folgen der Sauferei gemildert. Das ist auch im Betrieb so, wenn Kollegen einen trinkenden Mitarbeiter decken, weil sie fürchten, dieser bekäme Schwierigkeiten mit dem Chef.

Das Problem der Co-Abhängigkeit trifft auch auf viele Sozialarbeiter, Ärzte, Berater und Therapeuten zu. Dies ist gegenwärtig besonders im

Bereich der illegalen Drogen zu beobachten. Drogenabhängige können seit einigen Jahren die Ersatzdroge „Methadon" erhalten, um nicht auf den kriminellen illegalen Drogenmarkt angewiesen zu sein. Diejenigen, die Methadon sachgerecht anwenden, können sogar einer Arbeit nachgehen oder eine Ausbildung absolvieren. Die Methadonvergabe ist gesetzlich geregelt, um genau den Menschen, die arbeiten oder zur Schule gehen wollen, dies zu ermöglichen. Wer Methadon nimmt, darf keine anderen Drogen und keinen Alkohol konsumieren. Geschieht dies doch, muss der oder die Betreffende aus der Behandlung genommen werden. Nach meiner Erfahrung ist diese Abstinenz von anderen Drogen jedoch bei höchstens einem Zehntel der Methadonempfänger gegeben. Folglich muss man davon ausgehen, dass Ärzte und Therapeuten den „Beigebrauch anderer Stoffe" irgendwie dulden und somit co-abhängig handeln.

### 1.2.4 Biologische Suchttheorien

Von den allermeisten Wissenschaftlern wird anerkannt, dass eine Abhängigkeitserkrankung nicht genetisch vererbbar ist. Die Wissenschaft der **Humangenetik** teilt diese Einschätzung weitgehend. Von dieser Seite wird jedoch darauf hingewiesen, dass es zwar zwangsläufig keine direkte Vererbung zu geben scheint, man schließt jedoch die genetische Vererbung gewisser Anlagen nicht aus. In der **Neurobiologie** wird der Zusammenhang zwischen der chemischen Zusammensetzung der Droge und den organischen Reaktionen des Konsumenten untersucht. Die **Neurophysiologie** forscht nach, welche Strukturen im Gehirn bei der Entstehung einer Sucht maßgeblich sein können. Die biologischen Suchttheorien gehen besonders auf Tierversuche zurück, die ab Mitte der Fünfzigerjahre durchgeführt wurden. Auch am Menschen wurden bei hirnchirurgischen Operationen vereinzelt Reizversuche am Gehirn unternommen. Diese Versuche sind die Grundlage der biologischen Suchttheorien, die dann in den Siebzigerjahren weiterentwickelt wurden.

Die Ergebnisse der biologischen Suchttheorien kann man vereinfacht so zusammenfassen: Alle Säugetiere (dazu zählt auch der Mensch) verfügen im Gehirn über so etwas wie ein Belohnungssystem. Dieses Belohnungssystem soll das Individuum anreizen, besondere Leistungen zu vollbringen. Dadurch, dass es im Gehirn gleichsam einen „Schalter" gibt, der gute Gefühle erzeugt, wird das Individuum motiviert, eine Anstrengung auf sich zu nehmen. In Folge dieser Leistung wird dann der Schalter betätigt, der das gute Gefühl auslöst. Eine Leistung, die beispielsweise verlangt wird, heißt Fortpflanzung. Als Lohn für die Leistung winken dann die sexuellen Gefühle. Erst wenn ein Individuum die Leistung vollbracht hat, erhält es die Belohnung. So stellt die Natur sicher, dass Menschen und andere Säugetiere zu bestimmten Mühen motiviert werden, die den Zielen der Evolution dienen. Arterhaltung und Selbsterhaltung sind zentrale Evolutionsziele. Belohnung für Arterhaltung ist folglich Sex, Belohnung für Selbsterhaltung sind Wohlgeschmack und Sättigung. Beim Menschen gibt es noch andere Belohnungen wie z. B. Freude über gelungene Arbeit, Hochgefühle bei sportlichen Leistungen, ästhetische Freuden usw.

**Wer einmal von Drogen oder Alkohol abhängig war, kann sich deshalb zeitlebens nie wieder diese Substanz zuführen, ohne rückfällig zu werden.**

Suchtmittel (psychotrope Substanzen) können diesen Schalter betätigen, ohne vorher die Leistung erbracht zu haben. Die chemische Zusammensetzung des Stoffes, der durch die „Betätigung des Schalters" ausgeschüttet wird, ähnelt der von Opiaten. Durch Alkoholkonsum umgeht jemand gleichsam die Leistung und betätigt den Schalter direkt. Durch gehäuften und chronischen Gebrauch dieser Droge wird nun im Gedächtnis eine „Bahn" einprogrammiert, die sich nicht mehr löschen lässt. Das Gehirn „merkt" sich also, dass Alkohol einen Schalter umlegen kann, der gute Gefühle erzeugt und schlechte, wie Angst und Schmerz, unterdrückt. Diese Gedächtnisbahn bleibt lebenslang programmiert. Daher können Menschen, deren Bahnen im Gehirn derart ausgeprägt sind, dass sie suchtkrank wurden, diese Wirkung nie vergessen. Das bedeutet, dass die Zuführung kleinster Mengen einer psychotropen Substanz das Suchtgedächtnis aktiviert. Wer einmal von Drogen oder Alkohol abhängig war, kann sich deshalb zeitlebens nie wieder diese Substanz zuführen, ohne rückfällig zu werden.

## 1.3 Zusammenfassung des Persönlichkeitsmodells

Eine zu große Verwöhnung oder eine zu starke Vernachlässigung während der frühen Kindheit sind Ausgangsbedingungen für die Entwicklung einer suchtkranken Persönlichkeit (*Psychoanalyse*). Durch den Kontakt mit Suchtmitteln lernt der Suchtgefährdete, dass er Spannungsgefühle, die von der Psychoanalyse auf frühe Verwöhnung oder Vernachlässigung zurückgeführt werden, mit Drogen oder Alkohol lindern oder kurzzeitig beheben kann (*Lerntheorie/Verhaltenstherapie*). Sowohl die frühe Verwöhnung und Vernachlässigung als auch der spätere Suchtmittelmissbrauch hindern den Einzelnen an Persönlichkeitswachstum und Weiterentwicklung (*humanistische Theorien*). Statt sich unabhängig zu entwickeln, begeben sich Suchtkranke und Suchtgefährdete in Beziehungssysteme, in denen andere die Konsequenzen ihres Drogen- oder Alkoholmissbrauchs mildern (systemische Theorien). Schließlich wird die Droge in den Stoffwechsel des Abhängigkeitskranken eingebaut, wodurch sich die Hirnbiologie verändert. Dadurch bleiben die Betroffenen lebenslang auf die Abstinenz angewiesen (biologische Theorien).

Wir können heute eindrucksvoll erkennen, dass eine Persönlichkeitstheorie der Sucht erst dann sichtbar wird, wenn es gelingt, die unterschiedlichen, sich teilweise bekämpfenden, persönlichkeitstheoretischen Schulrichtungen zur Geltung kommen zu lassen. Neben den Bedingungen, die der Einzelne mitbringt, kommen zur Suchtentwicklung noch gesellschaftliche Faktoren hinzu, denen eine ähnlich große Bedeutung wie den individuellen Voraussetzungen zugemessen werden muss.

Die hier vorgestellten Konzepte bilden die theoretische Grundlage für die Therapie der Sucht. Leser, die sich speziell dafür interessieren, sollten nun zunächst in *Teil 2, Kapitel 3.1, S. 92 ff.* weiterlesen!

# 2. Die Gesellschaft

Bisher wurde das Thema Sucht in Bezug auf die Persönlichkeit des Abhängigen behandelt. Nun soll untersucht werden, welche gesellschaftlichen Bedingungen süchtiges Verhalten begünstigen. Ganz allgemein kann festgestellt werden, dass nahezu alle Autoren, die sich zu Alkoholismus und Drogenabhängigkeit äußerten, soziale Faktoren für die Suchtentwicklung für zentral halten. Da wird häufig von einem „Zeitalter der Süchtigkeit"[1] gesprochen, das sich nach dem Zweiten Weltkrieg abzeichnet. Diese gesellschaftliche Phase wird oft im Zusammenhang mit einer grundlegenden Veränderung von einstmals bestehenden Werten gesehen. Dabei wird auch vom „Werteverfall" geredet.

Neben den gesellschaftlichen Entwicklungen, die wir erleben, werden wir aber auch in eine bestehende Kultur hineingeboren, die ihrerseits einen bestimmten Umgang mit Alkohol nahelegt.

## 2.1 Kulturelle Unterschiede

Die Soziologen unterscheiden zwischen Abstinenzkulturen, Ambivalenzkulturen, Permissivkulturen und permissiv-funktionsgestörten Kulturen.

**Abstinenzkulturen** spielen für unsere Region praktisch keine Rolle. Wir finden das totale Alkoholverbot in manchen islamischen und hinduistischen Ländern. Dort ist manchmal der Alkoholkonsum sogar von der Todesstrafe bedroht. Bei uns ist im Kontakt mit Mitbürgern aus diesen Kulturkreisen auf diese Besonderheit zu achten.

**Ambivalenzkulturen** leben in einem Widerspruch. Einerseits wird Alkohol grundsätzlich abgelehnt, andererseits jedoch in einem bestimmten Rahmen toleriert. In den USA versuchte man in den Zwanzigerjahren, Alkoholkonsum völlig zu verbieten (Prohibition). Das führte dazu, dass viele Menschen sich Alkohol illegal besorgten und im privaten Kreise tranken. Die Folgen dieser Politik sind heute aus vielen Gangsterfilmen bekannt:

[1] Rieth, Eberhard, 1996

Die Kriminalitätsrate stieg erheblich. Diese Einstellung geht auf eine christlich-puritanische Auffassung des asketischen Protestantismus zurück, wie er heute noch in Amerika und Skandinavien verbreitet ist. Auch das Blaue Kreuz steht in dieser Tradition. Die Folgen dieser Ambivalenzkultur lernte ich als Jugendlicher bei einem Jugendaustausch mit unserer schwedischen Partnerstadt kennen:

*Als Siebzehnjähriger gehörte ich einer Jugendgruppe meiner Heimatstadt an, die einen Austausch mit schwedischen Jugendlichen organisierte. Für drei Wochen lebten wir in schwedischen Familien bei Gleichaltrigen. Im Gegenzug kamen diese Jugendlichen aus Schweden zu uns nach Deutschland.*

*Bei den Treffs unserer deutschen Jugendgruppe wurde gelegentlich auch Alkohol getrunken. Das blieb immer im Rahmen und auf bestimmte Anlässe begrenzt. Wir gingen eben nach den Gruppentreffen meistens noch in eine Kneipe und tranken da ein, zwei Glas Bier oder feierten einen Geburtstag. Ich kann mich an keine Auffälligkeiten in diesem Zusammenhang erinnern.*

*Als wir dann nach Schweden kamen, vermisste ich diese Kneipentreffs. Durch meine Nachfragen kam ich in einen Laden, der mich an eine Apotheke erinnerte. Dort wurde Alkohol zu sehr hohen Preisen verkauft, jedoch nicht an mich, weil ich noch keine achtzehn Jahre alt war. Einmal versprachen mir die schwedischen Jugendlichen eine ganz besondere Veranstaltung. In einem privaten Kellerclub sollte eine Party gefeiert werden. Kurz nach meinem Eintreffen merkte ich, wie nahezu alle Partygäste die verschiedensten alkoholischen Getränke gleichsam in sich hineinschütteten. Es war noch nicht Mitternacht, da wurden die ersten Partygäste von Polizei- und Krankenwagen abgeholt, weil ihnen eine Alkoholvergiftung drohte. An diesem Tage hörte ich einen Spruch, der auf deutsch etwa so lautet: „Halb besoffen ist rausgeschmissenes Geld.“*

*Als wir dann mit den schwedischen Gästen nach Deutschland kamen, setzte sich dies fort. Zunächst erlebte ich, wie sich eine Gruppe schwedischer Mädchen „Flachmänner“ besorgte und sie dann auf der Toilette einer Eisdiele leerten. Später tranken diese Jugendlichen fast täglich Alkohol, bis sie berauscht waren.*

In einer Ambivalenzkultur wie der schwedischen tritt das gewohnheitsmäßige und kontinuierliche Trinken weitestgehend zurück. Trinken in der Öffentlichkeit oder am Arbeitsplatz ist undenkbar. Stattdessen wird in kleinen privaten Kreisen stark rauschorientiert getrunken. Der Anteil von süchtigen Konflikttrinkern mit Kontrollverlust ist in dieser Gesellschaft hoch.

In **Permissivkulturen** wie in Deutschland ist die Bevölkerung von Kindheit an einen kontrollierten Alkoholkonsum gewöhnt. Die Kinder „lernen" regelrecht den Umgang mit der Droge Alkohol. Am Beispiel der erwähnten Jugendgruppe wird das deutlich. Die Jugendlichen dürfen von Gesetzes wegen ab sechzehn Jahre[1] Alkohol trinken, Branntwein erst ab achtzehn Jahren. In Begleitung der Eltern dürfen Jugendliche sogar ab vierzehn Bier oder Wein in der Öffentlichkeit zu sich nehmen. Aus dieser Sicht ist ein generelles Alkoholverbot in Jugendhäusern problematisch, weil die Kultur erwartet, dass ihre Bürger den problemfreien Umgang mit Alkohol gelernt haben. Die Gesellschaftsmitglieder, die auffällig trinken, werden in Maßen geduldet, wenn sie sich trotz ihres Trinkverhaltens an gewisse Spielregeln halten. Diese Regeln werden beim Autofahren deutlich, wo noch immer ein geringer Alkoholkonsum erlaubt ist.

**Funktionsgestörte Permissivkulturen** gibt es in Reinform fast nicht. In Permissivkulturen können allerdings Tendenzen sichtbar werden, die Hinweise für eine Entwicklung in diese Richtung sind. Wenn breite Schichten junger Menschen zunehmend unkontrolliert und öffentlich berauscht sind, ist dies ein Alarmzeichen für die Politik. In manchen Regionen Deutschlands wird traditionell viel mehr getrunken als in anderen. Das ist z. B. so in Mecklenburg-Vorpommern, wo die Alkoholikerrate und der Alkoholkonsum weit über dem deutschen Durchschnitt liegen. Starkes und schädliches Trinken sind hier, besonders im ländlichen Bereich, die Norm. Alkoholismus und Trinkexzesse fallen nicht gleich auf. Dies ist in manchen osteuropäischen Staaten ebenfalls zu beobachten.

---

[1] Laut Jugendschutzgesetz dürfen Jugendliche in Begleitung Erwachsener ab 14 in der Öffentlichkeit Bier und Wein trinken.

**Fazit** dieser kulturellen Betrachtungsweise muss die Einsicht sein, dass auf der individuellen Ebene in unserer Kultur der Umgang mit der Droge Alkohol gelernt werden muss. Auf der politischen Seite müssen gesellschaftliche Phänomene beobachtet und beeinflusst werden, deren Folgen in eine gestörte Permissivkultur münden könnten. Für beide Aufgaben stehen heute Einrichtungen und Institutionen zur Verfügung. Besonders die großen Verbände der Suchtkrankenhilfe sind hier gefragt. Sie entwerfen Konzepte zur Vorbeugung und zielen damit auf junge Menschen, die den Umgang mit Alkohol „lernen" müssen.

Gleichzeitig haben diese Verbände, wie beispielsweise das Blaue Kreuz, die Aufgabe, gesellschaftlich problematische Entwicklungen zu beobachten und mit ihren Erkenntnissen die Politik zu beeinflussen. Eine generelle Verurteilung des Alkoholkonsums ist unter den bestehenden kulturellen Gegebenheiten unrealistisch.

## 2.2 Gesellschaftliche Prozesse

Weiter oben war bereits die Rede von den veränderten gesellschaftlichen Werten, ja, vom „Werteverfall".

Die gesellschaftlichen Prozesse in Europa haben sich nach dem Zweiten Weltkrieg von der Industriegesellschaft zur Konsumgesellschaft und weiter zur Risikogesellschaft und zur Informationsgesellschaft entwickelt. Mit dieser Entwicklung gehen grundlegende Werteveränderungen einher, die bei den Individuen und zwischen den Generationen zu Spannungen führen.

Diese gesellschaftlichen Entwicklungsstadien lösen einander nicht in chronologischer Reihenfolge ab, sondern überlagern sich vielfältig und sind auch manchmal undurchschaubar. Es ist sinnlos, die Werteveränderung zu beklagen, sie ist eine Realität, mit der die Menschen im Gemeinwesen zurecht kommen müssen.

Diejenigen, die diese Realitäten verändern möchten, können dies nur über den politischen Weg umsetzen. An dieser Stelle können wir nur die gesellschaftlichen Stadien beschreiben und danach fragen, wie sie sich auf die Suchtgefährdung der Bürger unserer (Permissiv-) Kultur auswirken.

### 2.2.1 Die Industriegesellschaft

Diese Gesellschaftsform bildete sich in Folge der technisch-wissenschaftlichen Entwicklung etwa seit Mitte des 19. Jahrhunderts. In ihrem Mittelpunkt steht das Fabriksystem mit einer industriellen Produktionsweise. Die dadurch möglich gewordene Massenproduktion prägt auch das gesellschaftliche Zusammenleben. Die Menschen zogen vermehrt in die Städte und lösten alte soziale und Verwandtschaftsverbindungen auf. Viele neue Berufe entstanden und alte Wertesysteme veränderten sich. Besonders Glaube, Frömmigkeit und Kirche verloren an Bedeutung. Stattdessen orientierten sich die Menschen vermehrt an dem Wert „Leistung“. Dadurch wurde einerseits eine Erhöhung des Lebensstandards erreicht. Andererseits verloren Familie, Verwandtschaft und Religion an Bedeutung.

Unter diesen Bedingungen sind die Menschen gezwungen, andere soziale Beziehungen einzugehen und leistungsfähig zu sein. Die, die weniger leistungsfähig sind und sich schlecht sozial organisieren können, haben weniger Chancen und werden an den Rand gedrängt. Alkohol wird in diesen Gesellschaftsprozessen von den Erfolgreichen zur Leistungssteigerung und zur Kommunikationserleichterung gebraucht. Von den Erfolglosen wird er zur Verdrängung der Konflikte und Frustrationen aufgrund des Misserfolgs gebraucht. So gesehen putschen sich die Erfolgreichen dieses Systems mit Champagner und Kokain auf, während die Arbeitslosen und Sozialhilfeempfänger sich ihre trostlose Lage mit Bier und Schnaps etwas rosiger saufen.

### 2.2.2 Die Konsumgesellschaft

Die Konsumgesellschaft ist eine weiterentwickelte Industriegesellschaft. Die sozialen Beziehungen sind hier im Wesentlichen durch den Konsum bestimmt. Das bedeutete beispielsweise, dass die Kinder einer Schulklasse ihren Freundeskreis möglicherweise nach einer bestimmten Jeansmarke auswählen. Dieses Konsumverhalten wurde möglich durch einen relativ hohen materiellen Wohlstand breiter Bevölkerungskreise. Hinzu kommt die Massenproduktion relativ leicht beschaffbarer Verbrauchs- und Prestigegüter. Die Konsumgüterindustrie entwickelt kurzlebige Produkte und rasch wechselnde Moden, die eine Wegwerfmentalität bei den Verbrauchern erzeugen. Dadurch werden immer neue Bedürfnisse geweckt.

**Familie Becker** *ist ein Prototyp dieser Gesellschaft. Herr Becker arbeitet in mittlerer Position bei einer großen Versicherung. Neben seiner Bürotätigkeit bessert er sein Einkommen durch abendliche Außendiensttermine auf. Frau Becker übernimmt immer wieder verschiedene Hilfstätigkeiten. Die beiden Töchter Jana (elf Jahre) und Heike (dreizehn Jahre) sind durchschnittliche Realschülerinnen. Beide haben – wie ihre Mutter – deutliches Übergewicht.*

*Das Einkommen des Mannes reicht für den normalen Lebensunterhalt. Dazu gehört u. a. ein gepflegtes Reihenhaus, ein Auto der oberen Mittelklasse und ein Kleinwagen. Stereoanlagen, Fernseh- und Videogeräte sind selbstverständlich, auch für die Zimmer der Mädchen. Einmal jährlich fährt die Familie für drei Wochen in den Urlaub, meistens nach Spanien. Dort werden Bilder mit einer teuren Fotoausrüstung und einer Videokamera gemacht. Herr Becker sammelt elektrische Miniatureisenbahnen und gibt dafür jährlich eine vierstellige Summe aus. Von dem Geld, das Frau Becker hinzuverdient, werden meist besondere Anschaffungen finanziert, so im letzten Jahr ein neues Schlafzimmer. Dies hatte sich Frau Becker sehr gewünscht, weil die alten Möbel schon älter als acht Jahre waren. Demnächst soll eine neue Küche angeschafft werden. Heike wird zu ihrem fünfzehnten Geburtstag ein Mofa erhalten.*

*Die Mädchen essen nach der Schule meistens in einem der bekannten amerikanischen Schnellrestaurants. Dies sei heute so Mode, meint Frau Becker. Die Kinder träfen sich dort schließlich auch mit ihren Klassenkameraden. Wenn man dafür kein Geld habe, sei man von den Mitschülern auch nicht akzeptiert. Im Wohnzimmer steht immer ein großer Teller mit Konfekt. Das sieht nett aus. Wenn überraschend Besuch kommt, will man ja etwas anzubieten haben. Diesen Teller füllt Frau Becker täglich neu auf. Solle davon mal nicht mehr genug da sein, können sich die Mädchen jederzeit aus dem Vorratsraum mit Nachschub versorgen. Bei Familie Becker gibt es kein sichtbares Suchtproblem. Herrn Becker gelang es vor zwei Jahren sogar, mit dem Rauchen aufzuhören. Frau Becker raucht eine leichte Marke. Es wäre eigentlich alles in Ordnung, wenn Heike und*

*Jana nicht, wie ihre Mutter, dieses Übergewicht hätten. Außerdem empfinden die Mädchen oft große Langeweile und wissen mit sich so recht nichts anzufangen, obwohl ihre Eltern mit ihnen in Freizeitparks fahren und sie mit ihrem Handy oft mit Gleichaltrigen telefonieren.*

Dies hier beschriebene Konsumverhalten der Familie Becker ist in unserer Konsumgesellschaft nichts Ungewöhnliches. Die Familie fällt auch nicht weiter auf, sie lebt eigentlich so, wie es von ihr erwartet wird. Man kann vielleicht sogar sagen, dass diese gesellschaftlichen Bedingungen den Eindruck vermitteln, der Sinn des Lebens liege im Konsum.

Dieser Eindruck verstärkt sich, wenn man die Werbung verfolgt. Nahezu jeder in dieser Gesellschaft erhält die Botschaft, Konsum materieller Dinge mache glücklich. Die gleiche Botschaft vermitteln auch Suchtstoffe. Ihrer Einnahme folgt zunächst ein Glücksgefühl. Ebenso verhält es sich mit Konsumgütern. Der kurze Moment der Freude, wenn etwas Neues gekauft wurde, verflüchtigt sich schnell. Sucht und Konsum liegen eng beieinander, bei beiden soll die Einverleibung von Materiellem einen besseren Gefühlszustand herbeiführen. Da die Konsumgesellschaft dieses Verhalten propagiert, fördert sie Sucht und behindert Kreativität.

**In der Konsumgesellschaft treten die Werte Glaube und Familie gegenüber dem Massenkonsum in den Hintergrund. Sinnfrage und Zwischenmenschlichkeit werden weniger durch Kirche und Verwandtschaft vermittelt. Dadurch bleiben aber die Menschen mehr und mehr unbefriedigt in ihren Fragen nach Sinn und sozialen Beziehungen.**

Bei den Töchtern der Familie Becker kann man den Kreativitätsverfall an der Langweile der Mädchen ablesen. Weil permanent Reize von außen zugeführt werden, verkümmern die inneren Impulse. Außerdem bringt der Konsum unerwünschte Nebenwirkungen in Form von Übergewicht mit sich.

Schließlich stellt sich noch die Sinnfrage. Diese gesellschaftlichen Regeln vermitteln unterschwellig ja die Botschaft, der Sinn des Lebens liege im Konsum. Dies wird besonders deutlich an der Debatte um die Ladenöffnungszeiten. Wenn also der Sinn des Lebens im Konsum liegt, ist es naheliegend, auch am Sonntag die Geschäfte zu öffnen. Traditionell war der Sonntag ein Tag der Besinnung. Er wurde genutzt zum Kirchgang und zum Familienleben. In der Konsumgesellschaft treten die Werte Kirche und Familie gegenüber dem Massenkonsum in den Hintergrund und Sinnfrage und Zwischenmenschlichkeit werden weniger durch Kirche und Verwandtschaft vermittelt. Dadurch bleiben aber die Menschen mehr und mehr unbefriedigt in ihren Fragen nach Sinn und sozialen Beziehungen. Der gemeinsame Konsum von Alkohol und Drogen verspricht da die Lösungen. Besonders deutlichen Ausdruck findet diese Gesellschaft dann in der Droge „Ecstasy“. Sie putscht auf, erzeugt Harmoniegefühle und spirituelle Eindrücke. Sie passt dadurch besonders gut in die Konsumgesellschaft, weil sie deren Leistungserwartungen erfüllt und deren Mangel an emotionaler Nähe und spiritueller Erfahrung zu beheben verspricht.

### 2.2.3 Die Risikogesellschaft

Risikogesellschaft ist ein von dem deutschen Soziologen *Ulrich Beck* geprägter Begriff, mit dem die Probleme der nachindustriellen Welt beschrieben werden. Demnach werden durch die Industrie- und Konsumgesellschaft ungewollte Nebenwirkungen produziert, die sich als Risiken auf die Menschen auswirken. Die bekanntesten Risiken sind die durch die industrielle Produktionsweise verursachten Umweltgefahren, die ihrerseits krankmachend auf die Bevölkerung zurückwirken.

Durch die Industrie- und Konsumgesellschaft haben sich auch große soziale Veränderungen ergeben, die zunächst die Menschen von alten Zwängen und Rollenvorgaben befreiten. Die einschneidendste Veränderung ist die Emanzipation der Frau. Dadurch, dass Frauen ihre traditionellen Rollenzwänge verlassen haben, können sie heute selbst entscheiden, wie sie leben möchten. Dadurch fallen traditionelle Frauentätigkeiten wie Haushalt, Kindererziehung sowie Alten- und Krankenpflege weg und die Gesellschaft muss dafür neue Strukturen und Berufe schaffen. Dem positiven Ergebnis größerer Unabhängigkeit, Freiheit und Gleichheit stehen unerwünschte Nebenwirkungen entgegen, die sich besonders in familiären Konflikten auswirken. Die hohe Scheidungsrate ist eine dieser Auswirkungen.

Diese Folgen können von manchen Menschen in diesem Gesellschaftssystem schlecht abgefangen werden. Sie stehen hilflos den Risiken der Freiheit gegenüber. Besonders in Beziehungskonflikten ist dann der Alkohol ein beliebter Tröster.

## 2.2.4 Die Informationsgesellschaft

Die Probleme der Risikogesellschaft steigern sich in der Informationsgesellschaft. Hier ist ein starkes Anwachsen von Single-Haushalten und Alleinerziehenden festzustellen. Die Menschen definieren sich immer stärker über ihren Beruf. Fachliche und soziale Anforderungen im Arbeitsleben werden immer anspruchsvoller. Der stärkeren Ausrichtung auf die berufliche Identität steht eine Abschwächung des privaten Lebens gegenüber. Die Vereinsamung im Privatleben wird beschleunigt durch die Vernetzung im Internet. Die direkte Kommunikation von Mensch zu Mensch schwächt sich ab zugunsten einer virtuellen Kommunikation. Künftig wird die Bankfiliale an der Ecke ebenso wie die kleinen und mittleren Geschäfte, in denen bisher die Besorgungen des täglichen Bedarfs gedeckt wurden, zugunsten von Onlinebanking und Internetshopping verschwinden. Selbst dieser zwischenmenschliche Kontakt zur Kassiererin oder zum Verkäufer wird sich mehr und mehr reduzieren.

**Es sind Drogen, die harmonische Gemeinschaftserlebnisse fördern und vortäuschen.**

Die Gesellschaft droht sich zu spalten; und zwar in diejenigen, die den Anforderungen dieses Arbeitsmarktes nicht genügen und arbeitslos sein werden und in diejenigen, die voll in dieser Welt stehen, aber dafür ihre private Kommunikation von Mensch zu Mensch verlieren. Für letztere Gruppe bieten sich dann neue Drogen an, von denen Ecstasy nur ein Anfang ist. Es sind die Drogen, die harmonische Gemeinschaftserlebnisse fördern und vortäuschen. Den Verlierern dieser Gesellschaft bleibt dann der Suff. Diese Entwicklung ist schon zu beobachten und man kann sich fragen, ob nicht gerade große Teile der rechtsextremistischen Szene von der Angst getrieben werden, zu diesen Verlierern zu gehören.

## 2.3 Klassische soziologische Theorien

Die soziologischen Theorien haben ihren Niederschlag bereits in der systemischen Therapie gefunden. Hier geht es um die Frage, warum ein bestimmtes Gesellschaftssystem Suchtverhalten bei manchen seiner Mitglieder erzeugt. Dabei wird der Zusammenhang zwischen gesellschaftlichen Strukturen, sozialen Zuständen und Individuen untersucht.

*Die Struktur der Konsumgesellschaft erzeugte in der Schulklasse von* **Heike Becker** *aus dem angeführten Fallbeispiel soziale Zustände, die vom Konsumverhalten der Kinder geprägt waren. Um anerkannt zu sein, musste man eine bestimmte Jeansmarke tragen und nach der Schule in einem amerikanischen Schnellrestaurant einkehren.*

*Diese gesellschaftlichen Anforderungen erzeugten bei Heike Anpassungsdruck und Stress. Von diesem Stress wurde sie von den Eltern entlastet, indem diese ihr die nötigen Dinge finanzierten. Dadurch bleibt Heike nun aber von der materiellen Zuwendung durch die Eltern abhängig und kann nur unter erschwerten Bedingungen zur eigenen Persönlichkeit reifen. Die ideale Droge für Heike wären in diesem Falle Appetitzügler. Diese Medikamente steigern auf der einen Seite Aktivität und Leistungsvermögen, wodurch Langeweile und innere Leere vermindert werden. Andererseits versprechen Appetitzügler, das Figurproblem zu lösen. Dies könnte der Einstieg in eine Medikamentenabhängigkeit oder Magersucht werden.*

Die soziologischen Theorien gehen von gesellschaftlichen Normen des Suchtmittelgebrauches aus. Dann untersuchen sie die davon abweichenden Gebrauchsmuster und fragen, mit welchen Sanktionen die Gesellschaft diejenigen belegt, die von den anerkannten Gebrauchsnormen abweichen. Dabei wurde festgestellt, dass in einer Gesellschaftsordnung häufig eine bestimmte Anzahl von Drogen- oder Alkoholabhängigen produziert und toleriert werden. Das könnte bedeuten, dass diese Gesellschaft die suchtkranken Menschen als Abweichler von der Normalität benötigt, um selbst im Gleichgewicht zu bleiben. So ist der Trinker im Dorf dort als eine Art „Dorfdepp" bekannt. In dieser Rolle erfüllt er für das Gemeinwesen die Außenseiterposition und ermöglicht den anderen Bürgern, sich davon abzugrenzen.

Alle anderen, besonders die heranwachsende Generation, kann nun von ihm und durch ihn „lernen". Indem die Kinder ein Negativmodell haben, von dem sie sich abgrenzen, lernen sie den normgerechten Alkoholgebrauch und vermeiden so, Außenseiter zu werden.

> **Das könnte bedeuten, dass diese Gesellschaft den suchtkranken Menschen als Abweichler von der Normalität benötigt. Alle anderen, besonders die heranwachsende Generation, kann nun von ihm und durch ihn „lernen". Indem die Kinder ein Negativmodell haben, von dem sie sich abgrenzen.**

Dieses Phänomen kann man auch auf größere gesellschaftliche Zusammenhänge übertragen. Indem die relativ kleine Gruppe der schwer Drogenabhängigen immer wieder in die gesellschaftliche Außenseiterposition gerückt wird, wird die sehr große Gruppe der Alkoholkranken versteckt. Somit kann die Alkoholindustrie für ihre Produkte weiterhin ungezügelt werben. Bei den soziologischen Theorien gibt es zwei Schulrichtungen, die sich ähnlich gegenüberstehen wie die Lerntheorie und die Psychoanalyse in der Psychologie. Sie heißen Strukturfunktionalismus und symbolischer Interaktionismus.

### 2.3.1 Die strukturfunktionalistische Theorie

Diese Theorie untersucht die Folgen der Sucht für die Gesellschaft. Sie gibt weniger Aufschluss über die Entstehung süchtigen Verhaltens. Das Suchtproblem wird hier aus der Perspektive des Gemeinwesens untersucht.

Im Gemeinwesen gibt es aus dieser Sicht klare Rollenbeschreibungen, z. B. Vater, Mutter, Sohn und Tochter. Diese Menschen müssen sich gemäß bestimmter Rollenerwartungen verhalten, damit die Gesellschaft konfliktfrei funktioniert. Wenn jetzt unter bestimmten gesellschaftlichen Bedingungen Menschen Suchtmittel konsumieren, so fragt man sich nach dem Sinn, den der Drogenkonsum für den Bestand dieser Gesellschaftsstruktur hat. So gesehen stellt beispielsweise der Medikamentenmissbrauch einer Hausfrau, der „die Decke auf den Kopf fällt", kein Problem dar, wenn sie es dadurch aushält, in ihrer angestammten Rolle zu bleiben und nicht auszubrechen. Wenn der Ehemann abends Alkohol trinkt, um sich zu entspannen, tut er das, um am nächsten Tag im Beruf wieder zu funktionieren.

**So gesehen haben suchtkranke Menschen eine wichtige Funktion für die übrige Gesellschaft. Sie machen die Konsumgesellschaft eigentlich erst möglich, weil die übrigen Menschen durch ihr abschreckendes Beispiel dazu angeregt werden, diszipliniert mit Suchtstoffen umzugehen.**

Störend wird der Suchtmittelmissbrauch erst dann, wenn er dazu führt, dass die Einzelnen ihre Rollenerwartungen nicht mehr erfüllen. Dies wäre der Fall, wenn die Hausfrau durch ihren Medikamentenmissbrauch Haushalt und Kinder nicht mehr versorgen kann. Oder wenn der Ehemann abends so viel Alkohol zu sich nimmt, dass er anderntags in seiner Arbeitsfähigkeit beeinträchtigt ist, wäre das ebenfalls ungünstig für die Aufrechterhaltung der Gesellschaftsstruktur.

Gesamtgesellschaftlich kann man jedoch den krankhaften Suchtmittelmissbrauch der Eheleute auch als einen Anpassungsversuch des Systems Konsumgesellschaft sehen. Indem sich die Familie durch den Suchtmittelmissbrauch zu Außenseitern macht, stabilisiert sie den Rest der Gesellschaft, der sich jetzt von ihr abgrenzt und anders sein will. So gesehen haben suchtkranke Menschen eine wichtige Funktion für die übrige Gesellschaft. Sie machen die Konsumgesellschaft eigentlich erst möglich, weil die übrigen Menschen durch ihr abschreckendes Beispiel dazu angeregt werden, diszipliniert mit Suchtstoffen umzugehen.

### 2.3.2 Der symbolische Interaktionismus

Der symbolische Interaktionismus sieht im Gegensatz zum Strukturfunktionalismus die Gesellschaft nicht als ein starres System mit festen Rollenvorgaben. Dieser Theorie zufolge handeln Individuen immer wieder miteinander aus, was richtig und falsch ist. Dadurch befinden sich die gesellschaftlichen Normen und Werte in einem andauernden Veränderungsprozess. Von den Menschen muss nun erwartet werden, dass sie fähig sind, an diesem Aushandlungsprozess teilzunehmen. Das ist nötig, weil jeder Einzelne seine ganz eigene Sinnwelt hat. In einer demokratischen Gesellschaftsordnung sind diese Aushandlungsprozesse und die Fähigkeit zur Kompromissbildung Grundanforderungen an die Gesellschaftsmitglieder. Menschen, die zu diesen Aushandlungsprozessen nicht fähig sind, zeigen ein „abweichendes Verhalten". Alkoholismus und Drogenabhängigkeit sind Anzeichen davon. Der symbolische Interaktionismus kennt drei wesentliche Theorien abweichenden Verhaltens, die hier nur verkürzt dargestellt werden können.

Der **Etikettierungsansatz** (Labeling Approach) sieht in der Reaktion der Umwelt auf abweichendes Verhalten den Grund dafür, dass dieses sich verfestigt. Beispiel: Die oben erwähnte Hausfrau nimmt Medikamente, weil ihr die „Decke auf den Kopf fällt". Irgendwann merkt ihre Umwelt das und interpretiert dieses Verhalten als „haltlos, süchtig und verantwortungslos". Mit dieser Interpretation bekommt die Hausfrau gleichsam ein Etikett, worauf steht: „Süchtige, haltlose und verantwortungslose Schlampe." Jetzt ist diese Hausfrau sozusagen dazu aufgefordert, das zu erfüllen, was auf dem Etikett steht. Sie wird zur „süchtigen Schlampe", weil sie diese Rolle mit ihrer Umwelt - gewollt oder nicht - ausgehandelt hat.

Die **Anomietheorie** sieht den Grund für abweichendes Verhalten im Missverhältnis zwischen kulturell anerkannten Zielen und Normen einerseits sowie den dem einzelnen zur Verfügung stehenden Mitteln andererseits. Beispiel: Es ist mittlerweile kulturell anerkannt, dass für manche Frauen Hausfrauentätigkeit nicht ausfüllend genug ist. Man hat Verständnis dafür, dass sie das Gefühl haben, ihnen „fiele die Decke auf den Kopf". Wenn diese Frauen wieder eine Berufstätigkeit aufnehmen, entspricht das durchaus den gegenwärtigen gesellschaftlichen Normen. Es gibt aber Frauen, die haben nicht die Mittel, eine Berufsarbeit zu beginnen. Sei es, weil sie keine qualifizierte Ausbildung haben, aus anderen Gründen arbeitslos geworden sind oder aus ihrer familiären Situation heraus keine passende Stelle finden. Diesen Konflikt bezeichnet die Soziologie als „anomische Situation", an die sich die Betroffenen anpassen müssen. Einige ändern dies, indem sie Volkshochschulkurse besuchen oder Sport treiben, andere ziehen sich enttäuscht zurück. Der Medikamentenmissbrauch wird dann als Form des sozialen Rückzuges verstanden. Die kulturellen Ziele werden abgelehnt, um sich weitere

Enttäuschungen zu ersparen. Dadurch fällt die medikamentenabhängige Hausfrau aus der Gesellschaft heraus, sie ist nur noch Bevölkerungsmitglied. Erst durch eine Behandlung kann sie sich wieder resozialisieren und in die Gesellschaft zurückkehren.

Die **Subkulturtheorie** beschreibt eine neue Form der Anpassung an ein Problem. Unter einer Subkultur versteht man hier eine gemeinsame Problemlösung durch mehrere Individuen. Das Beispiel der medikamentenabhängigen Hausfrau eignet sich hierzu nicht gut, weil anzunehmen ist, dass medikamentenabhängige Menschen sich eher sozial isolieren und sich kaum mit ihresgleichen treffen. Der durch berufliche Belastungen zum Trinker gewordene Ehemann allerdings geht zum Trinken an den Kiosk um die Ecke, wo ihm andere Menschen begegnen, die beruflich gescheitert sind und infolgedessen zu trinken begonnen haben. Es bilden sich also Gruppen von Saufkumpanen, die aus Unzufriedenheit mit der eigenen Situation in der Gesellschaft die allgemein gültigen Werte und Normen in das Gegenteil verkehren. Das beste Beispiel hierfür liefert die Drogenszene, in der oft völlig eigene Normen und Verhaltensweisen vorkommen.

## 2.4 Fazit der gesellschaftskritischen Überlegungen

Als Fazit der gesellschaftskritischen Überlegungen zur Suchtproblematik kann man sehen, dass die bestehenden Gesellschaftsordnungen mit ihren Institutionen die Menschen und deren Charakter maßgeblich beeinflussen. Das wird zumeist von den Einzelnen in ihrem Alltag kaum bemerkt. Da aber heute die soziale Welt immer früher in die Entwicklung der künftigen Generation eingreift, stellt man durch die wissenschaftliche Analyse fest, dass auch das unbewusste Gefühlsleben und die Persönlichkeitsstruktur immer mehr von den gesellschaftlichen Institutionen geprägt werden.

Die heutige Gesellschaftsordnung greift durch Medien und Bildungsangebote schon sehr früh in die Entwicklung junger Menschen ein. Der Einfluss der Familie geht zurück, weil die Familie in den letzten Jahrzehnten mehr und mehr geschwächt und die öffentlichen Institutionen gestärkt wurden. Fernsehprogramme für Zweijährige sind nichts ungewöhnliches mehr. Institutionalisierte Erziehung fängt bei Kleinkindern oft schon im ersten Lebensjahr an. Der Verlauf öffentlicher Erziehung sieht dann so aus: Mutter-Kind-Gruppe (Pekip) ab dem sechsten Lebensmonat – Krabbelgruppe ab dem ersten Lebensjahr – Kindergarten ab unter drei – Grundschule ab sechs usw. Um sich später in dieser postmodernen Gesellschaft[1] zu orientieren, ist es von Vorteil, an diesen Erziehungsangeboten teilzunehmen, denn die Kinder werden später mehr und mehr darauf angewiesen sein, soziale Beziehungen aktiv zu gestalten.

In diesen Zusammenhängen müssen Kinder lernen, was in der Konsumgesellschaft gefährlich und was ungefährlich ist. So gesehen fängt Suchtvorbeugung schon im Kleinkindalter an.

Die bestehende Gesellschaftsordnung bietet den Menschen Wohlstand, Rechtssicherheit und viel Freiheit. Diesen positiven Ergebnissen langer Entwicklungsprozesse stehen allerdings viele „unerwünschte Nebenwirkungen" gegenüber. Diese werden untersucht, wenn man sich wissenschaftlich mit der Gesellschaft befasst. Daher ist eine Gesellschaftsanalyse immer auch Gesellschaftskritik. Die Ergebnisse der Gesellschaftskritik können in Politik umgesetzt werden, die dann versuchen kann, unerwünschte Nebenwirkungen aufzufangen.

So wäre es eben auch Aufgabe der Abstinenzverbände, sich mit den gesellschaftlichen Ursachen und Folgen des Suchtmittelgebrauchs auseinander zu setzen und mit den Ergebnissen die Politik zu beeinflussen. Die Selbsthilfegruppen haben es zwar geschafft, ein gut funktionierendes Hilfeleistungssystem für vom Alkoholismus betroffene Menschen aufzubauen. In ihrer politischen Wirkung hingegen bleiben sie relativ schwach. Möglicherweise liegt in der politischen Artikulation und Aktion die Zukunft der Selbsthilfegruppen und Suchtverbände.

---

[1] Unter dem Begriff postmoderne Gesellschaftsordnungen werden die weiter oben beschriebenen Strukturen Konsumgesellschaft, Risikogesellschaft und Informationsgesellschaft zusammengefasst. Der Begriff fand durch den deutschen Soziologen Ulrich Beck in den Achtzigerjahren Verbreitung (Beck, Risikogesellschaft,1986).

Zusammenfassend lässt sich sagen: Der Mensch wird in eine bestehende Gesellschaftsordnung hineingeboren, die bereits Erziehungsverhalten und Persönlichkeitsstruktur seiner Eltern geprägt hat. Je nachdem, wie sich diese Gesellschaftsordnung auf seine Eltern ausgewirkt hat, wird seine Persönlichkeitsstruktur durch das Erziehungsverhalten der Eltern geprägt. In diese Erziehung durch die Familie greift die Gesellschaft schon früh ein und verstärkt die positiven und negativen Einflüsse von zu Hause. Später, als Heranwachsender und als Erwachsener, trifft der Mensch dann wieder auf die „unerwünschten Nebenwirkungen“ der bestehenden Gesellschaft. Je besser er als Kind darauf vorbereitet wurde, umso besser kann er diese Konflikte als Erwachsener bewältigen. Wer also während seiner Kindheit nicht gelernt hat, kritisch mit den Konsumangeboten der Gesellschaft umzugehen, wird als Erwachsener dazu neigen, die Probleme und Krisen des Alltagslebens durch Konsum zu lösen. So gesehen sind dann Alkohol oder Drogen klassische Problemlösungsmittel einer unkritischen Konsumgesellschaft.

# 3. Die Suchtmittel

Allgemein gesprochen kann jedes Verhalten, das mit starken Gefühlsregungen begleitet wird, zu süchtigem Verhalten entarten. Am bekanntesten ist die Spielsucht. Glücksspiel erzeugt beim Spieler starke Erregungszustände. Diese sind die eigentlichen Wurzeln für süchtiges Spielen. Ähnlich dem Spiel gibt es noch andere Tätigkeiten, die in süchtiges Verhalten abgleiten können (z. B. Fernsehsucht, Arbeitssucht, Sportsucht, Sexsucht usw.). Weil es neben der Alkohol- bzw. der Drogensucht die an Tätigkeiten gebundenen Süchte gibt, ist zunächst ganz allgemein zu unterscheiden in stoffgebundene Süchte wie den Alkoholismus und nicht-stoffgebundene Süchte wie die Spielsucht. In diesem Text werden ausschließlich stoffgebundene Süchte behandelt, daher auch die

**Jedes Verhalten, das mit starken Gefühlsregungen begleitet wird, kann zu süchtigem Verhalten entarten.**

Überschrift: „Die Suchtmittel". Bei diesen Suchtstoffen geht es zentral um den Alkohol. Daher wird der Alkohol hier ausführlich behandelt, die anderen Suchtmittel nur kurz. Es ist aber nötig, die anderen Drogen auch vorzustellen, da der Alkohol in seiner Gefährlichkeit den klassischen „Rauschgiften" nicht nachsteht. Bei den Suchtstoffen ist daher nur die juristische Unterscheidung zwischen legalen und illegalen Drogen zu treffen. Zu den legalen Drogen gehören neben dem Alkohol auch Nikotin und Koffein. Illegale Drogen werden häufig in harte (z. B. Heroin) und weiche (z. B. Haschisch) unterschieden. Medikamente als weitere Suchtmittelgruppe können sowohl legal als auch illegal sein.

## 3.1 Allgemeine Suchtmittelkunde

Alle Suchtmittel haben gemeinsame Eigenschaften, die sich auf die Konsumenten auswirken können. Diese Eigenschaften unterscheiden sich in ihrer Stärke und Dynamik von Droge zu Droge. Die gemeinsamen Eigenschaften heißen Rausch, Toleranz, Suchtpotenzial, Bindekraft, körperliche Abhängigkeit, psychische Abhängigkeit.

### 3.1.1 Der Rausch

Der Rausch ist ein starker emotionaler Ansturm auf die Sinne, sie werden umnebelt, in Ekstase und Erregungszustände versetzt. Geht der Rauschzustand mit einem euphorischen Erregungszustand einher, wird er wiederholt gesucht. Dem Rausch folgt oft Ernüchterung oder Niedergeschlagenheit mit „Kater". Rauschzustände können mit Drogen und mit intensiven Erlebnissen erzeugt werden.

Die Suchtmittel bewirken unterschiedliche Formen des Rausches. Es ist noch nicht geklärt, welche Rauschformen warum eine Abhängigkeit fördern. Es gibt Drogen, die einen besonders starken Rausch entstehen lassen und wenig Sucht erzeugen, wie z. B. die Halluzinogene (LSD, Mescalin). Andere Suchtmittel erzeugen fast überhaupt keinen Rausch, jedoch eine starke Abhängigkeit wie z. B. Nikotin (Zigaretten). Dennoch kann aus einem Rausch ein Missbrauch und eine Abhängigkeit entstehen, wenn die berauschte Person die Rauscherlebnisse wiederholen will. Dies ist besonders bei Opiaten wie dem Heroin der Fall. Hier führt der Wunsch, das erste Rauscherlebnis wiederholen zu wollen, oft in die Abhängigkeit, weil die Rauschwirkung zunehmend verblasst. Der erste Rausch lässt sich oft nicht mehr wiederholen. Beim Alkohol kann die Rauschintensität zunächst gut gesteuert werden. Sie reicht von einer leichten Belebung bis zum totalen Realitätsverlust („Filmriss") mit Halluzinationen und mystischen Erlebnissen.

**Rauschzustände können mit Drogen und mit intensiven Erlebnissen erzeugt werden. Geht der Rauschzustand mit einem euphorischen Erregungszustand einher, wird er wiederholt gesucht. Aus einem Rausch kann ein Missbrauch und eine Abhängigkeit entstehen, wenn die Person die Rauscherlebnisse wiederholen will.**

### 3.1.2 Toleranz

Unter Toleranz wird die Gewöhnung an einen Suchtstoff verstanden. Es handelt sich dabei um die Antwort des Körpers auf einen Fremdstoff. Oben wurde bereits erwähnt, dass es Heroinkonsumenten kaum gelingt, das Hochgefühl des ersten Rausches zu wiederholen. Der Körper hat sich schnell auf den Fremdstoff eingestellt und mildert seine Wirkung: Die Drogen werden schneller abgebaut und die Körperzellen werden unempfindlicher. Bei Opium und Heroin hat man schon Dosissteigerungen um das Fünfzigfache festgestellt. Das heißt, Heroinabhängige benötigen im fortgeschrittenen Stadium der Sucht die fünfzigfache Dosis, um das Rauscherlebnis der ersten Heroinerfahrungen zu wiederholen.

Auch beim Alkohol wurden starke Toleranzentwicklungen beobachtet. Schon im frühen Stadium einer Trinkerkarriere prahlen Betroffene damit, wie viel sie vertragen können. Menschen, die durchschnittlich viel Alkohol vertragen, beginnen ab einer Blutalkoholmenge von einem Promille zu lallen und zu schwanken. Alkoholiker hingegen zeigen diese Symptome oft erst bei Werten um drei Promille. Bei der tödlichen Dosis von Alkohol ist der Toleranzunterschied allerdings nicht so groß. Sie liegt bei Nichtalkoholikern bei vier Promille und bei Alkoholikern um sechs Promille.

Die Toleranz entwickelt sich nicht nur gegenüber dem Stoff selbst, sondern auch gegenüber ähnlichen Stoffen aus der gleichen Stoffgruppe. Man nennt das Kreuztoleranz. Alkohol und Barbiturate gehören einer gemeinsamen Stoffgruppe an. Deshalb benötigen Alkoholiker bei einer Narkose erfahrungsgemäß große Mengen an Narkosemitteln, weil diese zum größten Teil aus Barbituraten bestehen. Bei einigen Suchtmitteln bildet sich nach einer Abstinenzphase die Toleranz zurück, bei Opiaten bereits nach einer Woche. Damit sind viele Todesfälle von Drogenabhängigen zu erklären, die nach einem erzwungenen Entzug von etwa zwei, drei Wochen sich die gleiche Dosis wie zuvor zuführen. Das ist dann eine Überdosierung, die schon oft zum Tode geführt hat. Alkoholabhängige behalten allerdings einen Teil ihrer Toleranz ein Leben lang. So erklärt sich, dass Rückfälle oft mit extrem hohem Alkoholkonsum einhergehen. Auch die Unempfindlichkeit gegenüber Narkosemitteln bleibt bei alkoholkranken Menschen oft lebenslang bestehen.

**Toleranz entwickelt sich nicht nur gegenüber dem Stoff selbst, sondern auch gegenüber ähnlichen Stoffen aus der gleichen Stoffgruppe. Deshalb benötigen Alkoholiker bei einer Narkose erfahrungsgemäß große Mengen an Narkosemitteln.**

Aus der Sicht nichtsüchtiger Menschen ist oft überhaupt nicht nachzuvollziehen, welche Mengen an Drogen, Alkohol und Medikamenten manche vertragen können. Selbst Ärzte stehen dabei häufig vor einem Rätsel, weil sie erleben, dass manche Suchtkranke sich die zehnfache Menge einer sonst tödlichen Dosis zuführen können, oft in Kombination verschiedener Suchtstoffe.

## 3.1.3 Suchtpotenzial

Eine wichtige Größe im Verständnis der Drogen ist die des Suchtpotenzials. Damit beschreibt man, wie schnell eine bestimmte Droge bei den Konsumenten zur Abhängigkeit führt. Je höher das Suchtpotenzial einer Substanz ist, desto leichter lässt sich auch im Tierversuch eine Abhängigkeit erzeugen.

Die klassischen Opiate wie Heroin oder Morphium haben ein extrem hohes Suchtpotenzial. Es führt schon nach wenigen Rauscherlebnissen bei sehr vielen Konsumenten zu einer Abhängigkeit. Halluzinogene (LSD) und Cannabis (Haschisch) hingegen haben ein geringes Suchtpotenzial. Daher stammt auch die etwas problematische Einteilung in harte und weiche Drogen. Natürlich kann man auch von Drogen mit geringem Suchtpotenzial abhängig werden, wenn man sie lange und häufig genug konsumiert. Das beste Beispiel dafür ist das Nikotin. Zigaretten haben ein nicht sehr hohes Suchtpotenzial, der häufige und lange Gebrauch jedoch führt bei den allermeisten Konsumenten zur Sucht. Zigaretten haben jedoch eine sehr hohe Bindekraft, die dazu führt, dass ein ehemaliger Raucher auch nach längerer Abstinenz wieder leicht rückfällig werden kann.

**Drogen mit mittlerem Suchtpotenzial führen bei Menschen mit geringer Suchtdisposition nur zur Abhängigkeit, wenn aktuelle Lebenskrisen dazu führen, dass der Konsum außerhalb der kulturell anerkannten Spielregeln stattfindet.**

Dennoch ist das Suchtpotenzial einer Droge für den Menschen relativ. Es steht nämlich in enger Wechselwirkung zur persönlichen Veranlagung und zur kulturellen Eingebundenheit der Droge. Alkohol hatte für die Indianer Nordamerikas ein extrem hohes Suchtpotenzial. Schließlich hat der weiße Mann die Indianer auch durch „Feuerwasser“ besiegt und deren Kultur zerstört. Kulturell betrachtet hat Alkohol für uns Deutsche kein besonders hohes Suchtpotenzial. Die weitaus größte Mehrheit der Bevölkerung trinkt ja Alkohol, ohne abhängig zu werden. Es gibt jedoch auch eine recht große Anzahl von Menschen mit einer Veranlagung zur Sucht, und bei diesen Menschen entfaltet der Alkohol ein extrem hohes Suchtpotenzial.

Zusammengefasst lässt sich sagen: Drogen mit hohem Suchtpotenzial führen bei Menschen mit einer geringen Suchtveranlagung schnell zur Abhängigkeit. Das ist bei Heroin der Fall. Drogen mit geringem Suchtpotenzial führen nur bei langem und häufigem Gebrauch bei Menschen mit geringer Suchtveranlagung zur Abhängigkeit (Haschisch, LSD). Drogen mit mittlerem Suchtpotenzial führen in der deutschen Kultur bei Menschen mit geringer Suchtdisposition nur zur Abhängigkeit, wenn aktuelle Lebenskrisen dazu führen, dass der Konsum außerhalb der kulturell anerkannten Spielregeln stattfindet.

*Z. B.: Wenn ein Arbeitnehmer mit geringer Suchtneigung seinen Arbeitsplatz verliert und er aus Enttäuschung oder Langeweile bereits morgens Alkohol zu trinken beginnt, verstößt er gegen die kulturell anerkannten Spielregeln. Der Alkohol entfaltet für diesen Menschen ein hohes Suchtpotenzial. Zusätzlich verstößt er noch gegen die gesellschaftlichen Normen, wenn er dann auch noch mit seinem Auto zum Arbeitsamt fährt,*

Für Menschen mit einer Suchtveranlagung (prämorbide Persönlichkeitsstruktur, siehe *Kapitel 1, S. 23 ff.*) haben alle Drogen ein höheres Suchtpotenzial. Besonders Alkohol wird hier zum Problem, weil er durch seine kulturelle Eingebundenheit dem gefährdeten Menschen vorgaukelt, kein Suchtpotenzial zu besitzen. So erklärt sich auch, dass viele Alkoholiker einen großen Unterschied zwischen Alkohol und „Rauschgift" machen. Sie zeigen sogar große Ängste und Abwehr gegenüber Haschisch und Marihuana. Das sind Drogen mit relativ geringem Suchtpotenzial, denen aber durch ihre Kulturfremdheit größere Gefahren zugeschrieben werden.

## 3.1.4 Bindekraft

Manche Drogen binden ihre Konsumenten schnell und intensiv an sich. Diese Kraft nennt man besonders bei Heroin und anderen Opiaten Bindekraft. Die erste Erfahrung bindet oft lebenslänglich. Bei Alkohol kennt man die Bindung an eine besondere Alkoholart. Obwohl die Substanz Alkohol in den unterschiedlichen alkoholischen Getränken sich nur in ihrem prozentualen Gehalt unterscheidet, sind manche Alkoholiker an ganz bestimmte Alkoholika gebunden. Dabei ist Bier mit großem Abstand das am meisten gebrauchte alkoholische Suchtmittel. Der „Saufdruck", den abstinent lebende Alkoholiker oft noch nach jahrelanger Abstinenz erleben, ist ebenso Ausdruck dieser Bindekraft wie das manchmal noch nach Jahrzehnten auftretende Verlangen nach einer Zigarette bei Ex-Rauchern.

**Einige Drogen binden ihre Konsumenten nach der ersten Erfahrung oft lebenslänglich.**

## 3.1.5 Körperliche Abhängigkeit

Körperliche Abhängigkeit ist dann feststellbar, wenn jemand das Suchtmittel absetzt. Sie entsteht durch wiederholte Anwendung des Suchtmittels, bis der Körper den Stoff schließlich braucht. Nach Absetzen der Droge treten Entzugserscheinungen auf, die leicht zu erkennen sind: beschleunigte Atmung, depressive Niedergeschlagenheit, Schmerzüberempfindlichkeit und Spontanschmerzen, Durchfall, Kältegefühl und Gänsehaut, Schlafstörungen, starkes Schwitzen und Zittern, Halluzinationen usw. Diese Symptome verschwinden sofort, nachdem der Betroffene wieder Alkohol oder Heroin zu sich genommen hat.

**Körperliche Abhängigkeit ist dann feststellbar, wenn jemand das Suchtmittel absetzt und anschließend Entzugserscheinungen auftreten. Diese Symptome verschwinden sofort, nachdem der Betroffene wieder Alkohol oder Heroin zu sich genommen hat.**

Eine körperliche Abhängigkeit entwickelt sich nicht bei allen Suchtstoffen. Am bekanntesten ist diese Abhängigkeitsform bei Opiaten. Heroinabhängige haben oft so große Angst vor den körperlichen Entzugserscheinungen, dass sie stets versuchen, genügend Stoff in Reserve zu haben, um das zu vermeiden. Die Drogenkriminalität hat hier ihre Wurzel. Denn der Süchtige tut alles, um dem befürchteten Entzugsschmerz zu entgehen. Trotz der spektakulären Entzugserscheinungen bei den Heroinabhängigen muss man davon ausgehen, dass die Alkoholentzüge die schwierigsten und gefährlichsten sind. Beim Alkohol entwickelt sich eine körperliche Abhängigkeit meist erst nach langjährigem übermäßigem Missbrauch.

Weil der Körper die oben beschriebene Toleranz entwickelt, benötigt der Suchtkranke immer mehr, um die ursprüngliche Wirkung zu bekommen. Manche Alkoholiker brauchen eine so hohe Dosis, dass sie ihren Nachtschlaf unterbrechen müssen, um die Entzugserscheinungen zu vermeiden. Beim Alkoholismus können sich die Entzugserscheinungen bis zum Alkoholdelirium steigern. Dies ist eine lebensgefährliche Geistesstörung, der der Kranke nur durch eine erneute Zufuhr von Alkohol oder durch eine intensiv-medizinische Behandlung entgehen kann.

Das **Delirium tremens** ist die grausamste Form der körperlichen Entzugserscheinungen. Dabei treten schwerste Angst- und Unruhezustände auf. Begleitet von Halluzinationen und Sinnestäuschungen sehen die Kranken weiße Mäuse, Spinnen und sonstiges abstoßend wirkende Kleingetier, oder sie erleben andere grausige Geschehnisse. Begleitet wird der Hergang mitunter noch von epilepsieähnlichen Krampfanfällen mit starkem Schwitzen, Zittern und Fieber. Es treten auch Kreislaufstörungen mit starken Blutdruckschwankungen auf.

Ein Delirium muss unbedingt intensiv-medizinisch behandelt werden. Ohne rechtzeitige medizinische Notfallversorgung führt ein Delirium tremens in zwanzig Prozent der Fälle innerhalb weniger Tage zum Tode. Auch nach gelungener Notfallversorgung können Gehirnschädigungen zurückbleiben. Meistens klingt das Delirium nach einigen Behandlungstagen wieder ab. In besonders schweren Fällen kann es bis zu zwei Wochen dauern.

Zusammenfassend kann zur körperlichen Abhängigkeit gesagt werden, dass sie nicht bei allen Suchtmitteln deutlich in Erscheinung tritt. Opiate und die ihnen verwandten Mittel führen zur körperlichen Abhängigkeit, ebenso Alkohol, Barbiturate (Schlaf- und Beruhigungsmittel) und Tranquilizer (z. B. Valium, Lexotanil).

Bei anderen Drogen wie Haschisch, LSD oder auch Kokain ließ sich eine körperliche Abhängigkeit bisher nicht nachweisen.

### 3.1.6 Psychische Abhängigkeit

Während die körperliche Abhängigkeit recht eindeutig beschrieben und auch medizinisch gut behandelt werden kann, ist dies bei psychischer Abhängigkeit viel schwieriger.

Seelische (psychische) Abhängigkeit ist das unstillbare Verlangen, die bekannte Wirkung des Suchtstoffes erneut zu erfahren und den Konsum fortzusetzen. Sie ist somit der eigentliche Motor jeder süchtigen Entwicklung. Sie kommt vermutlich dadurch zustande, dass der Alkohol eben nicht zum Lustgewinn getrunken wird, wie die meisten glauben. Die Droge verhilft dagegen vielen Menschen, Ängste und Hemmungen zu überwinden, Einsamkeit zu ertragen, Stress, Minderwertigkeitsgefühle, Spannungen, Versagensängste abzubauen oder zu überdecken und positive Gefühle zu verstärken. Lustgewinn und Stimmungsverbesserung werden durch den Alkohol nur indirekt erzeugt, weil negative Gefühle, Hemmungen und Ängste unterdrückt werden. Die Erfahrung, dass Ängste und Spannungen nachlassen und sich dadurch Stimmung und Leistungsfähigkeit verbessern lassen, veranlasst manche dazu, sich in ähnlichen Situationen vom Alkohol Hilfe zu erhoffen. Der Alkohol wird von diesen Menschen gewissermaßen wie eine „Krücke" gebraucht, die ein fehlendes seelisches Gleichgewicht stützt. Je öfters diese Krücke benutzt wird, umso weniger werden die eigenen Fähigkeiten zur Bewältigung unangenehmer Zustände geschult. Nach und nach verkümmern die inneren Bewältigungsfähigkeiten und der Betroffene wird zunehmend auf seine „Krücken" angewiesen sein.

**Seelische (psychische) Abhängigkeit ist das unstillbare Verlangen, die bekannte Wirkung des Suchtstoffes erneut zu erfahren und den Konsum fortzusetzen. Sie ist somit der eigentliche Motor jeder süchtigen Entwicklung.**

Seelische Abhängigkeit entsteht, indem natürliche Mittel der Stress- und Konfliktbewältigung (z. B. Frustrationstoleranz) durch künstliche Mittel (Alkohol) ersetzt werden. Vom betroffenen Menschen werden die künstlichen Mittel der Problembewältigung zunächst als erfolgreicher erlebt.

*Eine Kopfschmerztablette lässt den Kopfschmerz etwa eine halbe Stunde nach Einnahme schwächer werden. Den Schmerz auszuhalten würde vielleicht drei, vier Stunden dauern. Durch die wiederholte Einnahme der Schmerztablette bildet sich einerseits die Fähigkeit zurück, den Schmerz auszuhalten, und andererseits verliert die Tablette an Wirkung. In Folge davon vermindert sich die Schmerzschwelle und erhöht sich die Medikamentendosis.*

*Ähnlich verhält es sich auch beim Alkohol. Ein junger Mann fühlt sich ängstlich und unsicher, wenn er ein Mädchen ansprechen möchte. Er stottert, ist unsicher und dadurch nicht erfolgreich. Nachdem er etwas getrunken hat, verschwindet seine Unsicherheit und er ist erfolgreich. Ohne Alkohol müsste er vielleicht zunächst einige „Körbe" einstecken, könnte daraus aber lernen und schließlich erfolgreich werden. Mit Alkohol hingegen vermindert sich seine Fähigkeit, nüchtern ein*

*Mädchen anzusprechen. Die Alkoholmenge, die er dann benötigt, um sich sicher zu fühlen, wird ständig größer.*

Der **Kontrollverlust** ist das charakteristische Kennzeichen fortgeschrittener psychischer Abhängigkeit. Anfänglich haben die Betroffenen nur ein leichtes Bedürfnis, etwas zu trinken, um sich damit wohler zu fühlen. Später kann sich ein so starker Drang nach Alkohol entwickeln, dass dem Betroffenen alle anderen Dinge gleichgültig werden und er nur noch mit ungesteuertem Trinken bis zum Vollrausch beschäftigt ist. Manchmal tritt der Kontrollverlust bereits nach wenigen Schlucken Alkohol ein. Dann wird mit großer Gier innerhalb kürzester Zeit sehr viel Alkohol bis zur völligen Betrunkenheit „gekippt". In der Regel setzt der Kontrollverlust aber nach etwa drei bis vier Gläsern Bier ein. Der Betroffene kann dann mit dem Trinken nicht mehr aufhören und trinkt nun viel mehr, als er eigentlich beabsichtigte. Meistens endet das im Vollrausch.

**Beim Kontrollverlust tritt das eigentliche Trinkmotiv völlig in den Hintergrund. Es geht jetzt nur noch um den Alkohol selbst. Das Trinken als solches bestimmt nun ausschließlich das Denken und Handeln, soziale Beziehungen verblassen.**

*Der erwähnte junge Mann trank vor seinen Besuchen im Jugendfreizeitheim zunächst ein, zwei Dosen Bier auf einer nahegelegenen Parkbank. Dabei war er stets in Gesellschaft von anderen Besuchern des Jugendclubs. Danach ging er beschwingt zur Disco-Veranstaltung des Jugendclubs und fühlte sich den Mädchen gegenüber frei und ungehemmt. Nach einiger Zeit verstärkte sich aber sein Verlangen nach Bier, wenn er zwei Dosen getrunken hatte. Dann merkten ihm die Mädchen seinen Alkoholkonsum an und distanzierten sich etwas von ihm. Dies führte bei ihm zur erneuten Dosissteigerung mit der Folge, dass er noch stärker betrunken war, wodurch die Ablehnung weiter zunahm. Schließlich endeten seine Besuche im Jugendclub meistens schon vor dem Club auf der Parkbank. Der Sozialarbeiterin des Jugendclubs erzählte er später, dass er nach zwei Dosen Bier erst richtigen Durst bekommen habe. An der nahegelegenen Tankstelle versorgte er sich dann gewöhnlich mit weiteren zwanzig Dosen Bier, die er auf der Park-*

*bank leerte, nachdem die meisten der anderen Jungendlichen bereits fort waren. Schließlich besorgte er sich noch kleine Schnapsflaschen und torkelte dann randalierend zum Jugendclub, wo er wegen des Randalierens fast regelmäßig von der Polizei abgeholt wurde und erst am nächsten Morgen in der Ausnüchterungszelle wieder erwachte. An sein Krakeelen konnte er sich meistens nicht mehr erinnern. Er blieb in der Regel an den folgenden Tagen nüchtern, aber bereits am nächsten Wochenende trat nach zwei Bieren der gleiche Effekt wieder ein.*

Beim Kontrollverlust tritt das eigentliche Trinkmotiv völlig in den Hintergrund. Es geht nur noch um den Alkohol selbst. Der Abbau von Hemmungen den Mädchen gegenüber wurde für den Jugendlichen mit jedem Bier weniger wichtig. Das Trinken als solches bestimmte nun ausschließlich sein Denken und Handeln. Dies sind deutliche Anzeichen einer psychischen Abhängigkeit, einer Alkoholsucht.

Diese psychische Abhängigkeit findet sich bei den allermeisten Drogen. Beim Kokain kann sie bereits nach einmaligem Gebrauch auftreten. Aber auch bei den sogenannten weichen Drogen muss gelegentlich von einer psychischen Abhängigkeit ausgegangen werden. Kennzeichnend dafür ist, wenn sich Denken und Handeln der Person nur noch um die Droge und deren Gebrauch drehen und soziale Beziehungen dahinter verblassen.

**Während die körperliche Abhängigkeit verhältnismäßig schnell „geheilt" werden kann, benötigt die seelische Abhängigkeit eine sehr langwierige Therapie, die oft über Jahre dauern kann. Nach heutigem Wissensstand kann nur eine dauerhafte Abstinenz vor erneutem Rückfall in eine Sucht schützen.**

Psychische und physische (körperliche) Abhängigkeit bedingen sich gegenseitig und stehen in enger Verbindung. Die meisten Suchtmittel, die eine körperliche Abhängigkeit erzeugen, bewirken auch eine starke seelische Abhängigkeit. Während allerdings die körperliche Abhängigkeit verhältnismäßig schnell „geheilt" werden kann, benötigt die seelische Abhängigkeit eine sehr langwierige Therapie, die oft über Jahre dauern kann und nach deren Abschluss, nach heutigem Wissensstand, nur eine dauerhafte Abstinenz vor erneutem

Rückfall in eine Sucht schützt. Da diese psychische Abhängigkeit so stark in die Persönlichkeit der Betroffenen eingreift, reicht die Therapie in einer Fachklinik fast nie aus, um eine dauerhafte Abstinenz zu gewährleisten. Ambulante Nachsorge und besonders die Integration in eine Selbsthilfegruppe können die Abstinenz stabilisieren. Psychologisch gesehen hat die regelmäßige Teilnahme an einer Selbsthilfegruppe die Funktion einer „Krücke", die das noch geschwächte Ich des abstinenten Alkoholikers unterstützt anstelle des Suchtmittels.

## 3.2 Die harte Droge Alkohol

Nach allem, was wir heute über Drogen wissen, ist es berechtigt, Alkohol zu den harten Drogen zu zählen. Kennzeichnend für harte Drogen sind das gleichzeitige Auftreten von körperlicher und seelischer Abhängigkeit, der Zwang der Dosissteigerung sowie die Gefährlichkeit der Entzüge.

Obwohl Alkohol einerseits eine harte Droge ist, ist er andererseits auch Nahrungs- und Genussmittel. Dieses Doppelgesicht - harte Droge und Nahrungsmittel zugleich - macht die Auseinandersetzung damit so schwierig. Die Diskussion ist häufig von ideologischen und politischen Themen mit geprägt. Wirtschaftliche Interessen und Steuerpolitik erschweren weiter eine sachliche Debatte um die Droge Alkohol.

Alkohol ist wahrscheinlich die am weitesten verbreitete und älteste Rauschdroge. Als Genussmittel ist Alkohol kulturell voll integriert und aus dem gesellschaftlichen Leben nicht mehr wegzudenken. Als Rauschmittel führt diese Droge allerdings bei etwa zweieinhalb Millionen Menschen in Deutschland zu einer Abhängigkeit mit schweren seelischen, geistigen, körperlichen und sozialen Schäden. Am Beispiel des Alkohols wurde das gängige Suchtmodell entwickelt. Danach erzeugt Alkohol eine Sucht, die durch den Kontrollverlust gekennzeichnet ist. Die Sucht wird dann als Krankheit betrachtet, die behandelt werden muss. Dieses Suchtmodell wurde später auch auf die Abhängigkeiten von anderen Substanzen übertragen. Insofern kann man vom Alkoholismus als Modellsucht sprechen.

## 3.2.1 Fakten und Zahlen zum Alkohol

Alkohol wird vom Menschen im Magen und Dünndarm aufgenommen. Bereits nach fünf Minuten kann er im Blut nachgewiesen werden. Nach etwa dreißig bis neunzig Minuten erreicht er seine höchste Konzentration im Blut. Der menschliche Organismus produziert selbst kleine Mengen an Alkohol und baut stündlich etwa 0,1 Promille ab.

Alkohol hat ein beachtliches Suchtpotenzial und eine deutlich berauschende Wirkung. Im leichten bis mittleren Rausch wirkt er enthemmend, euphorisierend oder beruhigend. Schwere Räusche entfalten narkotische und betäubende Wirkungen. Bei einer Blutalkoholkonzentration von fünf bis acht Promille wirkt er durch Atemlähmung tödlich.

Chronischer Alkoholkonsum kann zu vielfältigen und oft nicht mehr heilbaren Folgeschäden führen. Am bekanntesten sind die Leberschäden. Aber auch Herz und Organsystem sowie Gehirn und Nervensystem können betroffen sein. Neben Stoffwechselerkrankungen erhöht sich auch das Krebsrisiko. In der Schwangerschaft wird das werdende Kind geschädigt, weshalb Frauen während dieser Zeit auf Alkohol völlig verzichten sollten.

**Trotz enormer Schäden durch den Alkohol kommen soziologische Studien zu dem Ergebnis, dass der gesellschaftliche Nutzen des Alkohols, überwiegt. Obwohl die psychosozialen Folgen für die von einer Abhängigkeit betroffenen Menschen und deren Familien oft verheerend sind, wirkt sich aus Sicht der meisten Sozialwissenschaftler der Alkohol auf die Mehrheit der Bevölkerung sozial positiv aus.**

Neuerdings hat sich herausgestellt, dass Alkohol auch gesundheitsfördernde Eigenschaften besitzt. Er kann die Entwicklung von koronaren Herzkrankheiten verlangsamen und verhindern. Besonders die positive Wirkung des Rotweins auf die Blutgefäße wurde untersucht. Dabei ist aber von sehr kleinen Mengen (ca. 0,1 Liter Rotwein täglich) die Rede. Bei größeren Dosierungen überwiegen wieder die schädlichen Wirkungen. Diese wissenschaftlichen Untersuchungen über die positiven Auswirkungen des Alkohols werden allerdings von der Alkoholindustrie finanziell gefördert.

In Deutschland liegt der Verbrauch alkoholischer Getränke seit Jahren bei ungefähr 9,6 Liter reinem Alkohol pro Kopf der Bevölkerung. Das ist weltweit einer der Spitzenplätze. Etwa achtzig Prozent des deutschen Alkoholverbrauchs entfallen auf das Bier. Das waren im Jahr 2010 über 107 Liter pro Kopf der Bevölkerung, einschließlich Kinder und Abstinenzler. Die Menge von täglich vier Glas Bier (0,25 l) bei Männern und drei bei Frauen gilt als untere Grenze für eine gesundheitliche Gefährdung. Fünfzehn bis zwanzig Prozent der Bevölkerung trinken mehr und werden daher als alkoholgefährdet eingestuft. Zweieinhalb Millionen Deutsche gelten als behandlungsbedürftige alkoholkranke Menschen. Bei Jugendlichen ist seit vielen Jahren ein Ansteigen des Alkoholkonsums festzustellen, bis zu zwanzig Prozent trinken täglich Alkohol. Weibliche Jugendliche sind daran fast gleichermaßen beteiligt wie männliche. An den Folgen des Alkoholgebrauchs sterben jährlich viele tausend Menschen.

Zu den Schäden, die der Alkoholmissbrauch volkswirtschaftlich anrichtet, gibt es sehr unterschiedliche Berechnungen. Sie liegen zwischen 3 und 58 Milliarden Euro pro Jahr. Trotz dieser enormen Zahlen kommen soziologische Studien zu dem Ergebnis, dass der gesellschaftliche Nutzen des Alkohols, ungeachtet aller Leiden und Kosten, überwiegt. Dabei spielen nicht nur die etwa 3,3 Milliarden Euro jährlicher Steuereinnahme eine Rolle, sondern auch seine psychosoziale Wirkung. Obwohl die psychosozialen Folgen für die von einer Abhängigkeit betroffenen Menschen und derer Familien oft verheerend sind, wirkt sich aus Sicht der meisten Sozialwissenschaftler der Alkohol auf die Mehrheit der Bevölkerung sozial positiv aus. Er hilft, bestehende soziale Verhältnisse zu stabilisieren. Deshalb wird von der Politik auch kein stärkerer Steuerungszwang gesehen. Alkoholwerbung bleibt weiterhin bestehen. Der größte Teil der Bevölkerung gibt an, er tränke Alkohol wegen der Geselligkeit, um den Durst zu stillen und weil es schmecke. Nur rund die Hälfte der Alkoholkonsumenten äußert, auch die berauschende Wirkung des Alkohols zu schätzen. Je nach Umfrage gaben zwischen zehn und zwanzig Prozent der Befragten an, zur Problem- und Konfliktbewältigung zu trinken. Diese Menschen sind am stärksten suchtgefährdet, weil sie Alkohol konsumieren, um damit Ärger, Depression, Einsamkeit und ähnliche Gefühlszustände zu bewältigen. Im Jahre 2010 betrug der Werbeaufwand für alkoholische Getränke 525 Millionen € (2011, 585 Mio. € ). Der Fiskus kassierte im selben Jahr 3,15 Millionen € (2011, 3,32 Mio. €) an Steuereinnahmen.

## 3.2.2 Geschichtliches zur Droge Alkohol

Vermutlich war Alkohol den Menschen schon bekannt, bevor sie sesshaft wurden. Verbreitet ist die Annahme, dass schon vor den frühesten Hochkulturen die Menschen den Gebrauch berauschender Pflanzen (psychotrope Substanzen) den Tieren abgeschaut haben. Tiere meiden in freier Wildbahn alkoholische Getränke, genau wie kleine Kinder. Dennoch gibt es viele Berichte über den Konsum vergorener Früchte, Kaffeepflanzen und Weintrauben bei wildlebenden Tieren. Besonders berauschte Elefanten wurden häufig beobachtet. In der Bibel taucht der Alkohol erstmals bei Noah auf, der in alten Illustrationen in Gesellschaft mit berauschten Ziegen dargestellt wird. In Genesis 9, 18 – 29 heißt es in Vers 21: *„Als Noah von dem Wein trank, ward er trunken und lag entblößt in seinem Zelt.“* Auch religiöse und mythologische Schriften anderer Kulturen erwähnen Rauschmittel und besonders den Wein. Dieser wurde erstmals im Gesetzbuch des Hammurabi etwa 1700 v. Chr. erwähnt.

Man muss jedoch erkennen, dass Alkohol in den frühen Hochkulturen auch eine nicht zu unterschätzende Rolle als Nahrungsmittel mit hohem Energiegehalt besaß. Der aus Honig erzeugte Met ist vermutlich das älteste alkoholische Getränk. Auch Bier wurde schon in babylonischen Schriften um 2800 v. Chr. erwähnt. In China war Hirsebier seit 1600 v. Chr. allgemein bekannt. Im alten Ägypten wurden Arbeitslöhne in Brot- und Biermengen angegeben. Bier war auch ein Nebenprodukt bei der Broterzeugung, denn Hefe und Getreide sind Grundbestandteile beider Produkte. Während es Anzeichen dafür gibt, dass Bier bereits seit dem dritten Jahrtausend v. Chr. Getränk breiter Bevölkerungsschichten war, wurde Wein eher als besonders wertvolles Getränk betrachtet, das den gehobeneren Bevölkerungsschichten vorbehalten war. Obwohl der Alkoholgehalt des Bieres im Altertum relativ gering war, wurde vor seinen Wirkungen gewarnt. Diese Warnungen sind besonders von Platon (um 400 v. Chr.) überliefert. Er forderte, dass Menschen unter 18 Jahren überhaupt keinen Wein trinken sollten.

**Im Altertum zielten die Warnungen vor alkoholischen Getränken auf die Folgen des Rausches. Berichte über eine Abhängigkeit sind aus dem Altertum nicht überliefert. Vermutlich gab es diese Probleme damals kaum.**

Die Warnungen vor den alkoholischen Getränken zielten auf die Folgen des Rausches. Berichte über eine Abhängigkeit sind aus dem Altertum nicht überliefert. Vermutlich gab es diese Probleme damals kaum. Der Grund dafür mag sein, dass Alkohol nicht immer dauerhaft verfügbar war und dass der Alkoholgehalt der Getränke relativ niedrig war. Letzteres trifft besonders auf Bier zu, das zudem nicht lange haltbar war. Haltbarer Wein war teuer. Bedenkt man, dass die Entwicklung einer Abhängigkeit einen langen und dauerhaft hohen Alkoholkonsum voraussetzt, konnte sich zu jenen Zeiten bei breiten Bevölkerungsschichten gar keine Sucht entwickeln, denn es gab immer wieder Mangelperioden, während derer kein Alkohol verfügbar war.

**Die Regeln einer Gesellschaft für den Umgang mit Alkohol und anderen Drogen wandeln sich dauernd, wie man an dem Umgang mit dem Rauchen und der Legalisierungsdiskusion um Cannabis erkennen kann. Jede Generation hat sie entsprechend den jeweiligen Bedingungen neu zu bestimmen.**

Branntwein und Schnaps wurden erst Ende des ersten Jahrtausends n. Chr. in Arabien erfunden. Diese Länder haben bis heute ein striktes Alkoholverbot. Grund für das arabische Alkoholverbot war Erzählungen zufolge eine militärische Niederlage. Diese war darauf zurückzuführen, dass die Militärwachen einer Festung mit Branntwein trunken gemacht worden waren und dadurch überrumpelt werden konnten. Es dauerte noch einige Jahrhunderte, bis der destillierte Alkohol nach Europa kam. In Italien führte im 11. bis 12. Jahrhundert die Entdeckung der verbesserten Destillation zu höherprozentigem Alkohol, der zunächst als Heilmittel eingesetzt wurde, später aber auch als Rauschmittel ins übrige Europa kam. In Deutschland war die Destillation von Beeren und Früchten seit dem 15. Jahrhundert bekannt. Branntwein aus Getreide wurde 1507, aus Kartoffeln 1682 erstmals erwähnt.

Die Massenproduktion von Branntwein löste in manchen europäischen Staaten erhebliche Krisen aus, weil sein Konsum gesellschaftlich nicht ausreichend reguliert wurde. In England gab es im ausgehenden 17. Jahrhundert eine regelrechte „Gin-Epidemie“. Beginnende Industrialisierung und fallende Preise für landwirtschaftliche Produkte bei fehlender staatlicher Regulierung führten dort zu teilweise chaotischen Zuständen mit Kriminalität, Armut und Verzweiflung. Gin war zeitweise billiger als Brot und die Produzenten wehrten sich lange erfolgreich gegen eine Besteuerung des Branntweines. Die Bilder der Verelendung damals glichen heutigen Situationen, in denen ganze Slum-Gebiete durch Kokain, Crack und Heroin in Armut und Elend verfallen. Erst die staatliche Regulierung führte dazu, dass die Gesellschaft damals sich auf den Gin einstellte. Es wurden Steuern erhoben, Aufklärung betrieben und Trinkschulden von mehr als 20 Schilling erlassen. Durch die dadurch einsetzende Sensibilisierung der Bevölkerung und die Kostensteigerung sank der Gin-Konsum Ende des 18. Jahrhunderts auf weniger als ein Zehntel der Menge vierzig Jahre zuvor.

Diese und ähnliche Erfahrungen in anderen Ländern führten dazu, dass sich Mäßigkeits- und Abstinenzbewegungen bildeten, die 1919 in den Vereinigten Staaten das allgemeine Alkoholverbot durchsetzten. Diese Prohibition führte dazu, dass die Bier- und Weinproduktion nahezu völlig zum Erliegen kam. Allerdings wurden die leichter transportierbaren harten Alkoholika Gin und Whisky nun in großem Maße illegal vertrieben. 1933 wurde die Prohibition wieder aufgehoben. Ausschlaggebend waren vermutlich mehr wirtschaftliche und ordnungspolitische Erwägungen, weniger gesundheitspolitische.

Der Verlauf der Geschichte zeigt, wie menschliche Gesellschaften ständig einem Wandel unterworfen sind. Dieser spiegelt sich auch im Umgang mit dem Alkohol in verschiedenen Kulturen wider. Dieser gesellschaftliche Wandel bedeutet, dass die Regeln einer Gesellschaft für den Umgang mit Alkohol und anderen Drogen nicht für unbeschränkte Dauer gelten, sondern dass jede Generation entsprechend den jeweiligen Bedingungen diese Regeln neu bestimmt. Während in der Not von Kriegs- und Nachkriegszeiten Alkoholprobleme eher die Ausnahme blieben, änderte sich das mit wachsendem Wohlstand. Die gesellschaftlichen Veränderungen, die seit den Fünfzigerjahren mit wachsender Automobilisierung, Verkürzung der Arbeitszeiten und Einführung

**Bei den geschichtlichen Betrachtungen wird deutlich, dass Gesellschaften und Kulturen die schädlichen Folgen der Droge Alkohol, sehr stark dadurch mindern können, dass sie, die Droge in bestimmte Sitten, Gebräuche und Rituale des Zusammenlebens integrieren.**

des Fernsehens eintraten, hatten Auswirkungen auf Trinksitten, Trinkanlässe und Trinkmenge der Bevölkerung. In der westdeutschen Gesellschaft ist der Verbrauch je Einwohner seit 1970 an Bier um etwa zwanzig Prozent gesunken, der von Wein um knapp zwanzig Prozent angestiegen und der Verbrauch von Spirituosen um etwa fünfzehn Prozent gesunken. In Ostdeutschland lag der Bierverbrauch Anfang der Siebzigerjahre deutlich niedriger, gleicht sich aber mehr und mehr dem westdeutschen Verbrauch an. Wein wird im Osten deutlich weniger getrunken, der Spirituosenverbrauch lag aber zeitweise auf dem doppelten Niveau von dem im Westen.

Bei den geschichtlichen Betrachtungen zur Droge Alkohol wird deutlich, dass Gesellschaften und Kulturen durch ihr Bestreben, die Droge in bestimmte Sitten, Gebräuche und Rituale des Zusammenlebens zu integrieren, die schädlichen Folgen der Droge sehr stark mindern können. So wird es heute zu einer großen gesellschaftlichen Aufgabe, die jeweils nachfolgende Generation im Umgang mit Alkohol und anderen Rauschdrogen zu schulen. Suchthilfeverbänden und Selbsthilfegruppen kommt hier eine überragende gesellschaftspolitische Aufgabe zu.

### 3.2.3 Das Suchtpotenzial des Alkohols

Allen harten Drogen wird ein hohes Suchtpotenzial zugeschrieben: Alkohol ein mittleres bis großes, sowohl körperlich als auch seelisch; Heroin psychisch und physisch das höchste; Haschisch wahrscheinlich kein körperliches und nur ein geringes seelisches; LSD anscheinend weder ein psychisches noch physisches Suchtpotenzial. Geht man also von einem mittleren Suchtpotenzial beim Alkohol aus, muss man bedenken, dass er als legale, kulturintegrierte Droge relativ häufig von breiten Bevölkerungsschichten konsumiert wird. Durch die Häufigkeit des „normalen“ Konsums summiert sich jedoch das Suchtpotenzial. Deshalb ist wichtig, dass der Alkoholgebrauch an gesellschaftliche Sitten und Gebräuche gebunden ist. So kann sein Abhängigkeitspotenzial in Schach gehalten werden. Häufiges Trinken außerhalb der anerkannten Trinksitten führt zwangsläufig zur Anhäufung der Suchtgefährdung.

Während Heroin sein extrem hohes Suchtpotenzial sehr schnell entfaltet und den Konsumenten bereits nach einigen Rauscherlebnissen abhängig machen kann, bildet der Alkohol sein mittleres Suchtpotenzial erst allmählich aus. Da der Alkohol eine kulturintegrierte Droge ist, kommt es nur selten vor, dass jemand, der noch nie Alkohol getrunken hat, mit dem Trinken beginnt, indem er beispielsweise dreimal am Tage einen „Flachmann" auf „ex" leert. Dies wäre vergleichbar mit dem Beginn einer Heroinsucht.

**Charlotte** *war so jemand. Vor ihrem dreiundzwanzigsten Lebensjahr hat sie nie Alkohol angerührt. Bis zu ihrem zwölften Lebensjahr war sie ein unkompliziertes, lebensfrohes und selbstbewusstes Mädchen. Ab der Pubertät aber wurde sie regelmäßig von ihrem Vater vergewaltigt. Dadurch verhielt sie sich als Jugendliche völlig zurückgezogen, war ängstlich und verstört. Sie ertrug den Missbrauch, um ihre Großfamilie, die mit mehreren Geschwistern und Verwandten einen Bauernhof bewirtschaftete, nicht zu zerstören. Sie erging sich stattdessen in Mordphantasien dem Vater gegenüber. Als sie dreiundzwanzig Jahre alt war, starb der Vater unerwartet.*

*Unmittelbar nach seiner Beerdigung kaufte sie sich mehrere Flaschen Korn, schloss sich in ihrer Wohnung ein und trank eine Woche lang durch. Danach war sie alkoholkrank und brauchte täglich mindestens eine halbe Flasche Korn, um keine Entzugserscheinungen zu bekommen. Schon nach gut einem Jahr erlitt sie den ersten alkoholbedingten Krampfanfall. Ihr Gemeindepfarrer fand sie völlig verstört vor. Ohne ihre tiefer liegende Geschichte zu kennen, gelang es ihm, sie zu einer Behandlung in der Fachklinik zu bewegen. Dort verging fast ein halbes Jahr der Therapiezeit, bevor sie mit ihrem Therapeuten über ihren sexuellen Missbrauch sprechen konnte. Die Therapie in der Klinik wurde daraufhin auf neun Monate verlängert. In dieser Verlängerungszeit konnte sie dann auch mit Unterstützung ihres Therapeuten die schrecklichen Erfahrungen mit dem Vater in den Gruppensitzungen erzählen. Die Unterstützung und das Verständnis, was sie dafür von den anderen Gruppenmitgliedern erhielt, stärkten ihr Selbstbewusstsein. Das führte dazu, dass sie sich nach Therapieende einer Selbsthilfegruppe für sexuell missbrauchte Frauen anschloss. In der Blaukreuz-Gruppe, die sie ebenfalls rege besuchte, lernte sie schließlich einen jungen Mann kennen, den sie zwei Jahre später heiratete.*

Dies ist ein äußerst seltenes Beispiel dafür, wie Alkohol sehr schnell sein Suchtpotenzial entfalten konnte. Charlotte wurde fast ebenso schnell vom Alkohol abhängig wie ein Fixer vom Heroin, weil sie, ohne Erfahrung mit dem Alkohol zu haben, bei ihrem ersten Konsum sofort die volle Wirkung spürte. Es ist aber auch ein Beispiel für einen sehr günstigen Therapieverlauf mit einer günstigen Prognose. Das hängt damit zusammen, dass Charlotte zunächst eine recht unproblematische Kindheit hatte und somit diese vorgeschädigte Persönlichkeitsstruktur aus der frühen Kindheit nicht mitbrachte. Ähnliche Fälle wurden auch bei Heroinabhängigen beobachtet, die sich nach einer körperlichen Entgiftung wieder relativ leicht von der Sucht lösen konnten. Sie hatten nicht diese für die Sucht typische Persönlichkeitsschädigung aus der frühen Kindheit. Durch jugendliches Risikoverhalten gerieten sie an das Heroin mit dem sehr hohen Suchtpotenzial. Obwohl sie keine vorgeschädigte Persönlichkeit hatten, wurden sie abhängig. Beim Alkohol sind diese Fälle sehr selten, weil er meistens sein Suchtpotenzial langsamer entfaltet.

Man kann folglich sagen, dass das Suchtpotenzial der Droge Alkohol nur mittelgroß ist, weil die meisten Konsumenten innerhalb ihrer Kultur schon gelernt haben, seine Gefahren einigermaßen zu kontrollieren. Schließlich „schliddert" die Mehrzahl der Alkoholiker nur nach und nach in die Sucht. Im Umkehrschluss bedeutet das aber auch, dass in unserem Kulturkreis die meisten Alkoholiker eine vorgeschädigte Persönlichkeitsstruktur aufweisen. Die Indianer Nordamerikas hingegen, die vom weißen Mann in den Alkoholismus getrieben wurden, kannten kulturell das „Feuerwasser" überhaupt nicht. Sie waren dem Suchtpotenzial der Droge Alkohol schutzlos ausgeliefert und wurden süchtig, ohne eine „prämorbide Persönlichkeitsstruktur" haben zu müssen.

### 3.2.4 Alkoholgebrauch, -missbrauch und -sucht

Bei der legalen Droge Alkohol ist diese Unterscheidung sehr wichtig. Schließlich konsumiert der weitaus größte Teil der Bevölkerung Alkohol, ohne Probleme mit seinem Suchtpotenzial zu bekommen.

**Alkoholgebrauch** spielt sich im Rahmen anerkannter Trinksitten ab. Dabei ist die Menge nicht ausschlaggebend. Wenn ein Arbeitnehmer auf einer Betriebsfeier zehn Bier, einige Gläser Sekt und einen Weinbrand konsumiert und dabei einen Blutalkoholspiegel von etwa 1,8 Promille erreicht, kann man hier noch von Alkoholgebrauch im Rahmen normaler Trinksitten sprechen. Dazu gehört allerdings, dass diese Person im alkoholisierten Zustand nicht mit dem Auto fährt, ihren Rausch ausschläft und niemals außerhalb der gesellschaftlich anerkannten Trinksitten die Droge Alkohol konsumiert. Im Betrieb wird dann in den nächsten Tagen möglicherweise über ihn gelästert, er fällt aber nie mit Alkohol am Arbeitsplatz auf. Dies wird ebenso wenig zum Alkoholmissbrauch gerechnet wie der Familienvater, der beim Sonntags-braten gemeinsam mit der Ehefrau eine Flasche Wein trinkt, bzw. der junge Mann, der in der Disco drei bis fünf Whisky-Cola trinkt und dann mit dem Taxi nach Hause fährt, oder die Freundinnen, die sich einmal im Monat zum sonntäglichen Sektfrühstück treffen. Aus diesem Alkoholgebrauch wird dann ein Missbrauch, wenn die genannten Personen außerhalb dieser Normen weiter trinken.

**Alkoholmissbrauch** muss dann festgestellt werden, wenn der Alkohol außerhalb gesellschaftlicher Normen konsumiert wird oder wenn der Gebrauch mit gesellschaftlichen Normen zusammenstößt. Ganz allgemein versteht man unter Missbrauch den Gebrauch einer Sache in einer Weise, die vom *üblichen Gebrauch* oder vom ursprünglich dafür *vorgesehenen Zweck* abweicht.

**Die Weltgesundheitsorganisation versteht unter Missbrauch von Alkohol, wenn jemand durch zu häufiges oder übermäßiges Alkoholtrinken eine konkret und akut nachweisbare Gesundheitsschädigung erleidet. Diese Schädigungen können körperlicher oder seelischer Art sein.**

Beim Alkohol orientiert man sich am „üblichen Gebrauch“. Der übliche Gebrauch beim oben erwähnten Arbeitnehmer ist, bei einer Betriebsfeier „einen über den Durst zu trinken“, mit dem Taxi nach Hause zu fahren und dort den Rausch auszuschlafen. Dann wird für einige Zeit der Alkohol gemieden. Missbrauch tritt dann ein, wenn der Arbeitnehmer vom üblichen Gebrauch abweicht und beispielsweise während der Arbeit im Betrieb trinkt und dann mit dem Auto nach Hause fährt. Bei den Medikamenten orientieren wir uns am vorgesehenen Zweck. Wenn Drogen nicht zum vorgesehenen Zweck eingenommen werden, spricht man von Medikamentenmissbrauch.

Die Weltgesundheitsorganisation versteht unter Missbrauch von Alkohol, wenn jemand durch zu häufiges oder übermäßiges Alkoholtrinken eine konkret und akut nachweisbare Gesundheitsschädigung erleidet. Diese Schädigungen können körperlicher oder seelischer Art sein. Ein Rauschzustand oder ein Kater allein reichen jedoch noch nicht aus, um die Diagnose Alkoholmissbrauch zu rechtfertigen. Wenn auch die Missbrauchsfolgen oft dramatisch sind, so kann hier noch nicht von einer Sucht im engeren Sinne gesprochen werden. Umgangssprachlich werden aber Alkoholmissbraucher oft auch als Alkoholiker bezeichnet.

Der Übergang von einem deutlichen Alkoholmissbrauch zu einer Alkoholkrankheit ist nämlich fließend. Der Missbraucher kann aber prinzipiell noch eine Abhängigkeit vermeiden. Oft ist hierzu aber Hilfe von außen nötig. Hier sind in erster Linie die Beratungsstellen gefragt, die

**Man kann von Alkoholmissbrauch sprechen, wenn innerhalb eines Jahres zumindest eines der folgenden Merkmale auftritt:**

1. Wiederholter Alkoholkonsum führt zu einem Versagen bei der Erfüllung wichtiger Verpflichtungen im Beruf, in der Schule oder im Haushalt. Dazu gehören gehäufte Fehlzeiten, alkoholbedingtes Schulschwänzen und Vernachlässigungen des Haushalts.
2. Durch den Alkoholkonsum entstehen wiederholt Situationen, durch die sich der Trinker selbst oder seine Mitmenschen gefährdet. Dies ist bei Alkohol am Steuer oder der Bedienung von Maschinen unter Alkoholeinfluss der Fall.
3. Durch den Alkoholkonsum sind wiederholt rechtliche Probleme entstanden, beispielsweise durch Randalieren, Diebstähle, Schlagen oder Vernachlässigung von Kindern, Betrügereien und Verkehrsdelikte.
4. Der Alkoholkonsum wird fortgesetzt, obwohl sich ständig soziale und zwischenmenschliche Probleme ergeben, die durch das Trinken entstanden sind. Häufige Streitigkeiten in der Partnerschaft, Gewalttätigkeiten und Kindesmisshandlungen sind hierfür äußere Anzeichen.

heute durch die Beratung von Verkehrsteilnehmern, denen alkoholbedingt der Führerschein entzogen worden ist, vermehrt mit noch nicht süchtigen Alkoholmissbrauchern konfrontiert sind.

Alkoholabhängigkeit bzw. -sucht nach der Definition der Weltgesundheitsorganisation bedeutet, dass der oben beschriebene Gewohnheitstrinker seine Alkoholaufnahme willentlich nicht mehr steuern kann. Obwohl die körperlichen Folgeschäden beim Alkoholmissbraucher denen des süchtigen Alkoholikers entsprechen können oder sie sogar manchmal noch übertreffen, ist der Missbraucher noch in der Lage, den Alkoholkonsum willensmäßig zu steuern oder zum mäßigen Konsum zurückzukehren. Der süchtige Alkoholiker hingegen ist zu einer Rückkehr zum kontrollierten Trinken nicht mehr in der Lage. Er hat das Selbststeuerungsvermögen verloren und unterliegt dem sogenannten Kontrollverlust. Dieser Kontrollverlust macht es ihm unmöglich, nach dem Konsum einer geringen Menge Alkohol mit dem Trinken aufzuhören. Er muss gleichsam bis zum Vollrausch weiter trinken. Ein anderer Typ des süchtigen Alkoholikers muss ständig kleine Mengen Alkohol, über den Tag verteilt, zu sich nehmen, um Entzugserscheinungen zu vermeiden. Weil er so immer einen bestimmten Blutalkoholspiegel einhält, spricht man hier vom Spiegeltrinker.

**Der Übergang von einem deutlichen Alkoholmissbrauch zu einer Alkoholkrankheit ist fließend. Der Missbraucher ist noch in der Lage, den Alkoholkonsum willensmäßig zu steuern oder zum mäßigen Konsum zurückzukehren. Der süchtige Alkoholiker ist zu einer Rückkehr zum kontrollierten Trinken nicht mehr in der Lage.**

Beide Abhängigkeitstypen weisen die charakteristischen Merkmale einer Sucht auf. Beim ersten Typ, dem sogenannten Gamma-Trinker, steht der Kontrollverlust im Mittelpunkt. Beim zweiten Typ, dem sogenannten Delta-Trinker, sind die Entzugserscheinungen ausschlaggebend.

**Um von einer Alkoholabhängigkeit im engeren Sinne sprechen zu können, muss also entweder ein Kontrollverlust nach geringem Konsum der Droge oder Entzugserscheinungen nach Absetzen der Droge Alkohol auftreten.**

Um von einer Alkoholabhängigkeit im engeren Sinne sprechen zu können, muss also eine dieser Symptomatiken auftreten: Kontrollverlust nach geringem Konsum der Droge oder Entzugserscheinungen nach Absetzen der Droge Alkohol. Außerdem kommt der Zwang zur Dosissteigerung hinzu. Der süchtige Alkoholiker muss immer mehr trinken, um die erwünschte Wirkung zu erzielen.

### 3.2.5 Alkoholikertypen

Der amerikanische Suchtforscher *E. M. Jellinek* hat in den Dreißigerjahren in sehr aufwändigen Studien Typen von Alkoholikern und Suchtverläufe der Alkoholkrankheit präzise beschrieben. Natürlich ist jeder Mensch anders und hat seine individuelle Geschichte, und so ist auch jede „Suchtkarriere" einzigartig.

Dennoch lassen sich einige Verallgemeinerungen machen, die hilfreich beim Verstehen des Alkoholismus sind. Die Beschreibungen von Jellinek sind zwar aus Sicht der heutigen weiterentwickelten Wissenschaft nicht mehr auf dem allerneuesten Stand, haben aber das Verständnis über die Alkoholsucht seit Jahrzehnten maßgeblich geprägt. Noch immer gehören sie zum Standardwissen ehrenamtlicher und professioneller Suchtkrankenhelfer. Nach dieser Einordnung wird unterschieden in: Konflikttrinker (Alpha-Typ), Gelegenheitstrinker (Beta-Typ), süchtige Trinker (Gamma-Typ), Gewohnheitstrinker (Delta-Typ) und Quartalstrinker (Epsilon-Typ).

#### 3.2.5.1 Alpha-Trinker – Konflikttrinker

Konflikttrinker haben manchmal eine leichte psychische Abhängigkeit, jedoch keine körperliche. Sie werden als Alpha-Trinker bezeichnet.

**Dietmar**, *tätig im Außendienst einer Telefongesellschaft, trinkt, wenn er besondere Spannungszustände in Beruf und Privatleben aushalten muss. Besonders auf Schulungen und den verlangten Fortbildungsseminaren trinkt er vor Prüfungen und bei sonstigem Stress, um die damit verbundenen Spannungszustände besser ertragen zu können. Weil* *er gute Leistungen bringt, wurde er von seinem Vorgesetzten noch nicht direkt auf sein Trinken angesprochen, obwohl es schon gelegentlich bemerkt wurde. Er kann sein Trinken noch steuern und zeigt keine Anzeichen einer körperlichen Abhängigkeit.*

*Einige gesundheitliche Beeinträchtigungen sind jedoch festzustellen. Die Leberwerte sind deutlich überhöht. Hoher Blutdruck, der auch mit seinem starken Rauchen zusammenhängen mag, führt zu einem leicht geröteten Gesichtsausdruck. In der Nachbarschaft wird schon einmal über Dietmars Trinken geredet, vor allem weil man weiß, dass er auch manchmal unter Alkoholeinfluss Auto fährt.*

Zu den Konflikttrinkern gehören auch solche Menschen, die unter körperlichen oder seelischen Beeinträchtigungen leiden und diese schwierige Situation mit Alkohol zu bewältigen versuchen.

Konflikttrinker sind dauernd in Gefahr, sich zum süchtigen Trinker zu entwickeln, sie können jedoch auch zum mäßigen Alkoholgebrauch zurückkehren.

### 3.2.5.2 Beta-Trinker – Gelegenheitstrinker

Gelegenheitstrinker trinken nur zu bestimmten Anlässen übermäßig, z. B. in Gesellschaft, an bestimmten Feiertagen oder zu Festen und Partys. Jellinek nannte sie Beta-Trinker.

**Iris** *ist solch ein Typ. Sie lässt keine Feier aus und ist im Betrieb als besonders lebenslustig bekannt. Trotz ihrer chronischen Magenschleimhautentzündung trinkt sie vor Partys und Familienfeiern zu Hause schon etwas, um sich in die richtige Stimmung zu bringen. Sie ist dann auf den Feiern beliebt als richtige Stimmungskanone.*

*Probleme mit dem Alkohol weist sie weit von sich, weil sie überhaupt keine Symptome psychischer oder gar körperlicher Abhängigkeit zeigt. Sie fährt auch nicht Auto, wenn sie etwas getrunken hat. Entweder nimmt sie ein Taxi oder ihr Mann holt sie ab. Obwohl sie manchmal wochenlang nur mäßig trinkt, sind nach intensiven Feiern schon Gedächtnislücken aufgetreten.*

### 3.2.5.3 Gamma-Alkoholiker – süchtige Trinker

Gamma-Alkoholiker sind die eigentlichen süchtigen Trinker. Der Übergang vom Konflikttrinker zum süchtigen Alkoholiker ist oft fließend. Während ersterer noch nicht alkoholabhängig ist, bildet sich beim Gamma-Trinker schnell eine psychische und meistens auch eine körperliche Abhängigkeit heraus.

**Reiner** *war lange Zeit der Typ, der in Konfliktsituationen ein paar Bier brauchte. Als Autoverkäufer lief er in Verkaufsgesprächen zur Höchstform auf, wenn er etwas Alkohol getrunken hatte. Er fand sich überzeugend und fühlte sich als Verkaufsgenie. Schleichend jedoch steigerte er die Alkoholmenge, um den gewünschten Effekt zu erzielen. Das hatte zunächst zur Folge, dass Rasierwasser und Pfefferminzbonbons den Alkoholgeruch nicht mehr ganz verdeckten. Kunden bemerkten seine Fahne und distanzierten sich von ihm, wodurch sich sein Verkaufserfolg verschlechterte. Diese Enttäuschungen und die Missstimmung darüber veranlassten ihn, nach gescheiterten Verkaufsgesprächen erneut zu trinken. Bald war er in der Kneipe neben der Firma bekannt, weil er oft erst nach Hause ging, wenn er volltrunken war. Wollte er sich jetzt tagsüber etwas in Stimmung trinken, führte das meistens zum Vollrausch, denn er konnte nicht nach drei, vier Gläsern Bier aufhören. Er musste einfach weiter trinken. Wenn ihn der Wirt aufforderte aufzuhören, beschimpfte er ihn und wechselte das Lokal, weil man ihm nichts mehr geben wollte. Seine Familie erlebte ihn fast täglich sturzbetrunken.*

*Die Fehlzeiten in der Firma führten zu deutlichen Verweisen mit der Entlassungsandrohung. Da riss Reiner sich noch einmal zusammen und trank mehr als drei Wochen keinen Alkohol. Die Arbeit war zwar mühsam und längst nicht mehr so wie früher, aber es ging einigermaßen. Er war stolz darauf und glaubte nun, zum alten Muster zurückkehren zu können.*

*Vor einem schwierigen Verkaufsgespräch wollte er sich nur mal ein „Bierchen und einen Kurzen genehmigen". Das führte bereits nach zwei Glas Bier dazu, dass er die Kontrolle über sein Trinken total verlor. Er „versackte" im Lokal, obwohl er wusste, dass der Verkaufsabschluss über ein 43.000 Euro teures Auto davon abhing. So kam es dann auch. Der Kunde ließ den schon unterschriftsreifen Vertrag platzen. Obwohl Rei-*

*ner das nach dem zweiten Bier noch wusste, trank er weiter und ließ diesen Termin verstreichen. Noch während er weiter trank, konnte er sich Gedanken über den Termin machen. Das Bewusstsein darüber, dass er diesen Termin nun nicht mehr einhalten könne, verstärkte seine Verzweiflung. Dieser Verzweiflung begegnete er mit noch stärkerem Trinken. Auch als er sich vorstellte, wie ihn seine Vorgesetzten darüber zur Rechenschaft ziehen würden, musste er noch mehr trinken, weil jetzt ja alles egal war.*

*Beim Trinken fühlte er sich stets mies und gleichzeitig erleichtert. Besonders schlecht fühlte er sich im weiteren Verlauf dieses Trinkexzesses seiner Familie gegenüber. Während der zunehmenden Berauschung hatte er einerseits das Gefühl, sich mit dem weiteren Trinken für seine Haltlosigkeit bestrafen zu müssen. Andererseits musste er sich mit der immer stärker werdenden Alkoholwirkung beruhigen.*

*Der Trinkexzess des Gamma-Alkoholikers Rainer bestand aus einer permanenten Wechselwirkung von Bestrafung und Beruhigung durch den Alkohol und schaukelte sich so immer mehr auf bis zur völligen Eskalation. Diese sah nach dem Besäufnis so aus, dass Reiner sich ab einem bestimmten Zeitpunkt an nichts mehr erinnern konnte. Er wachte schließlich anderntags in einer Ausnüchterungszelle auf, fühlte sich am Boden zerstört und schämte sich. Hier empfand er sich völlig wertlos und bemitleidete sich. Er meinte, dass er sich jetzt bestrafen müsse, indem er richtig in der Gosse lande und sich weiter mit Alkohol zuschütte, weil er es ja nicht anders verdient habe. So schlossen sich an den ersten Tag seines massiven Alkoholexzesses zwei weitere Wochen im Vollrausch an, in denen er randalierte, seine Familie bedrohte, dort Geld entwendete und erst wieder etwas zu sich kam, als er mit einem schweren Krampfanfall mit Kreislaufzusammenbruch auf einer Intensivstation landete.*

**Einige Gamma-Trinker können eine Phase der Abstinenz einlegen. Andere müssen gleich nach einem Glas Bier bis zum Vollrausch weiter trinken, wieder andere steigern ihre Trinkmenge zunächst langsam, bis sie dann aber auch den totalen Kontrollverlust erleiden.**

*Er verlor seinen Arbeitsplatz, trank daraufhin weiter und machte von nun an seiner Familie zunehmend das Leben zur Hölle. Ein halbes Jahr später zog die Frau mit den beiden Kindern aus der ehelichen Wohnung aus. Er selbst ließ dann die Wohnung völlig verwahrlosen. Nachbarn, die sich drei Monate später an dem beißenden Geruch aus der Wohnung zu stören begannen, schalteten schließlich das Ordnungsamt ein, weil Reiner zusätzlich noch die Kinder aus dem Hause zu bedrohen begann. Daraufhin wurde der sozialpsychiatrische Dienst des Gesundheitsamtes mit einem Hausbesuch beauftragt. Dabei stellten eine Ärztin und ein Sozialarbeiter fest, dass Reiner in seinem Zustand sowohl für sich als auch für seine Umwelt eine Bedrohung war. Nun wurde er auf richterlichen Beschluss zwangsweise in ein psychiatrisches Krankenhaus eingeliefert. Hier wurde er auf der geschlossenen Station entgiftet und machte bereits nach zehn Tagen wieder einen relativ klaren Eindruck. Es wäre nicht verwunderlich, wenn Reiner wenige Tage nach seiner Entlassung aus der Psychiatrie einen erneuten Rückfall erlitte, der noch dramatischere Folgen haben könnte. Eine solche Eskalation ist bei schwer abhängigen Kontrollverlust-Trinkern nicht ungewöhnlich.*

Die hier beschriebene Entwicklung des Gamma-Alkoholismus ist recht drastisch verlaufen. Es gibt auch etwas mildere Fälle mit einer nicht ganz so schnellen Entwicklung. Gamma-Trinker können öfter eine Phase der Abstinenz einlegen. Andere müssen, wie Reiner, gleich nach einem Glas Bier bis zum Vollrausch weiter trinken, wieder andere steigern ihre Trinkmenge zunächst langsam, etwa über eine Woche, bis sie dann aber auch den totalen Kontrollverlust erleiden. Ein Gamma-Alkoholismus kann sich auch entwickeln, wenn Menschen, die schon immer relativ viel Alkohol getrunken haben, ohne süchtig zu sein, eine schwere Problemsituation zu bewältigen haben. Dies kann bei einer Ehescheidung, bei Sterbefällen oder Arbeitsplatzverlust eintreten. Dann verfallen oft starke, nicht süchtige Trinker in eine Sucht und entwickeln sich zu Gamma-Alkoholikern.

#### 3.2.5.4 Delta-Alkoholiker – Spiegeltrinker

Delta-Trinker werden auch Spiegeltrinker genannt. Sie sind Gewohnheitstrinker, die ständig Alkohol zu sich nehmen, ohne richtig betrunken zu wirken.

**Sonja**, *eine dreiundvierzigjährige Frau, betreibt seit vielen Jahren ein Blumengeschäft. Nachdem ihr Mann sie vor zwölf Jahren verließ, blieb sie allein und widmete sich der Floristik. Hierin war sie angesehen, was ihr zu einem guten geschäftlichen Erfolg verhalf. Die Ehe ging damals zu Bruch, weil Sonja schon immer viel trank und deshalb lieber keine Kinder wollte. Seit dem achtzehnten Lebensjahr trank sie beinahe regelmäßig Alkohol und glaubte, während der Ehe auch nicht darauf verzichten zu können.*

*Noch nie hatte jemand Sonja richtig betrunken gesehen, obwohl sie schon frühmorgens begann, kleine Mengen Schnaps zu trinken, inzwischen täglich etwa eine Flasche (0,7 l) Doppelkorn über den Tag verteilt. Dennoch wirkte sie relativ gepflegt, jedoch mindestes zehn Jahre älter, als sie tatsächlich war. Die Gesichtshaut sah etwas „wächsern" aus, sie kam schnell ins Schwitzen und es ging immer ein leichter Alkoholgeruch von ihr aus. Den Leuten erzählte sie, dass sie ständig auf starke Medikamente angewiesen sei wegen einer Stoffwechselerkrankung. Die tägliche Alkoholmenge hatte sie in den zwanzig Jahren nur langsam gesteigert. Zunächst reichte ein „Flachmann" am Tag. Zu der Zeit, als die Ehe zerbrach, war sie gut dreißig Jahre alt und benötigte eine halbe Flasche Schnaps täglich. Sonja achtete stets darauf, dass immer ein gewisser Vorrat in ihrer Nähe war. War das einmal nicht der Fall, geriet sie leicht in Panik. Deshalb deponierte sie in ihrer häuslichen und geschäftlichen Umgebung an vielen Stellen einen Notvorrat. Sie entfernte sich nur ungern aus der Reichweite ihrer Alkoholdepots und bekam Angstzustände, wenn sie auf den Blumengroßmarkt zum Einkaufen gehen musste. Deshalb richtete sie auch dort ein Versteck für eine Flasche Schnaps ein, das sie bei ihren Einkäufen dort immer zuerst inspizierte.*

*Das Alkoholversteck im Großmarkt wurde von Auszubildenden einer Spedition entdeckt und geplündert. Als Sonja sich wieder an ihrem Depot bedienen wollte, war ihr Alkohol verschwunden. Sie geriet in Panik, wusste sich nicht zu helfen und bekam erste Entzugserscheinungen, zunächst Krampfanfälle, die einem Epilepsieanfall glichen. Niemand konnte ihr richtig helfen, weil das Problem nicht bekannt war. Schon ein Glas Schnaps oder Bier hätten die Lage bereinigt, doch Sonja konnte sich nicht mehr verständlich machen und rutschte schließlich in ein Delirium mit starken Halluzinationen. In diesem*

*Zustand stürzte sie und brach sich das Schlüsselbein. Der Notarzt lieferte sie in eine Unfallklinik ein, wo man das Delirium einigermaßen in den Griff bekam. Allerdings wirkten die Narkosemittel wegen ihrer Kreuztoleranz zum Alkohol nicht richtig und es kam zu einer schweren Anästhesiekrise.*

*Zwar konnte Sonja nach den anfänglichen Krisen im Krankenhaus noch richtig behandelt werden, man stellte aber schwerste körperliche Schäden an Leber und Bauchspeicheldrüse fest. Nach der Entlassung blieb sie zwar einige Wochen abstinent, bearbeitete ihr Suchtproblem aber nicht und wurde langsam rückfällig und erreichte nach einem halben Jahr wieder ihren ursprünglichen Alkoholspiegel. Die gesundheitlichen Krisen häuften sich jetzt zunehmend und die Leberschädigung ist mittlerweile nicht mehr heilbar, sodass man davon ausgehen muss, dass sie bald sterben wird.*

Spiegeltrinker, wie Sonja, sind lange sozial unauffällig. Sie sind im Beruf oft tüchtig und erfolgreich, sodass anzunehmen ist, dass dieser Typus durch bestimmte gesellschaftliche Bedingungen begünstigt wird. Diese Bedingungen kennen weniger das rauschorientierte Trinken, gestatten aber den gemächlichen genussorientierten Alkoholkonsum im Alltag. Das Bild des Rotwein trinkenden Franzosen, der schon nach dem Frühstück sein erstes Glas Landwein zu sich nimmt und dann sein Tagewerk vollbringt, nicht ohne ständig weitere kleinere Mengen Wein zu trinken, ist hierfür kennzeichnend. Dieser sich daraus entwickelnde Alkoholiker-Typus erscheint nie betrunken, vernachlässigt nur selten sich und seine Arbeit und erleidet auch keinen Kontrollverlust. Er ist jedoch nicht mehr zur Abstinenz fähig und weiß das auch. Zunächst ist er körperlich abhängig, eine seelische Abhängigkeit stellt sich erst allmählich ein. Durch den langjährigen und dauerhaft hohen Alkoholkonsum kommt es allerdings zu massiven Gesundheitsschäden, hauptsächlich die Leber betreffend. Die Leberzirrhose ist mit Abstand die häufigste Todesursache bei Spiegeltrinkern.

**Delta-Alkoholiker erscheinen kaum betrunken, vernachlässigen nur selten sich und ihre Arbeit und erleiden auch keinen Kontrollverlust. Sie sind jedoch nicht mehr zur Abstinenz fähig und wissen das auch.**

### 3.2.5.5 Epsilon-Alkoholiker – Quartalstrinker

Quartalstrinker werden als Epsilon-Alkoholiker bezeichnet. Sie leben oft über Wochen und Monate total abstinent oder können sogar so „normal“ trinken wie ein nicht alkoholkranker Mensch. Zu gewissen Zeiten aber steigern sie ihren Alkoholkonsum radikal, trinken dann über mehrere Tage extrem große Mengen, bis sie völlig zusammenbrechen und medizinisch behandelt werden müssen.

**Wir haben es beim alkoholkranken Menschen des Epsilon-Typus mit jemanden zu tun, der zwar einen Kontrollverlust erleidet, der aber dennoch zur Abstinenz fähig ist. Entzugserscheinungen sind hier also eher die Ausnahme. Viele Trinker dieses Typus entwickeln sich später zum Gamma-Alkoholiker.**

Während dieser Trinkexzesse besteht ein totaler Kontrollverlust, der vielfach zu großen sozialen Folgeschäden führt. Sie entstehen dadurch, dass der betroffene Quartalstrinker die Realitätskontrolle völlig verliert und dabei häufig große Geldsummen verbraucht. Er versäuft dann gleichsam Haus und Hof, indem er freigiebig ist, andere zum Mittrinken einlädt oder sich ausnehmen lässt. Er ist ein willkommenes Opfer für Glücksspieler und Betrüger. Er kann in diesen Zuständen auch seine Aggressionskontrolle verlieren und sich in Raufereien verstricken, den Straßenverkehr gefährden oder andere Gefahrensituationen erzeugen.

**Edmund** *beschreibt den Zustand vor solch einem Saufexzess als ein sich steigerndes Gefühl innerer Leere, das er manchmal noch einige Tage aushält. Bald darauf kann er dem Alltagstrott jedoch nur noch durch spektakuläre Erlebnisse entrinnen, weil er das Spannungslose nicht mehr ertragen kann. Dann wird der Druck, trinken zu müssen, so stark, dass er sich in kurzer Zeit gierig eine halbe Flasche Korn oder Wodka einverleiben muss. „Und dann geht die Post erst richtig ab, dann ziehe ich um die Häuser und haue so richtig drauf“, erzählt Edmund.*

Die Probleme bei diesem Trinker-Typus bestehen weniger in den gesundheitlichen Schäden wie etwa beim Spiegeltrinker. Hier sind die sozialen

Folgen, die der Betreffende während seiner „Sauftour" anrichtet, eklatant, sei es, dass er sein Geld verspielt, seine Familie misshandelt, Freunde und Bekannte beschimpft, den Straßenverkehr gefährdet, selbst Unfallopfer wird oder sich in Prügeleien verstrickt.

Wir haben es folglich beim alkoholkranken Menschen des Epsilon-Typus mit jemanden zu tun, der zwar einen Kontrollverlust erleidet, der aber dennoch zur Abstinenz fähig ist. Entzugserscheinungen sind hier also eher die Ausnahme. Die Suchtdynamik ist allerdings dadurch gekennzeichnet, dass sich die abstinenten Phasen zwischen den Trinkexzessen mehr und mehr verkürzen. Dadurch kommt es bei vielen Trinkern diesen Typus dazu, dass sie sich vom Epsilon-Trinker zum Gamma-Alkoholiker entwickeln.

### 3.2.6 Der Krankheitsverlauf beim Gamma-Alkoholiker

Jellinek hat die Entwicklung zur Alkoholkrankheit idealtypisch in vier Phasen beschrieben. Diese nennt er voralkoholische Phase, Anfangsphase (Prodromalphase), kritische Phase und chronische Phase. Die voralkoholische und die Anfangsphase werden meistens weder vom Betroffenen selbst noch von seiner Umwelt wahrgenommen, weil sie oft noch den allgemein üblichen Trinksitten ähneln. Natürlich wird auch hier der Krankheitsverlauf idealtypisch dargestellt. Im Einzelfall kann es auch anders aussehen. Dennoch werden sich viele suchtkranke Menschen in dieser Charakteristik wiederfinden.

#### 3.2.6.1 Die voralkoholische Phase

In dieser Phase trinkt der betroffene Mensch noch so, wie es in unserer Gesellschaft weitestgehend üblich ist. Es sind Anlässe, die alle kennen, und deshalb wird das Trinken nicht als problematisch eingeschätzt. Die meisten Menschen bei uns verbleiben in dieser Phase.

Der gefährdete Mensch jedoch trinkt auch in dieser Phase schon anders als der Bevölkerungsdurchschnitt. Er trinkt mehr als andere, was noch nicht problematisch sein müsste. Das Problem ist allerdings, dass der Betroffene beginnt, den Alkohol wegen seiner Wirkung zu sich zu nehmen. Die Kombination aus großer Menge und wirkungsorientiertem Trinken zeigt, dass der betroffene Mensch gefährdet ist. Der Alkohol wird bereits benutzt, um sich Erleichterung zu verschaffen, Probleme zu verdecken und künstlich ein Gefühl der Stärke zu entwickeln. Jetzt zeigt sich immer deutlicher der Unterschied zum „Normalgebraucher". Da letzterer den Alkohol gelegentlich auch wegen seiner Wirkung konsumiert, ist der Unterschied von außen noch immer schwer festzustellen, zumal der Betroffene sich selbst dauernd vormacht und auch glaubt, er tränke wegen des Geschmackes. Da auch das Erleichterungstrinken gesellschaftlich gefördert wird und die Werbung geradezu dazu auffordert, sich durch einen kräftigen „Schluck aus der Pulle" in Niederlagen- und Problemsituationen zu trösten, kann der Gefährdete sich darauf berufen, dass er sich gesellschaftskonform verhält, also nicht problematisch trinkt. Deshalb spricht man oft von einem heimlichen und schleichenden Beginn einer Alkoholerkrankung.

Schon in dieser Phase wirkt die vorgeschädigte Grundpersönlichkeit, indem der Suchtgefährdete sensibler und empfindlicher als der Durchschnitt der Bevölkerung auf Kritik reagiert. Dies scheint die Umwelt irgendwie zu registrieren und man ist häufig noch zurückhaltend mit der Kritik am Alkoholkonsum des gefährdeten Menschen. Kommt dann aber doch Kritik auf, reagiert dieser Mensch oft mit übergroßer Empfindlichkeit, die ihn wieder dazu veranlasst zu trinken. Die befriedigende Erleichterung, die sich dann einstellt, wird aber weniger der Wirkung des Alkohols zugeschrieben als vielmehr der äußeren Situation. Das sind dann die gemütliche Stimmung, die anregenden Gespräche, die Vertrautheit in der Stammkneipe usw. Klammheimlich bekommt der Alkohol den Rang eines Mittels, mit dem sich der Betroffene selbst heilt. Er heilt sich von Gefühlen der Schwäche, der Unzulänglichkeit, der Hilflosigkeit, von Scham- und Schuldgefühlen.

**Der gefährdete Mensch jedoch trinkt anders als der Bevölkerungsdurchschnitt. Er trinkt mehr als andere, was noch nicht problematisch sein müsste. Das Problem ist allerdings, dass der Betroffene beginnt, den Alkohol wegen seiner Wirkung zu sich zu nehmen.**

Durch den vermehrten Alkoholgebrauch nimmt in dieser Phase die Fähigkeit, unangenehme Gefühle zu ertragen, mehr und mehr ab. So wie derjenige, der seine Kopfschmerzen immer gleich mit einer Schmerztablette bekämpft, die körpereigenen Schmerzbewältigungsfähigkeiten verliert, verliert der alkoholgefährdete Mensch zunehmend die Fähigkeit, unangenehme Spannungsgefühle ohne Alkohol zu ertragen. War er noch zu Beginn der Vorphase in der Lage, viele Alltagskonflikte zu bewältigen, so gelingt ihm dies nach einiger Zeit nicht mehr. Die Verträglichkeit für seelische Belastungen hat dann so abgenommen, dass er im fortgeschrittenen Stadium der ersten Phase verstärkt Erleichterung im Alkohol sucht.

Man kann zu dieser Vorphase vielleicht sagen, dass die noch weitgehend schlummernde Störung im „Ich“ des betroffenen Menschen durch den Alkoholmissbrauch erst richtig geweckt wird. Die Alkoholfolgen spielen hier fast noch keine Rolle. Hier wirkt die vorgeschädigte Persönlichkeitsstruktur mit ihrer Störung im „Ich“ des Betroffenen. Diese „Ich-Störung“ wurde weiter vorn im Sinne der Psychoanalyse beschrieben. Es handelt sich dabei um eine unzureichend ausgebildete Fähigkeit, Frustrationen zu ertragen. In der Sprache der Psychoanalyse ausgedrückt hieße das, die gestörte Affekttoleranz des Individuums kommt in der Vorphase des Gamma-Alkoholismus zum Ausbruch. Dies ist der Beginn der Suchtentwicklung. Sie mündet in die Anfangsphase der Abhängigkeitserkrankung.

Zusammenfassend kann man sagen, dass die Vorphase zur Alkoholkrankheit durch einen Anstieg vom gelegentlichen bis zum häufigen Erleichterungstrinken gekennzeichnet ist.

#### 3.2.6.2 Die Anfangsphase (Prodromalphase)

Die Anfangsphase ist kennzeichnend für den Übergang zur Alkoholabhängigkeit. Während in der Vorphase nur von Alkoholgefährdung gesprochen werden kann, sind jetzt bereits Zeichen der Alkoholkrankheit zu erkennen. Es kommt nun zu alkoholbedingten Gedächtnislücken („Filmriss“) und einer stärkeren Alkoholabhängigkeit. Diese Gedächtnislücken müssen nicht unbedingt durch einen Vollrausch ausgelöst werden. Im Gegenteil, es können noch ganz vernünftige Gespräche geführt oder gar eine Arbeit akkurat ausgeführt werden. Am folgenden Tag fehlen dem Abhängigen dann manchmal mehrere Stunden in seiner Erinnerung, und dennoch erscheint er während des Trinkens äußerlich oft noch völlig geordnet.

Die Betroffenen suchen nun verstärkt nach Gelegenheiten zum Trinken. Das „heimliche Trinken" beginnt. Kennzeichnend dafür ist, dass ohne Wissen der unmittelbaren Umgebung getrunken wird und Familie oder Kollegen das wahre Ausmaß des Trinkens zunächst verheimlicht wird. Später beginnt der Betroffene auch diese Menschen über seinen Alkoholkonsum zu belügen. Daraus können sich leicht Schuldgefühle und Gewissensbisse entwickeln, die ihrerseits wieder mit Alkohol bekämpft werden müssen. Dies erhöht den Alkoholkonsum weiter und der Alkoholkranke beginnt mehr und mehr, die Kontrolle über seinen Suchtmittelkonsum zu verlieren. Er ahnt nun bereits, dass sein Trinkverhalten außerhalb der gesellschaftlichen Norm liegt, und deshalb versuchen viele Betroffene, in dieser Phase Gespräche über das Thema Alkohol zu vermeiden. Es werden immer mehr Situationen gesucht, in denen unbeobachtet getrunken werden kann. Dabei werden die ersten Gläser oft eilig gekippt und gierig heruntergestürzt. Trotz eines hohen Verbrauchs an alkoholischen Getränken ist in dieser prodromalen Phase nur selten ein echter Rausch zu erkennen.

**Die Anfangsphase ist durch folgende Merkmale gekennzeichnet:**
- **Beginn des heimlichen Trinkens**
- **ständiges Denken an Alkohol**
- **erste Erinnerungslücken („Filmriss")**
- **Alkoholvorräte werden angelegt**
- **gieriges Trinken der ersten Gläser**
- **Gespräche über Alkohol werden vermieden**
- **wachsende Schuldgefühle**

Zusammenfassend ist die Anfangsphase der Alkoholkrankheit durch folgende Merkmale gekennzeichnet: Beginn des heimlichen Trinkens – ständiges Denken an Alkohol – erste Erinnerungslücken treten auf („Filmriss") – Alkoholvorräte werden angelegt – gieriges Trinken der ersten Gläser – Gespräche über Alkohol werden vermieden – wachsende Schuldgefühle.

### 3.2.6.3 Die kritische Phase

Die kritische Phase ist die eigentliche Suchtphase. An ihrem Beginn steht der einsetzende totale Kontrollverlust. Die bereits in der Prodromalphase beginnende soziale Isolierung und die körperlichen Schädigungen verstärken sich erheblich durch den Kontrollverlust. Wie schon ausgeführt[1] bedeutet Kontrollverlust, dass der Betreffende seine Alkoholzufuhr willentlich nicht mehr steuern kann. Dieses Kriterium wird als juristisches Merkmal für das Vorliegen einer Alkoholabhängigkeit in Sinne des Gesetzes (RVO) verstanden. Die Begründung für eine Totalabstinenz nach einer erfolgreichen Behandlung wird darin gesehen, dass dieser Kontrollverlust grundsätzlich nicht mehr heilbar ist. Der Alkoholkranke, der es geschafft hat, vom Alkohol loszukommen, muss deshalb sein Leben lang abstinent bleiben, weil schon kleine Mengen der Droge Alkohol diesen Kontrollverlust wieder auslösen können. Zu Beginn dieser Phase kämpfen Betroffene oft noch gegen die Alkoholabhängigkeit an. Aber immer häufiger verlieren sie den Kampf und verfallen der Sucht mehr und mehr. Vielfach wird erfolglos versucht, das Trinken zu rechtfertigen. Da dies immer weniger gelingt, resignieren sie und ihr Desinteresse an Freizeit, Beruf und Familie wächst. In dieser Zeit nehmen Konflikte in Familie und Beruf deutlich zu. Es kommt vermehrt zu Arbeitsplatzverlusten und auch zu Trennungen der Partner, falls diese nicht co-abhängig sind.

**Der Kontrollverlust ist grundsätzlich nicht mehr heilbar. Der Alkoholkranke, der es geschafft hat, vom Alkohol loszukommen, muss deshalb sein Leben lang abstinent bleiben, weil schon kleine Mengen der Droge Alkohol diesen Kontrollverlust wieder auslösen können.**

Dies führt oft dazu, dass der Alkoholkranke sich weiter isoliert, vielfach schon morgens zu trinken beginnt und auch Ernährung und Wohnung vernachlässigt. Auf die Versuche, den Alkohol abzusetzen, reagiert der Körper des Betroffenen mit Brechreiz, Schweißausbrüchen und Zittern. Das sind die Entzugserscheinungen, die Merkmale einer körperlichen Abhängigkeit[2].

In der kritischen Phase versuchen viele Alkoholkranke, vom Trinken frei

[1] Zum Kontrollverlust siehe die Kapitel „3.1.6 Psychische Abhängigkeit" und „3.2.5.3 Gamma-Alkoholiker".

[2] Siehe Kapitel „3.1.5 Körperliche Abhängigkeit".

zu kommen und abstinent zu werden. Häufig gelingt das auch, trotz der massiven Entzugserscheinungen. Dieser Erfolg gibt den Betroffenen dann das Gefühl, doch nicht abhängig zu sein. Die so erreichte Abstinenz kann manchmal Wochen oder gar Monate dauern. Die meisten Alkoholkranken kennen solche Abstinenzzeiten in dieser Phase. Da sie aber bereits einen Kontrollverlust erlitten haben, können sie nicht mehr zum mäßigen Trinken zurückkehren. Das wäre in der zweiten Phase, also vor dem totalen Kontrollverlust, grundsätzlich noch möglich. Jetzt aber führen die psychischen Probleme (nicht die körperliche Abhängigkeit) dazu, dass der Betroffene sich „mal wieder einen genehmigen" will. In den allermeisten Fällen hat das einen erneuten Kontrollverlust zur Folge, der dann meistens noch massiver ausfällt als vor der Abstinenzphase. Man kann sagen, dass das Trinkverhalten sich nach jeder Abstinenzphase zu neuen Höhen steigert. Die Abstinenzzeiten während der kritischen Phase tragen also zur weiteren Eskalation des Suchtkreislaufes bei.

Ein weiteres Merkmal der kritischen Phase kann darin gesehen werden, dass die Alkoholmenge, die der Kranke zur Erleichterung benötigt, und die Menge, bei der er einen Vollrausch hat, sich angleichen. In der zweiten Phase, der prodromalen, trat das Erleichterungsgefühl bereits auf, lange bevor der Trinker berauscht war. Zur Erleichterung benötigte er vielleicht drei bis fünf Glas Bier, ein sichtbarer Rausch trat aber erst nach etwa zehn bis fünfzehn Glas ein. Deshalb wirkte dieser Mensch in der Prodromalphase auch nur selten betrunken und die Umwelt konnte kaum ein Problem erkennen. Jetzt aber, in der kritischen Phase, benötigt der selbe Trinker viel mehr Alkohol, um das Gefühl der Erleichterung zu erreichen, also etwa zehn Glas Bier. Gleichzeitig beginnt aber der Körper weniger zu vertragen, und der Betroffene ist schon bei einer geringeren Menge berauscht, also bei etwa acht bis zehn Glas Bier[1]. So kommt es, dass der Alkoholkranke in dieser Phase seiner Suchtentwicklung immer sichtbar berauscht sein muss, um das gesuchte Gefühl der Erleichterung zu finden.

Das sind die ersten Anzeichen des „Toleranzbruches", der kennzeichnend für die chronische Phase ist und der dazu führt, dass der Alkoholkranke immer geringere Mengen benötigt, um berauscht zu werden. Die gesuchte Erleichterung allerdings tritt dann kaum noch ein.

---

[1] Die Mengenangaben sind nur Beispielswerte, sie können selbstverständlich von Person zu Person erheblich abweichen.

Zusammenfassend können einige Merkmale der kritischen Phase wie folgt beschrieben werden: Kontrollverlust – Selbstvorwürfe und starke Stimmungsschwankungen – zunehmender Interessenverlust – morgendliches Trinken – Versuch, ein Trinkschema zu entwickeln (z. B. nicht vor einer bestimmten Uhrzeit mit dem Trinken zu beginnen) – zunehmende soziale Probleme (Arbeitsplatzverlust, Familienkonflikte usw.) – erste Entzugserscheinungen (Zittern, Schweißausbrüche, sexuelle Störungen usw.).

### 3.2.6.4 Die chronische Phase

Die chronische Phase ist besonders durch den Toleranzbruch gekennzeichnet. Das bedeutet, dass beim Betroffenen die Alkoholverträglichkeit mehr und mehr nachlässt und er schon bei relativ geringen Mengen in einen Rauschzustand gerät. Dabei tritt das gesuchte Erleichterungsgefühl fast überhaupt nicht mehr ein, denn die Erleichterungsdosis liegt jetzt weit über der Rauschdosis. Die Betroffenen sind nun vielleicht schon bei drei bis vier Glas Bier betrunken, die Erleichterung würde aber erst nach etwa zehn bis zwölf Glas einsetzen.

**In der chronischen Phase lässt die Alkoholverträglichkeit mehr und mehr nach, und schon nach geringen Mengen Alkohol gerät der Betroffene in einen Vollrausch (Toleranzbruch).
Die gesuchte Erleichterung tritt fast überhaupt nicht mehr ein, weil die Erleichterungsdosis jetzt weit über der Rauschdosis liegt.**

Der Toleranzbruch wird darauf zurückgeführt, dass in Folge fortgeschrittener organischer Schädigungen die Alkoholverträglichkeit zusammenbrechen kann. Schließlich kommt es in dieser Phase zu schwer wiegenden Stoffwechselstörungen, zu Schädigungen von Gehirn und Nervensystem. Die Betroffenen müssen nun bereits frühmorgens trinken, um einigermaßen ins Gleichgewicht zu kommen und nicht ihren massiven Entzugserscheinungen ausgeliefert zu sein. Die Schädigungen im Nervensystem führen oft dazu, dass die Kranken sich in dieser Phase nicht mehr richtig bewegen können und nur noch durch Alkoholzufuhr in der Lage sind, sich ohne zu zittern und ohne Gliederschmerzen zu bewegen. Die Betroffenen sind nun unfähig, abstinent zu sein, vertragen aber andererseits Alkohol immer schlechter. Es kommt nun zu immer häufiger auftretenden Entzugserscheinungen wie starkes Schwitzen, Zittern, Durchfall, Übelkeit, Übererregbarkeit, Verstimmungs- und Angstzustände, innere Spannungen, Unruhe usw. Diese Entzugserscheinungen verschwinden bei der Zufuhr von Alkohol, wobei es den Betroffenen jetzt zunehmend gleichgültig wird, welche Art von Alkohol sie zu sich nehmen. Das kann nun auch schon einmal Industriealkohol oder Rasierwasser sein. Nach der Alkoholzufuhr setzt dann schnell wieder der Kontrollverlust ein, dem aber der Toleranzbruch gegenüber steht. Das bedeutet, dass der Alkoholkranke zwar einen Kontrollverlust erleidet, er aber bereits nach einer relativ geringen Menge volltrunken ist und sich dadurch so kaputt fühlt, dass er nicht mehr weitertrinken kann.

In dieser Phase der Alkoholabhängigkeit muss der Kranke schwere soziale Folgeschäden erleiden. Schon in der kritischen Phase wandten sich Freunde und Bekannte zunehmend von ihm ab. Nun aber wird er sogar gesellschaftlich geächtet. Das Trinken wird von den anderen Gesellschaftsmitgliedern jetzt als schwerer Verstoß gegen die allgemein anerkannten Spielregeln des Miteinanders gewertet. Der alkoholbedingte Persönlichkeitsabbau ist unübersehbar und die Toleranzgrenze von Mitbürgern, Familienangehörigen und Kollegen ist überschritten. Vielfach verlieren in diesem Stadium Betroffene Arbeitsplatz, Familie und Wohnung.

Im weiteren Verlauf treten jetzt auch zunehmend alkoholbedingte geistig-seelische Schäden auf. Sie zeigen sich oft in großer Verwahrlosung. Der süchtige Mensch vernachlässigt zunehmend seine Körperpflege, sucht die Gesellschaft von noch weiter gescheiterten Menschen, lässt möglicherweise seine Wohnung verkommen und kotet sogar manchmal ein.

In dieser Phase erkennt der Alkoholkranke, dass er total gescheitert ist und dass der Alkohol ihn besiegt hat. Viele der so betroffenen Menschen resignieren dann und ergeben sich ihrem Schicksal. Sie sind auch nur noch selten in der Lage, nach Hilfe zu suchen, weil sie sich von der Gesellschaft weitgehend abgeschoben fühlen. Tatsächlich werden sie auch nicht mehr vom professionellen und ehrenamtlichen Suchthilfesystem erreicht, sie fallen dann eher im psychiatrischen und sozialfürsorgerischen[1] Bereich auf, wo sie minimale Hilfen zum Überleben erhalten.

---

[1] Z. B. Wohnungslosenfürsorge, Bahnhofsmission, Sozialamt.

Die auf Abstinenz ausgerichteten Suchthilfeinstitutionen gingen lange davon aus, dass es einem suchtkranken Menschen erst so richtig dreckig gehen müsse, bevor er motiviert für eine Veränderung sei. Erst dann werde er nach (therapeutischer) Hilfe suchen. Vielen Menschen in der chronischen Phase geht es aber so dreckig, dass sie resigniert haben und überhaupt nicht mehr nach Hilfe suchen können. (Mit einem vom Bundesgesundheitsministerium geförderten Projekt bauen die Abstinenzverbände neuerdings wieder die „aufsuchende Hilfe" auf.)

**In der chronischen Phase erkennt der Alkoholkranke, dass er total gescheitert ist und dass der Alkohol ihn besiegt hat. Vielen Menschen in dieser Phase geht es aber so dreckig, dass sie resigniert haben und überhaupt nicht mehr nach Hilfe suchen können.**

Für den Personenkreis der chronisch Alkoholkranken musste schließlich ein anderer Arbeitsansatz gesucht werden, um ihnen zu helfen. Die „niederschwellige und nachgehende Hilfe" für diese Menschen orientiert sich eher an der Hilfe für psychisch Kranke. Die betroffenen chronisch Alkoholkranken werden von den Helfern aufgesucht, sei es in ihren Wohnungen oder „auf der Platte". Die Helfer haben nun nicht mehr das Ziel, den Hilfebedürftigen „trocken" zu bekommen. Es geht ihnen zunächst darum, das Lebensnotwendige zu sichern und eventuell eine Notfallversorgung zu erreichen. Manchmal wird auch gegen den Willen des Betroffenen eine Krankenhauseinweisung veranlasst, wenn die Selbstgefährdung zu groß wird. Die gesetzliche Grundlage dafür ist von Bundesland zu Bundesland unterschiedlich, sie ist in den Gesetzen für psychisch Kranke geregelt. In der chronischen Phase erreichen viele alkoholkranke Menschen ein Endstadium des körperlichen, geistigen, psychischen und sozialen Verfalls. Viele alkoholbedingte Folgeerkrankungen müssen nun von den Suchtkranken getragen werden.

Zusammenfassend ist die chronische Phase durch folgende Merkmale gekennzeichnet: Tagelange Vollräusche – es wird jede alkoholische Flüssigkeit getrunken – Geistesstörungen mit Delirium (weiße Mäuse werden gesehen) – Alkoholpsychosen – starke Ängste – Selbstmordgedanken – Toleranzbruch (der Körper verträgt weniger Alkohol) – der Zusammenbruch wird zugegeben – Resignation.

### 3.2.7 Folgeerkrankungen des Alkoholismus

Die Ursachen für eine Abhängigkeitserkrankung liegen in der Lebensgeschichte der betroffenen Menschen. Bevor jemand anfängt, problematisch zu trinken, ist also bereits eine Störung vorhanden. Manche Therapeuten sprechen auch von einer „Störung von Krankheitswert", die den späteren Alkoholiker dazu veranlasst, im Alkohol ein Heilmittel zu sehen, mit dem er diese Vorerkrankung behandelt.

Beim „Heilmittel Alkohol" handelt es sich allerdings auch um ein Gift mit Nebenwirkungen, genauso wie bei vielen anderen Heilmitteln auch. Eine dieser Nebenwirkungen des Alkohols ist sein Suchtpotenzial, das dazu führt, dass Menschen, die sich mit diesem „Heilmittel" behandeln, davon abhängig werden können. Sind sie abhängig geworden, führen sie Alkohol in so großen Mengen zu sich, dass das „Heilmittel" nun auch seine giftige Wirkung auf den Organismus ausübt. Der Alkoholkranke vergiftet sich also zunehmend und muss dadurch Folgeerkrankungen erleiden. Darüber sind viele medizinische Bücher[1] verfasst worden, so dass hier nur ein kleiner Überblick über die verbreitetsten Alkoholfolgekrankheiten folgt.

**Leberschäden** sind die häufigsten und bekanntesten Alkoholfolgekrankheiten. Es gibt die Fettleber, die Leberzirrhose und verschiedene Formen der Gelbsucht (Hepatitis).

Da der Alkohol fast ausschließlich von der Leber abgebaut wird, ist dieses Hauptstoffwechselorgan am stärksten durch die Droge belastet. Schon bei relativ geringen Mengen an Alkohol reagiert die Leber und der Arzt kann erhöhte Leberwerte feststellen. Diese bilden sich aber wieder zurück, wenn der Patient seinen Alkoholkonsum reduziert oder einstellt. Wenn aber über längere Zeit größere Mengen alkoholischer Getränke konsumiert werden, kann es zu schwereren Schäden kommen. Die kritische Menge liegt bei Männern bei etwa vier Flaschen Bier oder einer Flasche Wein täglich. Diese Menge über einen längeren Zeitraum getrunken führt zunächst zu einer Verfettung der Leber, weil die Leberzellen das überschüssige Fett nicht mehr abführen können und stattdessen

[1] Z. B. Singer/Teysen (Hrsg.), Alkohol und Alkoholfolgekrankheiten – Heidelberg, 1999.

speichern. Der Arzt kann dann die vergrößerte Leber leicht ertasten. Durch die Verfettung arbeitet die Leber nicht mehr so gut. Auch in diesem Stadium ist durch eine Diät und eine Alkoholabstinenz noch eine Heilung zu erwarten. Während die Fettleber noch behandelt werden kann und sich bei gesunder Ernährung sogar zurückbildet, ist dies bei der Leberzirrhose nicht der Fall. Sie kann sich sogar weiterentwickeln, wenn der Patient bereits abstinent ist. Oft geht der Leberzirrhose eine alkoholbedingte Hepatitis voraus. Diese Leberentzündung kann die geschwächte Fettleber befallen und sich so weiterentwickeln. Eine Fettleber entwickelt sich nach durchschnittlich zehneinhalb Jahren zu einer Leberzirrhose. Als Vorläufer der Zirrhose gilt auch die Leberfibriose. Hier bildet sich Bindegewebe, jedoch wird dabei noch kein Lebergewebe geschädigt.

**Während die Fettleber noch behandelt werden kann, ist dies bei der Leberzirrhose nicht der Fall. Oft geht der Leberzirrhose eine alkoholbedingte Hepatitis voraus.**

Bei der Zirrhose vernarbt verletztes Lebergewebe und wird somit zu Bindegewebe. So zersetzt sich die ganze Leber nach und nach, wodurch sie ihre Abbaufunktionen nicht mehr erfüllen kann. Als Folge davon treten typische Symptome auf, im fortgeschrittenen Stadium starkes und andauerndes Völlegefühl, häufige Blähungen, Wassersucht und besonders die Ösophagusvaritzen. Letzteres sind Krampfadern in der Speiseröhre, hervorgerufen durch eine Erweiterung der Blutgefäße. Das Aufplatzen dieser Krampfadern mit den inneren Blutungen, die nicht mehr gestillt werden können, ist die häufigste durch Leberzirrhose verursachte Todesursache. Grundsätzlich ist die Leberzirrhose die Folgeerkrankung, an der die meisten alkoholkranken Menschen versterben. Grund für eine Leberzirrhose ist in den allermeisten Fällen Alkoholmissbrauch. Seltener können auch andere Erkrankung zu einer Zirrhose führen.

Die **Bauchspeicheldrüsenentzündung** (Pankreatitis) ist ebenfalls eine gefährliche Erkrankung, die häufig zum Tode führt. Die Symptome sind heftige Schmerzen im Oberbauch mit Durchfall und Verdauungsstörungen. Etwa ein Viertel der von der Krankheit betroffenen Menschen sind Alkoholkranke. Bei ihnen zersetzt sich die Bauchspeicheldrüse ähnlich wie die Leber bei der Leberzirrhose.

**Magenschleimhautentzündungen** (Gastritis) werden bei Alkoholkranken einerseits durch psychischen Stress hervorgerufen, andererseits jedoch auch durch den langandauernden Konsum hochprozentiger Alkoholika. Durch die Schädigung der Magenschleimhaut kann es zu Magenbluten bis zum Erbrechen von Blut kommen. Neben andauernden Magenschmerzen leiden diese Patienten unter Brechreiz, Völlegefühl und Appetitlosigkeit.

**Herzmuskelerkrankungen** werden heute vermehrt dem chronischen Alkoholismus zugeschrieben. Sie äußern sich in gehäuften Herzrhythmusstörungen, Kurzatmigkeit, geschwollenen Beinen und allgemein verminderter körperlicher Belastbarkeit. Herz- und Kreislauferkrankungen sind allgemein die häufigste Todesursache, Alkoholiker sind besonders anfällig dafür.

**Nervenentzündungen** (Polyneuropathie) sind äußerlich sehr auffällig. Davon Betroffene können sich oft nur noch staksig bewegen, manchmal sind sie sogar auf einen Rollstuhl angewiesen. Die Polyneuropathie beginnt zunächst mit Kribbeln und Schmerzen in den Beinen. Im späteren Stadium werden Geh- und Stehvermögen durch Lähmungen in der Muskulatur auf das Schwerste gestört und die Patienten bewegen sich teilweise roboterhaft. Etwa zwanzig Prozent der Alkoholkranken sind von dieser Erkrankung betroffen. Sie bildet sich allerdings bei anhaltender Abstinenz zurück und der abstinent lebende Alkoholiker kann wieder völlig davon geheilt werden.

**Krampfanfälle** sind etwa jedem siebten Alkoholiker bekannt. Dabei handelt es sich um epileptische Anfälle, die meistens schlagartig auftreten, etwa ein, zwei Tage nach Beendigung einer längeren Trinkperiode. Sie gehen mit einem plötzlichen Bewusstseinsverlust einher und werden von Muskelkrämpfen begleitet. Bei dauerhafter Abstinenz treten diese Krampfanfälle meistens nicht mehr auf. Selten entwickelt sich eine andauernde Epilepsie.

**Alkoholpsychosen** sind relativ selten. Es gibt hierbei Ähnlichkeiten zum Delirium. Die Betroffenen können nach dem Abklingen der Psychose sich noch an deren Inhalte erinnern. Das ist beim Delirium nicht der Fall.

Die Patienten hören während der Alkoholpsychose oft Stimmen, die sie sehr ängstigen. Häufig werden sie von diesen Stimmen bewertet, beschimpft und verflucht. Vereinzelt kann es auch zum Wahn kommen, der Eifersuchtswahn ist von vielen Angehörigen und Partnern gefürchtet.

Das **Delirium tremens** ist die häufigste und spektakulärste psychische Störung beim Alkoholismus. Dabei handelt es sich um eine lebensbedrohliche akute „Geisteskrankheit", die meistens nach einem plötzlichen Alkoholentzug auftritt. Manchmal kommt es auch ohne Absetzen der Droge zum Delirium. Dabei treten schwerste Angst- und Unruhezustände mit körperlichen Begleiterscheinungen auf. In ihren Sinnestäuschungen sehen die Betroffenen weiße Mäuse, Spinnen und anderes Kleingetier, das nach ihnen trachtet. Die grausigen Geschehnisse, die diese Menschen durchleiden, werden häufig von Krampfanfällen begleitet oder durch diese ausgelöst. Sie zittern und schwitzen sehr stark und leiden unter Fieber und Kreislaufschwankungen. Zwanzig Prozent der Betroffenen sterben, weil ihnen nicht rechtzeitig sachkundig geholfen wurde. Bei entsprechender Behandlung kann ein Delirium nach zwei Tagen bis maximal zwei Wochen wieder abklingen. Es ist immer ein akuter medizinischer Notfall, der intensivmedizinisch behandelt werden muss. Häufig bleiben Hirnschädigungen zurück, die später zum Hirnabbau mit verminderter Merkfähigkeit führen können.

Das **Korsakow-Syndrom** ist die auffälligste neurologische Alkoholfolgeerkrankung, weil die Betroffenen oft völlig schwachsinnig wirken. Ihr Kurzzeitgedächtnis ist häufig hochgradig beeinträchtigt. Sie sind unfähig, neue Gedächtnisinhalte zu speichern, während der aktuelle und unmittelbare Kontakt nicht gestört erscheint. Die Patienten sind meistens stark desorientiert und kennen während eines Krankenhausaufenthalts üblicherweise nicht mehr ihre Zimmernummer, den Wochentag, ihre letzte Mahlzeit oder auch nahe Angehörige. Gleichzeitig können allerdings Teile des Alltagsgeschehens detailgenau wiedergegeben werden. Patienten mit einem Korsakow-Syndrom sind sich ihrer Defizite nicht bewusst. Die

**Das Ausmaß dieser „Geisteskrankheit" wird daran deutlich, dass die meisten Korsakow-Kranken nicht mehr trinken, einfach, weil sie es anscheinend vergessen haben.**

Aufmerksamkeit und die Sprachproduktion sind zwar meistens intakt, dennoch kommt es häufig zu Konfabulationen, d. h. zu Wortneuschöpfungen und Erzeugung von unzusammenhängenden irrealen Wörtern und Sätzen. Menschen mit einem Korsakow-Syndrom zeigen oft noch andere alkoholbedingte neurologische Symptome wie Gangstörungen, unwillkürliche rhythmische Bewegungen von Körperteilen u. ä. Das Ausmaß dieser „Geistcskrankheit“ wird daran deutlich, dass die meisten Korsakow-Kranken nicht mehr trinken, einfach, weil sie es anscheinend vergessen haben.

### 3.2.8 Fazit zum Alkoholismusproblem

Alkohol ist Nahrungsmittel, Genussmittel, Rauschmittel und Gift zugleich. Für sehr viele Menschen in der westlichen Kultur ist das kein Problem, weil sie von Kind an lernten, mit dieser harten Droge umzugehen.

Eine beträchtliche Zahl von Menschen glaubt jedoch, Alkohol sei auch ein Heilmittel. Ein Heilmittel, das ihnen helfen soll, Schädigungen zu beheben, die sie im Laufe ihres Lebens an ihrer Persönlichkeit erlitten haben. Die Illusion, dass Alkohol ein Medikament sei, mit dem man die tiefe Ich-Schwäche behandeln kann, leitet diese Menschen in die Irre und das „Heilmittel“ entpuppt sich als Gift, das Körper, Geist, Seele und soziale Eingebundenheit zerstört.

**Heilen lassen sich seelische und soziale Störungen und Konflikte nicht durch Heilmittel, Medikamente oder Drogen. Heilen lassen sich diese Probleme nur, indem diese Konflikte intensiv besprochen werden.**

Die Illusion, Alkohol sei dieses Heilmittel, das seine Anwender von Schwächen, Ängsten und Zwängen befreit, wird allerdings von gewissen gesellschaftlichen Kräften genährt. Das sind die Kräfte, die am Konsum verdienen, die sich genaugenommen am Elend der Abhängigen bereichern. Heilen lassen sich seelische und soziale Störungen und Konflikte nicht durch Heilmittel, Medikamente oder Drogen. Heilen lassen sich diese Probleme nur, indem diese Konflikte intensiv besprochen werden. Darüber zu reden, verstanden zu werden, Mitgefühl zu erhalten oder Trost im Glauben zu finden, scheinen letztlich die einzigen Wege zu sein, um diese Konflikte zu bewältigen.

## 3.3 Die anderen harten Drogen

Die Begriffsdifferenzierung zwischen weichen und harten Drogen ist wissenschaftlich nicht haltbar. Es ist aber eine umgangssprachliche Konstruktion, mit der man Drogen mit sehr hohem Suchtpotenzial von denen mit niedrigem Potenzial zu unterscheiden versucht.

Ursprünglich spielte man damit auch auf die Art der Einnahme an. Allerdings musste man feststellen, dass Drogen, die direkt in die Blutbahn gespritzt wurden, auch geraucht, geschluckt oder geschnupft werden können. Auch ein Zusammenhang harter Drogen mit der körperlichen Abhängigkeit ist nicht haltbar, weil Kokain beispielsweise schnell eine starke psychische Abhängigkeit erzeugt, jedoch keine körperliche.

Bleibt die Höhe des Suchtpotenzials und die Schwierigkeit der Entzüge als bestimmend für die Bezeichnung „harte Droge". Dabei stehen die Opiate an vorderster Stelle, weil sie sowohl körperlich als auch seelisch ein sehr hohes Suchtpotenzial haben und die Entzugserscheinungen deutlich sind. Kokain hat vermutlich das höchste seelische Suchtpotenzial, aber kein körperliches. Alkohol hat körperliches und seelisches Suchtpotenzial, das sich aber langsamer entwickelt als bei den erst genannten Drogen. Allerdings verzeichnet man beim Alkohol die schwierigsten Entzüge. Schließlich gibt es eine ganze Reihe von Medikamenten, die zu den harten Drogen gerechnet werden können. Benzodiazepine (Valium, Lexotanil u. ä.) haben ein hohes Suchtpotenzial mit sehr schwierigen Entzügen.

### 3.3.1 Opiate

Zu den Opiaten gehören hauptsächlich Heroin, Morphium, Opium, Methadon und Kodein. Grundsubstanz ist Opium, das aus den Samen des Schlafmohns vor allem in Südasien gewonnen wird. Der giftige Bestandteil des Opiums ist Morphium, das mit Hilfe von Essigsäure in einem relativ einfachen chemischen Verfahren zu Heroin umgewandelt werden kann. Verglichen mit Alkohol ist Heroin sozusagen ein destilliertes Opiat, also der „Schnaps der Opiate". Es hat eine sehr stark schmerzstillende, euphorisierende und berauschende Wirkung. Sie erzeugt durch das Spritzen einen plötzlich eintretenden euphorischen Gefühlszustand, den die Konsumenten als „kick" oder „flash" bezeichnen. Trotz des hohen

Suchtpotenzials verursacht sauberes Heroin kaum bleibende körperliche Schäden. Eine Überdosis kann allerdings durch Atemlähmung zum Tode führen. Die schweren körperlichen Schäden bei den Opiaten und besonders bei Heroin sind vor allem auf den riskanten Konsum mit teilweise verschmutzten Spritzen und verunreinigtem Stoff zurückzuführen. Dies sind die eigentlichen Ursachen für die gesundheitlichen Risiken, nicht so sehr das (reine) Heroin selbst. Darum wird oft argumentiert, dass die Illegalität zu Kriminalität und Verelendung führe.

Heroin wurde 1898 in Wuppertal als Medikament entwickelt und zunächst als hochwirksames Hustenmittel verbreitet. 1921 wurde es gegen erheblichen Widerstand der Herstellerfirma unter das damalige Opiumgesetz gestellt. Die meisten „harten Drogen“, ausgenommen das ursprüngliche Opium, sind heute zunächst Produkte der Pharmaindustrie. Oft sind sie das Ergebnis der Suche nach einem Medikament zur Bekämpfung der Sucht. So sollte Heroin die Morphiumsucht bekämpfen. Es zeigte sich aber, dass es ein höheres Suchtpotenzial als Morphium hat. Im Verlauf der Entwicklung wurde mit immer neuen Drogen experimentiert, mit denen man hoffte, der Sucht Herr zu werden. Das heute bekannte Methadon, mit dem man die Heroinsucht einzudämmen hofft, macht auch abhängig und führt zu noch schwierigeren Entzügen als Heroin[1]. Während medizinisch ein durchschnittlicher Heroinentzug bereits nach drei Tagen bewältigt werden kann, bereitet Methadon oft wochenlang Probleme.

### 3.3.2 Kokain

Kokain ist eine moderne Leistungsdroge. Es wird aus der lateinamerikanischen Cocapflanze gewonnen. Das Kauen der Cocablätter ist in den Andenländern weit verbreitet und hat seit den südamerikanischen Hochkulturen eine jahrhundertelange Tradition. Die Cocapflanze war als Heilpflanze, als Lebens- und Genussmittel sowie als Ritualmittel voll in die Kultur der lateinamerikanischen Völker integriert. Seit 1902 beherrscht man die chemische Herauslösung der wirksamen Bestandteile aus den

[1] In jüngerer Zeit sind weitere Substanzen hinzugekommen z. B. Subitex, das leichter ausgeschlichen werden kann. Bessere Erfahrungen wurden auch mit der Orginalstoffvergabe Diamorphin gemacht.

Cocablättern. Damals wurde Kokain als örtliches Betäubungsmittel bei Hals-, Nasen-, Augen- und Ohrenbehandlungen eingesetzt. Siegmund Freud experimentierte kurzzeitig damit, wandte sich aber davon ab, als er bei einem befreundeten Augenarzt eine Abhängigkeitsentwicklung wahrnahm.

Kokain wirkt vor allem anregend und wird daher als Aufputschmittel verwendet. Es führt zu einem Hochgefühl, begleitet mit Antriebssteigerung und erhöhter Sinneswahrnehmung. Müdigkeit und Appetit lassen nach, Herz- und Atemfrequenz werden gesteigert, die Körpertemperatur steigt und es kann zu Halluzinationen mit Wahrnehmungsstörungen kommen. Der euphorischen Phase kann eine depressive Verstimmung folgen, die manchmal bis zu Selbstmordhandlungen führt. Diese starken psychischen Schwankungen im Entzug sind als psychische Entzugserscheinungen zu verstehen, die analog der körperlichen Entzugserscheinung bei Opiaten gesehen werden können. Kokain gilt als Modedroge erfolgreicher und wohlhabender Leute. Sie wird von seelisch und sozial nicht belasteten Menschen durchaus als Genussmittel mit relativ wenigen Folgeschäden genutzt. Daher sind auch Zahlen über die Verbreitung dieser Droge nur schwer zu ermitteln, viele Konsumenten verhalten sich eben sozial unauffällig. Es wird hauptsächlich geschnupft, kann aber auch geraucht, gespritzt, gegessen und getrunken werden.

Als besonders gefährliche Variante des Kokains ist in den letzten Jahren das stark verunreinigte und oft mit Backpulver gestreckte „Crack" bekannt geworden. Es ist sozusagen das „Kokain für arme Leute", das geraucht wird und sehr schnelle, aber kurze Rauschzustände erzeugt. Dadurch entwickelt es ein hohes Suchtpotenzial und wurde in den Neunzigerjahren als die gefährlichste Droge überhaupt bezeichnet.

### 3.3.3 Medikamente

Sehr viele Medikamente können zu einer Sucht führen. Da immer neue Medikamente und Kombinationspräperate auf den Markt kommen, ist es schwierig, zu einer Systematik zu gelangen mit verlässlichen Aussagen über das Suchtpotenzial. Deshalb folgt hier nur ein kurzer Blick über die Medikamente, die man zu den „harten Drogen" rechnen kann.

**Beruhigungsmittel** werden als Tranquilizer bezeichnet. Es sind verschiedene Substanzen, die eine beruhigende, schlafferdernde und angstlösende Wirkung haben. Die bekannten Mittel Valium, Lexotanil und Tavor gehören zu der Gruppe der Benzodiazepine. Da ihre Einnahme angstmildernd wirkt, kehren die Angstzustände beim Entzug dieser Mittel mit doppelter Wucht zurück. Selbst nach der körperlichen Entgiftung wirken die Angstzustände auch während einer Entwöhnungsbehandlung in der Fachklinik oft noch wochenlang nach.

**Barbiturate** sind chemisch dem Alkohol verwandt. Sie wurden früher als Schlaftabletten benutzt und in niedrigen Dosierungen auch als Beruhigungsmittel. Da ihre Wirkung schnell nachlässt, muss die Dosis gesteigert werden, um den gewünschten Effekt weiter zu erzielen. Diese Dosissteigerung kann leicht zur Sucht führen. Werden die Medikamente abgesetzt, kann es zu sehr lange andauernden Entzugserscheinungen kommen mit Krampfanfällen und Erregungszuständen, die oft mit Angst und Sinnestäuschungen verbunden sind.

**Distraneurin** ist dem Alkohol und den Barbituraten verwandt. Es wird in Deutschland zur Behandlung des Alkoholdeliriums eingesetzt und ist ein ausgesprochen starkes Suchtmittel. Weil es in Kapselform schnell wirkt, ist es bei schwer alkoholkranken Menschen sehr beliebt. Es nimmt nicht nur die Entzugserscheinungen, sondern erzeugt auch ein beruhigendes Rauschgefühl. Wegen dieser Eigenschaften wird es als hochgradig gefährlich eingestuft und sollte nur unter klinischer Kontrolle verwendet werden. Dabei wird zu einer schrittweisen Reduzierung des Medikamentes geraten. Man nennt dies ausschleichen. Weil durch eine Distraneurinabhängigkeit das Medikament nicht mehr therapeutisch eingesetzt werden kann, darf es nur sehr vorsichtig angewendet werden. Einem Suchtkranken Distraneurin mit nach Hause zu geben, wird als ärztlicher Kunstfehler angesehen.

**Schlaf- und Schmerzmittel** haben ebenfalls teilweise ein sehr hohes Suchtpotenzial. Darüber hinaus können sie die natürlichen Fähigkeiten des Organismus, zu schlafen oder Schmerzen zu bewältigen, mindern. Weiterhin übergehen diese Medikamente die Signalfunktionen des Schmerzes. So wird eine mögliche Krankheit leicht übersehen. Das Suchtpotenzial vieler starker Schmerzmittel, besonders des Morphiums, hat dazu geführt, dass es therapeutisch oft übervorsichtig eingesetzt wurde, selbst bei starken Tumorschmerzen. Heute kommt man in der Schmerzheilkunde wieder davon ab und nimmt in Einzelfällen auch schon mal eine Suchtgefahr in Kauf.

**Schlaf- und Schmerzmittel übergehen die Signalfunktionen des Schmerzes. So wird eine mögliche Krankheit leicht übersehen.**

**Aufputschmittel und Appetitzügler** gehören oft einer gemeinsamen Stoffgruppe an. Die Einnahme dieser Mittel erzeugt bei den meisten Menschen ein angenehmes Gefühl von Wachheit, Leistungsfähigkeit und Selbstsicherheit. Ist die Dosierung nicht allzu hoch, schlägt die Stimmung des Konsumenten nach Abklingen der Wirkung in eine leichte Missstimmung um. Bei hohen Dosierungen können schwere Depressionen mit Verfolgungswahn nach dem Absetzen auftreten. Der Effekt der Aufputschmittel hat manchmal eine große Anziehungskraft auf junge Menschen. Daher ist die Droge „Ecstasy“ auch so beliebt. Sie enthält den Grundstoff der Aufputschmittel, das Amphetamin. In der Wirkungsweise ist Kokain mit diesen Medikamenten verwandt.

**Dopingmittel** gehören ganz unterschiedlichen Stoffgruppen an. Da sind die Aufputschmittel, die früher zur Leistungssteigerung, besonders von Radfahrern, benutzt wurden. Anabolika sind mit dem männlichen Sexualhormon verwandt. Sie werden nicht nur von Spitzensportlern und Body-Buildern missbraucht, sondern auch vermehrt im Breitensport und in Fitness-Studios. Ihre Einordnung unter die Suchtstoffe ist umstritten. Man hat jedoch in jüngster Zeit Fälle von psychischer und sogar körperlicher Abhängigkeit registriert.

Zusammenfassend kann man zu den Medikamenten sagen, dass sie unter den Suchtstoffen eine immer größere Bedeutung erlangen. Eine Abhängigkeit kommt durch falsche Behandlung von Ärzten einerseits zustande und durch bewussten Missbrauch andererseits. Während die erste Gruppe recht gut therapierbar ist, sind die bewussten Medikamentenmissbraucher nur schwer mit Mitteln der Suchtkrankenhilfe zu erreichen. Das Verdecken, Verschweigen und Verheimlichen hat hier oft noch viel größere Ausmaße als bei alkoholkranken Menschen, da Missbrauch nur schwer nachzuweisen ist und selbst die positiven Urinproben oft noch vehement bestritten werden. Beispiele aus dem Freizeitsport und dem Spitzensport zu diesen Fällen sind zahlreich.

## 3.4 Die so genannten weichen Drogen

Die Bezeichnung weiche Drogen ist irreführend, da sie suggeriert, ihre Einnahme sein ungefährlich und unschädlich. Abgesehen von den reinen gesundheitlichen Schäden, die ihr Missbrauch zufolge hat, können auch weiche Drogen zu seelischer Abhängigkeit führen. Obwohl die Unterteilung wissenschaftlich nicht haltbar ist, wird sie aber hier gewählt, weil sie dem allgemeinen Sprachgebrauch entspricht. Unter dem Sammelbegriff weiche Drogen werden die Mittel zusammengefasst, die nur ein geringes Suchtpotenzial haben und deren Einnahmeart relativ ungefährlich ist. Diese Voraussetzungen treffen zu auf Cannabis (Haschisch und Marihuana), Halluzinogene (LSD, Mescalin) und manche neueren Designerdrogen (Ecstasy).

### 3.4.1 Cannabis (Haschisch und Marihuana)

Cannabis, also Haschisch und Marihuana, ist die am weitesten verbreitete illegale Droge. Marihuana besteht aus den Blüten, Blättern und oberen Stängeln der Hanfpflanze. Haschisch wird aus dem Harz gewonnen, das diese Pflanze kurz vor der Blüte absondert. Hanf wächst nahezu in allen Gegenden der Welt und ist eine vielseitig einsetzbare Nutzpflanze. Eigentlich müsste die Droge nicht kulturfremd sein, da Hanfanbau in Mitteleuropa schon in vorchristlicher Zeit betrieben wurde und die berauschende Wirkung einiger Bestandteile der Pflanze seit den Kreuzzügen bekannt war.

Wenn man der Frage nachgehen will, warum Haschisch und Marihuana in unserer Kultur als illegal eingestuft werden, so kann man dies nicht mit der Gefährlichkeit von Cannabis begründen. Die meisten Wissenschaftler sind sich heute nämlich darin einig, dass diese Droge ein relativ geringes Suchtpotenzial habe und als nicht sehr schädlich eingestuft werden müsse. Die körperliche Schädlichkeit ist der des Nikotins vergleichbar. Natürlich gibt es auch hier vereinzelte Fälle von psychischer und vielleicht auch körperlicher Abhängigkeit. Es ist aber noch kein einziger Todesfall registriert, der durch unmittelbare Cannabisvergiftung ausgelöst worden wäre.

Die Illegalität von Haschisch und Marihuana wird von vielen Publikationen mit der amerikanischen Alkoholprohibition der Zwanzigerjahre in Zusammenhang gebracht. In dieser Zeit wurde nicht nur der Alkohol verboten, sondern das Verbot bezog sich auf alle psychotropen Substanzen, was dazu führte, dass Haschisch und Marihuana auch in Deutschland 1929 verboten wurde. Als 1933 in Amerika die Alkoholprohibition (vorwiegend aus wirtschaftlichen Gründen) aufgehoben wurde, verlor damit die Prohibitionsbehörde ihre Berechtigung. Sie wurde in eine Drogenbekämpfungsbehörde[1] umgewandelt und suchte sich ein neues Betätigungsfeld. Dies fand man, indem man das Marihuana als schlimmes „Mörderkraut" bezeichnete, das Anarchisten und Attentäter erzeuge, diese durch den Konsum der Droge in besinnungslose Raserei versetze und in fanatische Mörder verwandele. Nachdem in den Dreißigerjahren die „Mörderdrogenkampagne" ausgedient hatte, verurteilte man in Amerika nach dem Kriege das Marihuana, weil es der kommunistischen Unterwanderung diene.

**Haschisch und Marihuana sind gesundheitsschädigende Drogen, deren psychotrope Wirkungsweise die Konsumenten ungünstig beeinflussen kann. Besonders bei jungen Menschen kann es dazu kommen, dass die Bewältigung der altersgemäßen Alltagsaufgaben (Schule, Beruf, Freundeskreis, Sex) vernachlässigt wird. Dies trifft allerdings auch auf andere Drogen und besonders auf Alkohol zu.**

Neuere Untersuchungen stellen die Cannabisprohibition in einen Zusammenhang mit wirtschaftlichen Interessenkonflikten zwischen hanfproduzierender Landwirtschaft und aufkommender Chemiefaserindustie in den USA. Seit etwa 1765 bis in die Zwanzigerjahre des 20.

[1] US-Federal Bureau of Narcotics and Dangerous Drugs (FBNDD).

Jahrhunderts war nämlich die hanfanbauende Landwirtschaft in Amerika sehr erfolgreich. Die aus Hanffasern hergestellten Textilien behinderten nun die Ausbreitung der Chemiefasern. Das Ausschalten der Hanfproduktion war daher auch im Sinne der Chemieindustrie. Nach dem Zweiten Weltkrieg wurde die Cannabisprohibition durch den Einfluss der USA auch von der UN weiter vorangetrieben. 1961 wurde Cannabis von der Weltgesundheitsorganisation (WHO) dem Opium gleichgestellt. Erst in jüngerer Zeit wandelt sich in der UN die Einstellung wieder. Eine Legalisierung von Haschisch und Marihuana wird jedoch auf absehbare Zeit nicht erfolgen. Diese Drogen sind weltweit die am weitesten verbreiteten illegalen Drogen. Eine Legalisierung von Cannabis würde große Teile der Drogenbekämpfungsbehörden überflüssig machen. Daran haben diese Behörden natürlich kein Interesse, weil sie ja einer großen Zahl von Behördenmitarbeitern Brot und Arbeit geben.

Cannabis wird meistens geraucht, pur oder mit Tabak vermischt. Es wirkt sehr unterschiedlich. Seine Wirkung hängt eng mit der äußeren Umgebung der Konsumenten zusammen. In manchen Situationen wirkt es aufmunternd und kreativitätsanregend, in anderen Situationen eher dämpfend und motivationshemmend.

Aufgrund seiner oben beschriebenen Geschichte war Cannabis die ideale Droge der jugendlichen Protestgeneration. Mit der Beatnik- und Hippiebewegung kam es als Hasch, Shit, Gras oder Pot in den Sechzigerjahren nach Europa und prägte hier die Jugendkultur der Siebzigerjahre. Wurde es ab den Achtzigerjahren etwas stiller um Cannabis, so verbreitete es sich doch seit Mitte der Neunzigerjahre unter jungen Menschen wieder stark. Viele Jugendliche verbinden heute mit dieser Droge keine Suchtgefährdung mehr. Wahrscheinlich kommt in unserer Gesellschaft heute nahezu jeder Jugendliche mit dieser Droge einmal in Kontakt.

Drogengegner argumentierten lange Zeit, dass der Konsum von Haschisch und Marihuana als Einstieg in die Sucht von härteren Drogen, besonders Heroin, gewertet werden könne. Dieser These liegen grobe methodische Fehlannahmen zugrunde. Nur ein bis fünf Prozent der Cannabiskonsumenten nehmen später auch härtere Drogen. Man schließt also statistisch von der Ausnahme auf die Regel. Wegen der Fixierung auf illegale Drogen wird übersehen, dass Heroinsüchtige ihren problematischen Suchtmittelkonsum bereits viel früher bei legalen Drogen wie Alkohol, Nikotin und Medikamenten beginnen.

Der Verurteilung von Cannabis steht auf der anderen Seite häufig eine Verharmlosung gegenüber. Natürlich sind Haschisch und Marihuana gesundheitsschädigende Drogen, deren psychotrope Wirkungsweise die Konsumenten ungünstig beeinflussen kann. Besonders bei jungen Menschen kann es dazu kommen, dass die Bewältigung der altersgemäßen Alltagsaufgaben (Schule, Beruf, Freundeskreis) vernachlässigt wird. Dies trifft allerdings auch auf andere Drogen und besonders auf Alkohol zu. Zwei wesentliche Unterschiede zum Alkohol charakterisieren die problematischen Aspekte dieser Drogen. Zum einen sind sie nicht gesellschaftlich eingebunden und kontrolliert und zum anderen werden sie ausschließlich wegen ihrer berauschenden Wirkung gebraucht. Die Diskussionen um eine Legalisierung von Cannabis werden sicherlich noch viele Jahre weitergeführt.

### 3.4.2 LSD und Mescalin

LSD und Mescalin sind Drogen der Hippiekultur. Sie wirken ähnlich, wobei LSD synthetisch hergestellt und Mescalin aus einem südamerikanischen Kaktus gewonnen wird. Sie erzeugen spektakuläre Rauscherlebnisse mit starken Halluzinationen und vielfach spirituellen Phantasien. LSD hat praktisch kein Suchtpotenzial, ist aber dennoch psychisch sehr gefährlich, weil Zustände erzeugt werden, die einer Psychose ähneln. Daher kann es Psychosen auslösen und den Gebraucher schizophren werden lassen.

### 3.4.3 Ecstasy

Ecstasy hat seit Mitte der Neunzigerjahre für die Jugend die Bedeutung, die LSD zu Beginn der Siebzigerjahre hatte. Es wirkt psychisch sanfter, dafür aber körperlich belebender als LSD. Es erzeugt sowohl anregende als auch entspannende Effekte. Als besonderer Zusatzeffekt von Ecstasy kommt noch die Steigerung des Einfühlungsvermögens hinzu, was in dieser Form zuvor von keiner Droge bekannt war. Gerade letzteres zielt stark auf die Bedürfnisse einer eigentlich von Mitmenschlichkeit entfremdeten Generation. In geringer Dosierung stimuliert es die geistige Klarheit, erhöht die Konzentration, baut Ängste ab und führt zu einer ungewöhnlichen seelischen Ausgeglichenheit. Bei höherer Dosierung kann es auch zu Halluzinationen mit Unruhezuständen und Ängsten kommen.

Die Droge führt kaum zu körperlicher Abhängigkeit. Bei vielen Konsumenten kann man eine zeitweilige psychische Abhängigkeit feststellen. Da die Droge aber die gesuchte Wirkung bei gehäuftem Gebrauch verändert und eine Toleranzentwicklung schnell eintritt, erreichen die Konsumenten die gesuchte Wirkung nur bei relativ sparsamem Gebrauch in einer nicht allzu hohen Dosis. Todesfälle sind meistens nicht der Überdosierung zuzuschreiben, sondern anderen Begleitumständen, wie verpanschtem Stoff oder Unfällen während dem Rauscherlebnis.

## 3.5 Fazit der Überlegungen zu den Suchtmitteln

Als Fazit der Überlegungen zu den Suchtmitteln ist festzuhalten, dass die in unsere Kultur integrierte Droge Alkohol der Stoff ist, der in unserer Gesellschaft die weitaus meisten Probleme verursacht. Hinter der legalen Droge Alkohol verschwinden die Sorgen deutlich, die die illegalen Drogen verursachen. Dennoch sind die spektakulären Probleme, die durch Heroin, Ecstasy oder durch Haschisch ins Bewusstsein der Öffentlichkeit dringen, viel auffälliger als die Probleme mit der kulturintegrierten Droge Alkohol. Möglicherweise dient die Beschäftigung mit illegalen Drogen unserer Gesellschaft auch dazu, die Probleme mit der harten Droge Alkohol zu übersehen. Wenn das so ist, dann liegt der Schluss nahe, dass die Heroinsucht einiger Menschen in unserem Land der Bevölkerung dazu verhilft, die Alkoholprobleme zu verdrängen.

Diese Verdrängungen können dann dazu führen, dass Menschen mit Alkoholproblemen in der Vorphase oder der Anfangsphase einer Alkoholabhängigkeit lange Zeit übersehen und toleriert werden. Dadurch lässt man aber die betroffenen Menschen „ins offene Messer laufen". Die Fragen, die ehrenamtliche und professionelle Helfer heute beschäftigen müssen, müssten also lauten: Wie erkennt man eine tatsächliche Alkoholgefährdung frühzeitig und wie kann man die Menschen davor warnen? Für die Helfer bedeutet das, sie müssen mutiger im Aufdecken werden und fähiger in der Vorbeugung. Dabei kann es nicht darum gehen, im Alkohol den Gegner oder gar den Feind zu sehen, es muss vielmehr darum gehen, dass die Bevölkerung ganz anders lernt, mit der Droge Alkohol umzugehen. In diesem Zusammenhang muss man sich fragen, in wie weit z. B. einseitig positive Alkoholwerbung auch hinsichtlich der jüngeren Generation vermieden werden sollte.

Die Droge an sich ist weder gut noch böse. Einige Drogen sind illegal, andere legal. Diese Unterscheidung sagt nichts über die Gefährlichkeit eines Stoffes aus. Es geht darum, mit den Gefahren der Droge Alkohol zu leben, sie möglichst gering zu halten und dann diese Droge im Rahmen bestimmter Sitten und Gebräuche zu verwenden. Alkoholvorbeugung versucht so gesehen, diesen Stoff genießbar zu machen und seine Gefahren gemeinsam mit den Gefahren der illegalen Drogen zu beschreiben. Dadurch kann es schließlich auch gelingen, den Menschen, die aus ihrer Lebensgeschichte eine Suchtgefährdung mitbringen, den vorsichtigen Umgang mit der Droge zu ermöglichen.

**Die Heroinsucht einiger Menschen verhilft der Bevölkerung dazu, die Alkoholprobleme zu verdrängen. Diese Verdrängungen können dann dazu führen, dass Menschen mit Alkoholproblemen in der Anfangsphase einer Alkoholabhängigkeit lange Zeit übersehen und toleriert werden. Dadurch lässt man sie aber „ins offene Messer laufen“.**

## Teil 2

# Alkoholabhängigkeit „heilen“ – aber wie?

Aus der bisher erörterten Theorie und Praxis der Suchtkrankheit müssten nun Heilungswege abzuleiten sein. Natürlich bleiben die Erörterungen hierzu auch wieder Theorie. Im Alltag vieler Betroffener stellt sich mancher Aspekt anders dar. Dennoch hat sich mittlerweile ein umfangreiches fachliches Hilfeleistungssystem entwickelt, in dem betroffene Menschen gut versorgt werden können. Zum Hilfeleistungssystem für suchtkranke Menschen gehören zuerst die natürlichen sozialen Netze, als erstes die Familie. Erst nach der Familie kommen Selbsthilfegruppen und professionelle Helfer.

## 1. In der Familie

Die Probleme, vor denen Familien mit einem suchtkranken Angehörigen stehen, sind im ersten Kapitel bereits unter dem Stichwort Co-Abhängigkeit angedeutet. Suchtkranke setzen alles daran, dass ihr Umfelt ihnen ihre Sucht ermöglicht. Dieses Verhalten ist ein Symptom der Krankheit. **Ob man will oder nicht, durch die meisten Hilfen in der Familie verfestigt sich die Abhängigkeit.** Weil Hilfsbereitschaft, Nächstenliebe und Solidarität zentrale Tugenden für das menschliche Zusammenleben sind, werden diese Eigenschaften bei nahestehenden Menschen aktiviert, wenn es darum geht, Freunden oder Angehörigen aus einer Notsituation zu helfen. Aber gerade diese Hilfen verhindern meistens, dass der Alkoholkranke die Konsequenzen seines Alkoholismus direkt spürt.

Wirkliche Hilfe erfährt ein Familienmitglied erst dann, wenn das familiäre Umfeld nicht mehr hilft, die Konsequenzen der Trinkerei zu mildern. Erst dann, wenn das suchtkranke Familienmitglied die Folgen seines Verhaltens spürt, wird es nach wirklicher Hilfe und Veränderung suchen. Dies bedeutet für die Familie, eine völlig neue Haltung einzunehmen. Das gelingt am besten, wenn sich die helfenden Angehörigen einer Selbsthilfegruppe anschließen. Die Mitglieder dieser Selbsthilfegruppen für Angehörige haben oft selbst ein jahrelanges Martyrium mit ihrem trinkenden Familienmitglied durchgemacht. Daher geben sie die folgenden Ratschläge:

**Kein Selbstbetrug.**
*Frau Brettschneider hat ihren Mann jahrelang bei Arbeitgebern, Verwandten und Nachbarn entschuldigt und seinen Alkoholismus zu verheimlichen versucht. Sie glaubte, sie dürfe ihn nur nicht aufregen, dann würde er schon zur Vernunft kommen. Insgeheim wusste sie natürlich, dass es so nicht besser mit ihm werden würde. Aber diese Einsicht war für sie unerträglich, deshalb machte sie sich dauernd vor, doch eine normale Familie zu haben.*

*Frau Brettschneider konnte sich erst mit Hilfe der Angehörigengruppe eingestehen, dass die Sucht ihres Mannes sich durch ihr Verhalten verlängert und somit verschlimmert hat. Man riet ihr, damit aufzuhören, sich selbst zu belügen.*

**Den Alkoholismus als Krankheit akzeptieren.**
*Frau Brettschneider erlebte ihren Mann als willensschwach, lieblos und bösartig. Er belog und bestahl sie. Dafür machte sie ihm stets bittere Vorwürfe, aber es änderte sich auf Dauer nichts. Durch die Selbsthilfegruppe erfuhr sie, dass Alkoholismus eine Krankheit ist und dass Lügen und Tricksen ebenso Symptome dieser Krankheit sind, wie die so genannte Willensschwäche. Andere Krankheiten zeigen Symptome wie Fieber und Schnupfen. Um sich nicht anzustecken, muss man sich davor schützen, denn Vorwürfe und gute Ratschläge schützen nicht bei einer Grippe. Deshalb riet man Frau Brettschneider, sich vor den Krankheitssymptomen zu schützen ebenso wie vor der Ansteckungsgefahr bei einer Grippe.*

*Konkret bedeutet das, den Beteuerungen des suchtkranken Familienmitglieds nicht mehr zu glauben, Wertsachen zu schützen, darauf zu achten, dass der suchtkranke Partner keinen weiteren Schaden anrichten kann und Vorwürfe und Moralisierungen zu unterlassen.*

**Eigene Ängste akzeptieren und damit leben.**
*Frau Brettschneider befürchtete, dass ihr Mann seinen Arbeitsplatz verliere, wenn sie ihn nicht beim Arbeitgeber entschuldige. Außerdem fuhr sie ihn mit dem Auto, weil sie seinen Führerscheinverlust vermeiden wollte. Sie hatte dennoch große Ängste, dass er einen Verkehrsunfall verursachen könnte. Tatsächlich fuhr er bei einer Gelegenheit alkoholisiert mit dem Auto, verursachte einen kleinen Unfall*

*und verlor daraufhin den Führerschein. Mithilfe der Selbsthilfegruppe konnte Frau Brettschneider diese Ängste überwinden. Zwar verlor der Ehemann den Führerschein und bekam auch Druck vom Arbeitgeber. Aber erst die Einsicht, dass man letztlich keinen Schaden vermeiden kann, führte zur Reduzierung von Angst und Sorge bei der Angehörigen. Dies kann sich dann als Veränderungsdruck auf den Alkoholiker auswirken, selbst etwas gegen seine Sucht zu unternehmen.*

**Das eigene Leben leben.**
*Frau Brettschneiders Denken, Fühlen und Handeln der letzten Jahre drehte sich nur um ihren trinkenden Mann. Sie vernachlässigte sich selbst und ihre eigenen Interessen total, wurde ein Nervenbündel und psychosimatisch krank. Für diese Freudlosigkeit machte sie ausschließlich ihren Mann verantwortlich. Die bitteren Vorwürfe, die sie ihm dafür machte, führten bei ihm dazu, dass er vermehrt trank. Erst als sie sich wieder mit ihren Freundinnen traf, zum Frisör ging, sich neue Garderobe kaufte und mit den Kindern eine Wochenendfreizeit mit der Selbsthilfegruppe besuchte, übernahm sie wieder Verantwortung für ihr eigenes Leben.*

**Dem Partner die Verantwortung für sich selbst geben.**
*Dadurch, dass Frau Brettschneider wieder ihre eigenen Interessen verwirklichte und in erster Linie an sich selbst dachte, erhielt ihr alkoholkranker Mann die Verantwortung für sein eigenes Leben zurück. Er fühlte sich nun vermehrt wieder für seine Handlungen verantwortlich. Durch den Wegfall der Vorwürfe konnte er sich wieder auf sich besinnen und erkennen, dass er sich selbst schadete.*

**Die täglichen Hilfeleistungen einstellen.**
*Weil Frau Brettschneider nun vermehrt ihren eigenen Interessen nachging, konnte sie das, was sie bisher für ihren Mann erledigt hatte, nicht mehr tun. Herr Brettschneider musste nun selbst handeln, wobei er feststellte, dass seine Handlungs- und Leistungsfähigkeit durch den Alkoholkonsum stark gelitten hatte. Er schaffte es nicht, die Sucht vor sich und der Umwelt zu verbergen und spürte, dass er Hilfe brauchte. Weil er diese von seiner Frau nicht mehr wie gewohnt bekam, suchte er sich Hilfe außerhalb der Familie. Das war der Zeitpunkt, als er sich*

*zum ersten Mal an eine Beratungsstelle wandte, fast ein Jahr nachdem seine Frau den ersten Kontakt zur Selbsthilfegruppe geknüpft hatte.*

**Konsequenzen durchhalten.**
*Schon vor vielen Jahren drohte Frau Brettschneider ihrem Manne mit der Scheidung, wenn er das Trinken nicht lasse. Diese Drohung hielt sie aber nie ein und deshalb nahm ihr Mann sie bald nicht mehr ernst, wenn sie ihm mit irgendetwas drohte. Eine Drohung hat also nur dann Sinn, wenn sie wirklich realistisch ist. Inkonsequenz führt dazu, dass der alkoholkranke Partner im Machtkampf Oberwasser gewinnt. Bevor man also eine Drohung ausspricht, sollte man sich unbedingt darüber im Klaren sein, ob man sie überhaupt umsetzen kann.*

Zusammenfassend kann man anhand von diesem Beispiel vielleicht folgende Faustregel aufstellen: In der Familie kann man dem suchtkranken Familienmitglied nur helfen, wenn man die familiären Schwierigkeiten, Probleme und Konflikte mit Außenstehenden bespricht. Diese außenstehenden Menschen sollten etwas von den Problemen Suchtkranker verstehen. Deshalb eignen sich hierzu besonders Selbsthilfegruppen für Angehörige oder Fachleute in den Beratungsstellen für Suchtkranke.

Das **Problem der Co-Abhängigkeit** trifft in erster Linie Angehörige mit einem suchtkranken Familienmitglied. In *Kapitel 1.2.3* wurde diese Problematik beispielhaft erörtert. Mit dem Begriff Co-Abhängigkeit beschreibt man das Verhalten eines Familienmitgliedes, das unwillentlich dazu beiträgt, dass der Suchtkranke seine Abhängigkeit ausleben kann. Co-abhängige Angehörige verhindern, dass der süchtige Partner die Konsequenzen seines Suchtmittelmissbrauchs unmittelbar tragen muss. Deshalb sollten sich Familienmitglieder mit einem alkohol- oder drogenabhängigen Partner unbedingt an eine Fachberatungsstelle wenden, um eine Co-Abhängigkeit zu vermeiden.

**In der Familie kann man dem suchtkranken Familienmitglied nur helfen, wenn man die familiären Schwierigkeiten, Probleme und Konflikte mit Außenstehenden bespricht.**

## 2. In der Beratungsstelle

In Deutschland gibt es heute nahezu überall ein Angebot an Suchtberatungsstellen. Das bedeutet, dass in jeder bundesdeutschen Gemeinde über etwa 12.000 Einwohner eine Suchtberatungsstelle unterhalten wird. Die Suchtberatungsstellen wurden flächendeckend seit den Siebzigerjahren aufgebaut. Häufig sind sie in Drogenberatungsstellen (illegale Drogen) und allgemeine Suchtberatungsstellen (legale Drogen, vorwiegend Alkohol) getrennt. Aber es gibt auch gemeinsame Drogen- und Alkoholberatungsstellen. In neuerer Zeit entstehen vermehrt Stellen für psychisch kranke und suchtkranke Menschen. Viele Suchtberatungsstellen bezeichnen sich als „psychosoziale Beratungsstellen“ oder „Fachambulanzen“.

In allen Suchtberatungsstellen sind vorwiegend Fachleute tätig, die ein Studium zum Diplom-Sozialarbeiter oder Sozialpädagogen abgeschlossen haben. Oft haben diese Fachleute noch eine suchtspezifische Weiterbildung absolviert. In größeren Beratungsstellen arbeiten gelegentlich auch Psychologen und Ärzte mit. Manche Mitarbeiter der Beratungsstellen sind selbst Betroffene. Gemeinsam ist Beratern und Therapeuten dieser Stellen, dass sie ein Studium durchgeführt haben. Berater müssen Vertrauenspersonen sein, die der Schweigepflicht[1] unterliegen. Sie haben teilweise ein Zeugnisverweigerungsrecht[2], was besonders wichtig ist bei der Beratung im Bereich der illegalen Drogen.

*Als* **Frau Brettschneider** *mit ihrem trinkenden Ehemann nicht mehr weiter wusste, wandte sie sich zunächst an ihren Hausarzt. Der teilte ihr unumwunden mit, dass das Alkoholproblem von ihm und den meisten seiner ärztlichen Kollegen nicht richtig verstanden werde. Er gab ihr allerdings die Anschrift einer Beratungsstelle des Diakonischen Werkes in der Stadt. Dort rief Frau Brettschneider kurze Zeit später an und wurde zu einem Beratungstermin eingeladen. Sie erwartete, dort konkrete Ratschläge für den Umgang mit ihrem Mann zu erhalten. Hierin wurde sie zunächst enttäuscht.*

[1] § 203 Abs. 1 Nr. 4 StGB

[2] § 53 StPo

Die Sozialarbeiterin befasste sich hingegen eingehend mit ihr und ihrer Situation. In dem etwa eineinhalbstündigen Gespräch erhielt sie keine konkreten Ratschläge. Stattdessen konnte sie ausführlich von ihrer seelischen Belastung und ihrem Gefühlsleben erzählen. Eigentlich, so berichtete sie später, hat die Beraterin kaum etwas gesagt. Sie ermutigte sie vielmehr, sich einmal so richtig auszusprechen. Es tat ihr gut, den ganzen „Seelenmüll" abzulassen und sich dabei von einem Menschen akzeptiert und verstanden zu fühlen.

Wenn sie früher mit anderen über die Probleme mit ihrem Mann sprach, gaben diese Leute oft schnell gute Ratschläge. Die meisten dieser Empfehlungen konnte sie jedoch nicht umsetzen, weil die gut gemeinten Tipps nie so genau zu ihrer Situation passten. Das war in der Beratungsstelle anders. Hier hörte ihr zunächst einmal jemand nur zu. Der einzige Ratschlag, den sie am Ende des Gespräches erhielt war der, sich an eine Selbsthilfegruppe für Angehörige zu wenden. Die Adresse dieser Gruppen erhielt sie dann von der Sozialarbeiterin.

Suchtberatungsstellen sind Lebensberatungsstellen. Hier geht es nicht um irgendeine Sache, zu der eine Beratung erfolgt, sondern es geht um die einzigartige Lebenssituation eines konkreten Menschen mit seinen individuellen Besonderheiten. Da jeder Mensch anders ist und die persönlichen Probleme die ganze Person in ihrem jeweiligen sozialen Umfeld betreffen, können keine allgemeingültigen Rezepte gegeben werden.

Bei Frau Brettschneider versucht die Suchtberaterin stattdessen, eine Gesprächsatmosphäre zu erzeugen, in der diese selbst auf Ideen kommt, wie sie ihre Probleme lösen kann. Zu letzterem wird die Klientin von der Beraterin ausdrücklich ermutigt. Die Sachinformationen, die die Sozialarbeiterin der Hilfesuchenden gibt, beziehen sich hauptsächlich auf konkrete Organisationsthemen wie beispielsweise die Vermittlung zu anderen Einrichtungen, die Klärung von Kostenfragen oder die Organisation weiterer Hilfsangebote. Aus einem Beratungsgespräch kann durchaus ein längerer Beratungsprozess werden. Diese Beratungsprozesse ähneln häufig ambulanten Psychotherapien, sie sind vielleicht nicht immer so intensiv und langfristig.

**Bevor der Rentenversicherungsträger eine Kostenzusage für eine „Kur" erteilt, verlangt er vom Betroffenen, dass er Kontakt zu einer Beratungsstelle unterhält.**

Beratungsprozesse mit suchtkranken Menschen können sich auch über mehrere Jahre erstrecken, weil viele Betroffene noch nicht so weit sind, sich endgültig vom Alkohol zu trennen. Sie brechen dann die Beratung ab, werden rückfällig und kommen nach einiger Zeit wieder, wenn sie Hilfe brauchen. Das geschieht nicht selten in einem Zeitraum von vielen Jahren. Manche Suchtberater haben dadurch ihre regelrechten „Stammkunden".

**Dort, wo diese Verhältnisse noch stabil sind und die Abhängigkeit nicht allzu weit fortgeschritten ist, kommt eine ambulante Therapie in einer Beratungsstelle in Frage. Hier greift dann das Konzept „ambulante Rehabilitation".**

Der Kontakt zu einer Suchtberatungsstelle gilt heute auch als Voraussetzung für eine stationäre Therapie in einer Suchtklinik. Bevor der Rentenversicherungsträger eine Kostenzusage für eine „Kur"[1] erteilt, verlangt er vom Betroffenen, dass er Kontakt zu einer Beratungsstelle unterhält. Befürwortet die Beratungsstelle dann ebenfalls eine stationäre Entwöhnungsbehandlung, leitet sie das Behandlungsverfahren ein, indem sie an den Rentenversicherungsträger[2] einen Antrag mit einem Sozialbericht stellt.

Oft meinen aber die Fachleute in den Beratungsstellen, dass der betroffene suchtkranke Mensch „noch nicht so weit ist", zum Zeitpunkt seines Therapiewunsches auch wirklich eine stationäre Behandlung zu beginnen. Dann wird eine längere Beratungsphase vorgeschaltet, in der der Antragssteller seinen Therapiewunsch überdenken kann. In solchen Phasen wird den Betroffenen auch empfohlen, sich einer Selbsthilfegruppe anzuschließen. Dazu kommt es, wenn die Suchtberater zu der Auffassung gelangen, dass der Antragssteller noch nicht genügend Krankheitseinsicht hat. Diese wird aber als Voraussetzung für eine erfolgreiche Behandlung angesehen. Bei mangelhafter Krankheitseinsicht sind die Erfolgsaussichten einer Therapie eher gering. Dabei geht es nicht in erster Linie um Kostenersparnis, sondern darum, dass erfahrungsgemäß eine missglückte Therapie mit einem Therapieabbruch meistens die Suchtentwicklung verschlimmert und den Kranken oft resignieren lässt.

---

1 Bei vielen suchtkranken Menschen, besonders in den Selbsthilfegruppen, hat sich die Bezeichnung „Kur" für eine Entwöhnungsbehandlung eingebürgert.

2 Meistens die BfA, LVA oder die Knappschaft.

Bei einigen Menschen erscheint auch eine stationäre Therapie nicht sinnvoll, weil sie dann zu lange aus ihren natürlichen sozialen Bezügen gerissen werden würden. Dies trifft hauptsächlich auf Menschen mit Alkoholproblemen zu, die noch einen Arbeitsplatz haben und möglicherweise in die Familie und ein soziales Umfeld eingebettet sind. Dort, wo diese Verhältnisse noch stabil sind und die Abhängigkeit vom Suchtstoff nicht allzu weit fortgeschritten ist, kommt eine ambulante Therapie in einer Beratungsstelle in Frage. Hier greift dann das Konzept „ambulante Rehabilitation", das seit einigen Jahren bei den Rentenversicherungsträgern von manchen Beratungsstellen abgerechnet werden kann.

*Die Aufgaben der Suchtberatungsstellen sind sehr umfassend und werden im Folgenden kurz dargestellt.*

## 2.1 Die Suchtprävention

Vorbeugung (Prävention) strebt an, Kindern und Jugendlichen frühzeitig besondere Fähigkeiten zu vermitteln, um eine Suchtentwicklung zu vermeiden. Einige Mitarbeiter von Suchtberatungsstellen haben sich darauf spezialisiert, in Schulen, Kirchengemeinden, Jugendclubs und ähnlichen Einrichtungen Veranstaltungen zur Suchtprävention durchzuführen. Dazu wurden in den Bundesländern unterschiedliche Konzepte entwickelt und Mitarbeiter für Suchtprävention eingestellt. Zur Zielgruppe dieser Fachleute gehören aber auch Lehrer und andere Personen, die mit der Erziehung junger Menschen befasst sind. Hier spricht man von „Multiplikatorenschulungen".

Ziel der Präventionsfachkräfte ist, über Suchtmittel zu informieren und eine kritische Einstellung junger Menschen gegenüber den Konsumangeboten der Gesellschaft zu schärfen. Jugendliche sollen befähigt werden, selbstbewusst Nein zu Drogen zu sagen. In der Prävention wird häufig kein Unterschied zwischen legalen und illegalen Drogen gemacht. Das scheint nicht ganz unproblematisch, weil ja der junge Mensch in unserer „Permissivgesellschaft" lernen muss, mit legalen Drogen wie Alkohol und Nikotin umzugehen.

## 2.2 Aufsuchende Arbeit

Die aufsuchende Arbeit soll helfen, Klienten frühzeitig Hilfe zukommen zu lassen. Die in diesem Bereich tätigen Suchtberater suchen suchtgefährdete Menschen, die sich nicht in die Beratungsstelle trauen oder keine Möglichkeiten haben, eine zu besuchen, in ihrem jeweiligen sozialen Umfeld auf und bieten ihnen Hilfe an. Das sind meistens Krankenhäuser, Gefängnisse, Psychiatrien und andere Einrichtungen. Manche Helfer besuchen die betroffenen Menschen auch zu Hause. Menschen, die ihr Obdach verloren haben, werden auch auf der Straße aufgesucht. Sie erhalten dort Beratung und Hilfeangebote in allen Fragen, die ihre Lebenssituation verbessern können. Damit will man vermeiden, dass die Betroffenen noch weiter abrutschen und immer kränker werden. Manche Städte unterhalten auch eine Straßenambulanz zur akuten Gesundheitsversorgung.

## 2.3 Nachgehende Sozialarbeit

Die nachgehende Hilfe soll insbesondere chronisch alkohol-, medikamenten- oder drogenabhängige Menschen ansprechen. Sie will für gesundheitlich und sozial besonders schwer beeinträchtigte Abhängigkeitskranke Hilfen anbieten. Zielgruppe sind also Menschen mit einer Häufung ungünstiger Voraussetzungen und hoher Risiken.

**Gemeinsame Merkmale der betreuten Betroffenen sind häufig:**

- langjähriger Suchtmittelmissbrauch mit hoher Dosis und Intensität
- häufig bereits mehrere „klassische" ambulante und/oder stationäre Therapien absolviert oder abgebrochen, häufige Rückfälle
- gravierende psychische und gesundheitliche Schädigungen
- soziales Umfeld weitgehend verloren
- keine bzw. nur eine geringe materielle Absicherung

Mit den „klassischen" suchtspezifischen Hilfeangeboten sind diese Betroffenen kaum noch erreichbar. Wesentlicher Teil der Tätigkeit ist die aufsuchende und nachgehende Arbeit. Dazu gehört auch bei Kontaktabbruch durch den Klienten, diesen wiederholt aufzusuchen, den Kontakt nicht abbrechen zu lassen und das Unterstützungsangebot aufrecht zu erhalten. Oberstes Ziel dieser Arbeit ist, auch diese besonders schwer betroffenen Menschen aus der Abhängigkeit heraus zu führen. Dies ist meistens jedoch nur langfristig erreichbar. Daher müssen notwendige Etappenziele häufig sehr niedrig angesetzt werden, damit sie für den Abhängigkeitskranken erreichbar werden. So kann es für Einzelne bereits ein Erfolg sein, wenn es gelingt, den Kontakt im beiderseitigen Einverständnis aufrecht zu erhalten. Längerfristig sollen dann mit Hilfe einer unterstützenden Motivierung weitere „Fortschritte" erzielt werden bis hin zu dem langfristigen Ziel der Abstinenz.

## 2.4 Betriebliche Suchtkrankenfürsorge

Diese Hilfeform wird in manchen Verwaltungen und Großbetrieben von betriebseigenen Sozialarbeitern selbst durchgeführt. Kleinere Betriebe ko-operieren häufig mit örtlichen Beratungsstellen. Sucht ist ja als Krankheit anerkannt und deshalb kein Kündigungsgrund. Der Betrieb kann allerdings vom abhängigkeitskranken Mitarbeiter erwarten, dass er sich um die Heilung seiner Krankheit bemüht und seine volle berufliche Leistungsfähigkeit wieder erlangt. Suchtkranke haben also eine Mitwirkungspflicht. Kommen sie dieser nicht nach, können sie nach einem Abmahnverfahren entlassen werden. Oft geht die betriebliche Suchtkrankenfürsorge in die klassische Suchtberatung über.

**Sucht ist als Krankheit anerkannt und deshalb kein Kündigungsgrund. Der Betrieb kann allerdings vom abhängigkeitskranken Mitarbeiter erwarten, dass er sich um die Heilung seiner Krankheit bemüht und seine volle berufliche Leistungsfähigkeit wieder erlangt. Suchtkranke haben also eine Mitwirkungspflicht.**

## 2.5 Klassische Suchtberatung

In der klassischen Suchtberatung der Beratungsstellen führen die Berater mit den Hilfesuchenden die bereits beschriebenen Beratungsgespräche. Sie vermitteln die Ratsuchenden auch in eine stationäre Langzeittherapie oder eine andere geeignete Therapiemaßnahme. Oft erstrecken sich diese Beratungsprozesse über einen sehr langen Zeitraum, ehe eine Veränderung beim Suchtkranken eintritt.

In der klassischen Suchtberatung erwarten die Fachleute, dass die Hilfesuchenden den Kontakt zu ihnen aufnehmen und dann ein Problem benennen können. Um dieser Anforderung gerecht zu werden, muss der Betroffene bereit sein, aus eigener Initiative die Suchtberatungsstelle aufzusuchen. Da dies für viele eine recht hohe Hürde ist, spricht man hier von einem „hochschwelligen Angebot".

Vielfach behalten die Berater auch die Kontakte zu ihren Klienten während deren stationärer Behandlung. Viele Suchtkranke kommen nach einer „Kur" auch wieder zu ihrem Berater zurück. Einige werden auch zu einer ambulanten Therapie ermutigt. Dies nennt sich dann „ambulante Reha".

## 2.6 Ambulante Rehabilitation

Die ambulante Rehabilitation soll suchtkranken Menschen, die mit geringer Unterstützung abstinent leben können, die Möglichkeit bieten, eine Psychotherapie zu erfahren, ohne dafür in eine Klinik zu müssen. Die Therapeuten weisen eine von den Leistungsträgern anerkannte suchttherapeutische Ausbildung nach. Anerkannt werden psychoanalytische, verhaltenstherapeutische und gestalttherapeutische Verfahren (*siehe Teil 1, ab Kapitel 1.2*).

**Ziel der Therapie ist eine selbstverantwortete und zufriedene Lebensführung auf der Grundlage der Abstinenz.**

Die ambulante Rehabilitation Sucht ist eine von Rentenversicherungsträgern und Krankenkassen finanzierte Entwöhnungsbehandlung. Sie ist durch die Kostenträger an strenge Auflagen gebunden. Die Therapie besteht in der Regel aus einer Kombination von Gruppen- und Einzeltherapie. Je nach Bedarf und Bewilligung erstreckt sich die ambulante Rehabilitation über vierzig bis hundertzwanzig Sitzungen. Die Gruppentherapiegespräche sind Kern der ambulanten Rehabilitation. Die Gruppe mit etwa zehn Plätzen findet einmal in der Woche statt und dauert meistens eineinhalb Stunden. Zudem gibt es wöchentliche Einzeltherapiesitzungen, die fünfundvierzig Minuten bis eine Stunde dauern. Die Gruppentherapie wird von zwei Therapeuten mit anerkannter suchttherapeutischer Weiterbildung geleitet.

**Während der Therapie gelten folgende Regeln:**
*Abstinenz von Alkohol, Psychopharmaka, illegalen Drogen – Regelmäßige und pünktliche Teilnahme an den Gesprächen (in den ersten sechs Monaten kein Urlaub, bei Verlängerung maximal drei Wochen) – Teilnahme an einer Selbsthilfegruppe – Ärztliche Krankmeldung bei Fehlen von mehr als an zwei Sitzungen.*
*Als Abbruch gilt: Unentschuldigtes Fehlen an bereits einer Sitzung – Beharrliches Verweigern der Auseinandersetzung mit dem Therapieangebot.*

Ziel der Therapie ist eine selbstverantwortete und zufriedene Lebensführung auf der Grundlage der Abstinenz. Nach Rückkehr aus einer stationären Therapie bieten die Beratungsstellen über einen begrenzten Zeitraum den Klienten ambulante Nachsorge-Gespräche oder einen Aufenthalt in einer Nachsorge-Wohngemeinschaft an. Auch die Nachsorge kann im Rahmen von ambulanter Reha mit den Rentenversicherungsträgern abgerechnet werden.

## 2.7 Gruppenarbeit

Gruppenarbeit mit Betroffenen, Angehörigen und die Förderung von Selbsthilfegruppen ist traditionsgemäß ein großer Teil der Arbeit der Beratungsstellen. Dabei kann unterschieden werden *in offene Gruppen, themenzentrierte Gruppen, Angehörigengruppen, Selbsterfahrungsgruppen und Selbsthilfegruppen.*

In der **offenen Gruppe** können sich alle Interessierten einfinden, unabhängig davon, ob sie aktuell trinken, abstinent leben, Angehörige sind oder ihren Führerschein verloren haben. Von der offenen Gruppe werden die Teilnehmer in der Regel zu spezielleren Angeboten weitervermittelt: Die Angehörigen in eine Angehörigengruppe, die Führerscheinaspiranten in eine Führerscheingruppe usw. Die Schwierigkeit der offenen Gruppen besteht darin, dass Teilnehmer gelegentlich angetrunken erscheinen.

In den **themenzentrierten Gruppen** werden meistens bestimmte Fragen zur Sucht und ihren Folgeerkrankungen besprochen. Da es hier in der Regel um gesundheitliche Themen geht, werden diese Gruppen häufig von Ärzten geleitet, die mit den Beratungsstellen einen Honorarvertrag abgeschlossen haben. Bei rechtlichen Fragen können Juristen hinzugezogen werden.

In **Info-Gruppen** wird den an einer Therapie interessierten Menschen sachliches Wissen über Alkohol, Drogen und deren Wirkung vermittelt. Informationen über Therapiemöglichkeiten ergänzen das Angebot.

Die **Angehörigengruppen** wenden sich vorwiegend an Partner und Angehörige von Suchtkranken. Diese sollen im Austausch mit ähnlich Betroffenen Entlastung finden und lernen, co-abhängiges Verhalten zu vermeiden.

**Selbsterfahrungsgruppen** wenden sich an abstinent lebende Suchtkranke. Hier werden Probleme, Konflikte und auch Freuden aus dem Alltag der Teilnehmer besprochen. Dabei soll die Gruppe dem Einzelnen einerseits eine Stütze in der Auseinandersetzung mit der Bewältigung des Alltags sein, andererseits können aber die Alltagsthemen auch auf den persönlichen Hintergrund eines Teilnehmers zurückgeführt werden. Durch die geäußerten Meinungen der anderen Teilnehmer zu einem bestimmten Alltagsproblem eines Betroffenen erfährt Letzterer auch etwas über sich selbst. Dies führt dann zu einer verbesserten „Selbsterkenntnis".

**Selbsthilfegruppen** bieten den abstinent lebenden Alkoholikern den besten Schutz vor Rückfällen. Die professionellen Mitarbeiter der Beratungsstellen fördern die Arbeit der Selbsthilfegruppen, ohne ihnen inhaltliche Vorgaben zu machen. Die Beratungsstellen stellen in der Regel nur die Räume und ihre Infrastruktur zur Verfügung. Die Gruppenarbeit wird von den Betroffenen unabhängig durchgeführt. Zu manchen Themen holen sie den Rat der Fachleute ein. (Siehe Kapitel 4 über Selbsthilfegruppen.)

## 2.8 Die Angehörigenarbeit

Angehörigenarbeit als Einzelfallhilfe und in Gruppenarbeit soll dazu beitragen, dass sich Angehörige von suchtkranken Menschen nicht in Co-Abhängigkeitssysteme verstricken. Oft sind es ja die Angehörigen, die den ersten Kontakt zu einer Beratungsstelle herstellen. Entgegen ihren Erwartungen werden aber die Angehörigen von den Beratern als Klienten betrachtet. Es geht also in der Regel nicht um die Probleme der suchtkranken Partner, sondern um Probleme, die die Angehörigen selbst haben.

## 2.9 Politische Arbeit

Die gesellschaftspolitische Vertretung abhängigkeitskranker Menschen ist seit jeher ein weiteres Betätigungsfeld der Beratungsstellen. Die Mitarbeiter sitzen in Gremien und Ausschüssen, die über aktuelle sozialpolitische und suchtpolitische Fragen diskutieren. Sie beeinflussen mit ihren fachlichen Erkenntnissen die Gesundheitspolitik. Mancherorts erfolgt hier eine enge Zusammenarbeit mit den ansässigen Selbsthilfegruppen.

## 2.10 Besonderheiten der Drogenberatungsstellen

Spezielle Betätigungsfelder der Drogenberatungsstellen sind auch die „psychosoziale Betreuung“ von Substituierten, Streetwork an Treffpunkten der Drogenszene, Bereitstellung von Spritzenautomaten, Aids-Prophylaxe, Betreuung drogenabhängiger Prostituierten, Betrieb drogenfreier Gaststätten und Cafés für Abhängige, Notschlafstellen usw.

## 2.11 Fazit zu den Suchtberatungsstellen

Das Angebot der Suchtberatungsstellen ist vielfältig, differenziert und befindet sich ständig in einer Weiterentwicklung. Viele Beratungsstellen haben ihr Angebot in den letzten Jahren auch auf stoffungebundene Süchte erweitert wie vor allem Magersucht und Spielsucht. In jüngster Zeit wurden auch erste Angebote für internetsüchtige Menschen entwickelt.

Gemeinsames Ziel der meisten Beratungsstellen ist, dem abhängigkeitskranken Menschen bei der Wandlung und Weiterentwicklung seiner Persönlichkeit zu helfen. Mit der Beratung will man den Hilfesuchenden darin unterstützen, die eigene Persönlichkeit aufzubauen. Er soll befähigt werden, seine familiären und sozialen Funktionen zu erfüllen, Verantwortung für sich selbst zu übernehmen und ein selbst bestimmtes Leben innerhalb der Gesellschaft zu verwirklichen.

**Viele Beratungsstellen erweitern heute ihr Angebot auch für Menschen mit psychischen Schwierigkeiten, weil man festgestellt hat, dass oft eine enge Verbindung zwischen einer psychischen Erkrankung und einer Suchterkrankung besteht.**

Ein anderes Ziel der Beratungsstellen ist, die Öffentlichkeit so weit über Suchtmittel und Abhängigkeitserkrankungen zu informieren, dass einerseits suchtkranke Menschen von der Gesellschaft besser verstanden und in ihren Resozialisierungsbemühungen unterstützt werden. Zum anderen wird die Öffentlichkeit auch über die Gefahren der Suchtmittel informiert. Die Beratungsstellen erfüllen somit einen wichtigen gesellschaftlichen Auftrag, weil sie neben der Behandlung des einzelnen Menschen auch immer die Auswirkungen von Suchtmitteln auf die Gesellschaft im Blick haben.

Die Beratungsstellen arbeiten auf der Grundlage wissenschaftlich abgesicherter Konzepte. Diese wissenschaftliche Grundlage wurde im vorangegangenen Teil 1 erläutert. Sie ist die Basis jeglicher Beratungskonzepte und begründet die anerkannten therapeutischen und sozialarbeiterischen Vorgehensweisen. Selbstverständlich werden diese Konzepte ständig weiter entwickelt, weil sich das Wissen über die Sucht laufend ergänzt und weil sich die Gesellschaft ständig wandelt.

Grundsätzlich werden in den Beratungsstellen alle Formen von Abhängigkeit verstanden. Die häufig anzutreffende Trennung von Beratungsstellen für legale und für illegale Drogen ist aus der geschichtlichen Entwicklung und der unterschiedlichen Förderung zu verstehen. Viele Beratungsstellen erweitern heute ihr Angebot auch für Menschen mit psychischen Schwierigkeiten, weil man festgestellt hat, dass oft eine enge Verbindung zwischen einer psychischen Erkrankung und einer Suchterkrankung besteht. In den Beratungsstellen werden meistens die unterschiedlichen persönlichkeitstheoretischen Konzepte kombiniert. Es arbeiten Fachleute mit unterschiedlichen Grundberufen zusammen (Arzt, Sozialarbeiter, Psychologe usw.). Man spricht dann von einem integrierten und interdisziplinären Beratungskonzept.

Letztlich kann man sagen, dass suchtkranke Menschen in den Beratungsstellen durchweg gut geschultes Personal vorfinden. Dieses Personal muss sich auch ständig einer Qualitätskontrolle unterziehen. Die Fachleute müssen ihre Arbeit dokumentieren, wissenschaftlich begründen und sich persönlich einer Supervision[1] unterziehen. Wenn sich dennoch ein Hilfesuchender in einer Beratungsstelle vom Berater nicht gut behandelt fühlt, sollte der Hilfesuchende sich nicht scheuen, um ein Gespräch mit einem anderen Berater nachzusuchen oder gar eine andere Stelle aufzusuchen.

[1] In der Supervision besprechen die Fachleute unter Anleitung einer außenstehenden Fachkraft (Supervisor) die Probleme, die sie durch ihre Arbeit haben. Dadurch entsteht so etwas wie eine gegenseitige Kontrolle zum Schutz der Hilfesuchenden.

# 3. In der Fachklinik

Das Bettenangebot für eine stationäre Entwöhnungsbehandlung bei einer Suchterkrankung scheint heute ausreichend zu sein. In den Sechzigerjahren bestand bereits ein System an „Heilstätten“ und psychiatrischen Einrichtungen für Suchtkranke. Die so genannten „Trinkerheilanstalten“, zum größten Teil in kirchlicher Trägerschaft, waren damals weniger therapeutisch als vielmehr erzieherisch und sozialfürsorgerisch ausgerichtet. Die Suchtabteilungen an den psychiatrischen Krankenhäusern orientierten sich an der damaligen Anstaltspsychiatrie.

Aus diesen schon bestehenden Strukturen der unterschiedlichen Träger entwickelte sich seit Mitte der Sechzigerjahre ein differenziertes Versorgungssystem (ambulant, stationär und komplementär[1]), das insbesondere durch das ehrenamtliche Engagement der Selbsthilfegruppen verbunden ist. Seit Einführung einer gesicherten Regelfinanzierung Ende der Siebzigerjahre fanden sich auch zunehmend privatwirtschaftliche Betreiber von größeren Fachkliniken. Grundsätzlich ist die Versorgung mit Therapieplätzen ausreichend. Wenn dennoch Wartezeiten bis zu einer Therapie auftreten, mag dies eher an einer nicht geklärten Kostenübernahme oder vielleicht an einer mangelnden Krankeneinsicht des Abhängigen liegen.

Kostenträger für die Entgiftungen in Krankenhäusern sind die Krankenkassen; bei Rehamaßnahmen, die in der Regel 12 – 26 Wochen dauern, sind es die Rententräger, ebenfalls bei ambulanten Maßnahmen. Für chronische Klienten mit anschließender Unterbringung von unterschiedlicher Verweildauer in Adaptionseinrichtungen und Tageskliniken sind die überörtlichen Sozialhilfeträger zuständig.

Seit Mitte der Achtzigerjahre wurden die Therapiezeiten für die stationäre Entwöhnungsbehandlung durch die Kostenträger deutlich gekürzt. Bis zu dieser Zeit dauerte die Regelbehandlung in einer Fachklinik für Suchtkranke sechs Monate. Danach wurde die Behandlungsdauer zunächst auf vier Monate gekürzt, heute ist die Behandlungsdauer oft noch weiter differenziert und gekürzt. Es gibt z. B. 6-Wochen-Behandlungen mit anschließender ambulanter Weiterbehandlung. Diese geschieht in Tageskliniken, Adaptionseinrichtungen oder ambulanter Nachsorge und

1 ergänzende Maßnahmen

mit ähnlichen Programmen von unterschiedlicher Verweildauer. Auf der anderen Seite gibt es aber für die steigende Zahl von chronisch suchtkranken Menschen auch Langzeiteinrichtungen, in denen die Menschen dann mehrere Jahre verweilen.

Die Behandlungsdauer für Drogenabhängige wurde Mitte der Neunzigerjahre von zwölf Monaten auf sechs Monate gekürzt. An die stationäre Behandlung wurden dann Nachsorge und Adaptionseinrichtungen angeschlossen.

## 3.1 Grundprobleme der Suchttherapie

Um Konzepte und Vorgehensweisen der Suchttherapie verstehen zu können, muss man sich zunächst klar machen, nach welchen Prinzipien Therapie überhaupt geschieht. Alle Therapierichtungen haben sich an der traditionellen ärztlichen Behandlung orientiert. Diese arbeitet nach den folgenden Prinzipien.

Voraussetzung für die Therapie durch den Arzt ist, dass der Patient dem Arzt einen Behandlungsauftrag erteilt. Mit diesem Auftrag wird ein Behandlungsvertrag geschlossen. Der Patient folgt dann den ärztlichen Weisungen. Er kommt den Terminen mit dem Arzt nach, nimmt Anwendungen in Anspruch und Medikamente gemäß ärztlicher Verordnung. Daran hat sich auch die Psychoanalyse orientiert. Grundlage der psychoanalytischen Behandlung ist das therapeutische Bündnis mit seiner Grundregel. Sie besagt, dass der Patient drei- bis viermal wöchentlich zu einer fünfzigminütigen Therapiesitzung pünktlich in der Praxis erscheint. In dieser Sitzung spricht der Patient alles aus, was ihm in den Sinn kommt, unabhängig davon, ob er es als unwichtig, peinlich, störend oder nicht zur Sache gehörend betrachtet. Selbst wenn die Gedanken des Patienten den Therapeuten verletzen oder ärgern könnten, sollen sie ausgesprochen werden.

Abweichungen von den „äußeren Regeln“ führen zum Therapieabbruch. Wenn also der Patient Termine nicht wahrnimmt, muss er sie zunächst selbst bezahlen, geschieht das öfter, kann keine Behandlung durchgeführt werden. Abweichungen von den „inneren Regeln“ sind üblich, sie werden als Widerstand gedeutet. Da schon die äußere Grundregel von den Alkoholikern nicht eingehalten werden konnte, weil sie häufig rückfällig wurden und die Termine nicht wahrnahmen, schloss die klassische Psychoanalyse das Krankheitsbild Sucht zunächst aus ihrem Behandlungskatalog aus. Auch heute noch behandeln die meisten niedergelassenen Psychotherapeuten suchtkranke Menschen nicht. Auch in den meisten stationären Einrichtungen, wie psychosomatische Kliniken oder Psychiatrien, werden abhängigkeitskranke Menschen ausgeschlossen, es sei denn, es gibt ein besonderes Angebot für sie.

Aus fachlicher Sicht kann eine Therapie nur dann erfolgen, wenn der Patient dem Arzt einen eindeutigen Behandlungsauftrag erteilt und der Arzt oder Psychotherapeut einen Rahmen (Setting) für die Behandlung zur Verfügung stellt. Dieser Rahmen wird vom Patienten akzeptiert, seine Regeln werden nur innerhalb dieses Rahmens hinterfragt. Eine Veränderung des therapeutischen Rahmens wird nur durch neue Absprachen zugelassen. Innerhalb der Therapie ist der Arzt ganz dem Patienten verpflichtet. In der Logik des therapeutischen Handelns setzen die Therapeuten Mittel und Hilfen zur Behebung der Notlage eines Menschen (Patient, Klient) ein, entsprechend des einzigartigen Lebens dieser Person. Das geschieht im Sinne der Sicherung oder Herstellung der Gesundheit des betroffenen Menschen. Diese therapeutische Logik ist tief im Berufsbild der meisten therapeutischen Berufe verankert, sie gerät aber bei der Behandlung suchtkranker Menschen an ihre Grenzen, weil Alkoholiker und Drogenabhängige meistens nicht in der Lage sind, das beschriebene Arbeitsbündnis verlässlich einzuhalten.

Die drei Faktoren, die eine Therapie ermöglichen, heißen *Leidensdruck, Kontrakt, Setting*. Da der Leidensdruck bei Abhängigkeitskranken jedoch instabil ist, gelingt es dem Suchtdruck, sich durchzusetzen und Kontrakt und Setting zu gefährden.

## 3.2 Was geschieht in der stationären Suchttherapie?

Damit sich der „Suchtdruck“ nicht durchsetzen kann, benötigt die Suchtkrankentherapie einen besonderen Rahmen (Setting), der dem Patienten dazu hilft, nicht kontraktbrüchig zu werden, also während der Behandlung nicht zu trinken. Das spezielle Angebot für die Behandlung suchtkranker Menschen sieht folglich ein besonderes Setting vor, das vor allem die Aufrechterhaltung der Abstinenz während der Behandlung sicherstellen soll. Suchtkranke weisen schwere Ich-Störungen und geringe Frustrationstoleranz auf, die dazu führen, dass das klassische therapeutische Arbeitsbündnis nicht tragfähig genug ist. Statt des klassischen therapeutischen Arbeitsbündnisses entwickelte man in der Suchtkrankenbehandlung Regelsysteme, die die fehlende innere Ich-Struktur durch äußere Strukturen ersetzen (Haus- und Therapieordnungen). Diese äußeren Regelsysteme stehen jedoch im Widerspruch zum therapeutischen Verständnis, sie entstammen eher dem Verständnis vom Erhalt des gesellschaftlichen Normenkonsenses, denn das Setting muss als Norm gegen den Patienten durchgesetzt werden. Dem Patienten wird gleichsam eine Norm aufgezwungen. Die Missachtung dieser Norm führt in den meisten Fällen zum Therapieausschluss.

### 3.2.1 Die stationäre Entwöhnungsbehandlung

In Folge der Psychiatrie-Enquete von 1975 änderte sich das Verständnis von psychiatrischen Institutionen. Das Konzept der Großkrankenhäuser wurde zu Gunsten eines Konzeptes der Gemeindenähe mit kleinen, überschaubaren Einheiten aufgegeben. Durch die Einrichtung von kleinen Stationen, therapeutischen Gemeinschaften, Patientenclubs, Tageskliniken und Übergangseinrichtungen wurde es möglich, die Institution als „therapeutisches Milieu“ zu gestalten, das als solches förderlich auf den Heilungsprozess wirkt.

**Zu Beginn der Siebzigerjahre mussten diese therapeutischen Wohngemeinschaften der „Bedrohung durch die Droge“ mit all ihren kriminellen Begleiterscheinungen ein straffes Kontrollsystem entgegensetzen, um ein therapeutisches Arbeiten und Zusammenleben der Klienten überhaupt zu ermöglichen.**

Diesen Weg ist die stationäre Suchtbehandlung schon lange vor der klassischen Psychiatrie gegangen. Popularität erlangte die Suchtbehandlung, als sie in Folge der „Drogenwelle“ zu Beginn der Siebzigerjahre so genannte therapeutische Wohngemeinschaften entwickelte.

Diese therapeutischen Wohngemeinschaften mussten der „Bedrohung durch die Droge“ mit all ihren kriminellen Begleiterscheinungen ein straffes Kontrollsystem entgegensetzen, das erst das therapeutische Arbeiten und das Zusammenleben der Klienten ermöglichte. Ähnliche Einrichtungen gab es auch in der Alkoholismusbehandlung schon seit längerer Zeit. Diese verstanden sich als Lebensgemeinschaft und wollten über gemeinsames Tun zur Heilung des Einzelnen gelangen.

Sowohl den therapeutischen Wohngemeinschaften für Drogenabhängige als auch den Heilstätten für Alkoholkranke lag zunächst weniger ein therapeutisches Konzept zugrunde, vielmehr muss hier von einem erzieherisch-moralisierenden Ursprung ausgegangen werden. Erst nach dem Urteil des Bundessozialgerichtes aus dem Jahre 1968, in dessen Folge Sucht als Krankheit definiert werden musste, wurden diese Konzepte in eine sozialtherapeutisch-institutionsorientierte Suchtbehandlung übergeleitet. Ab Mitte der Siebzigerjahre wurden Fachkliniken zur Behandlung suchtkranker Menschen dann neu konzipiert. Bei Klinikneubauten berücksichtigte man dieses Verständnis auch in der Architektur.

**Gabi** *war neunundzwanzig Jahre alt, als sie sich auf Druck ihres Arbeitgebers an eine Beratungsstelle wandte. Die Sachbearbeiterin bei einem großen Versicherungskonzern war dort vermehrt angetrunken aufgefallen. In der Beratungsstelle wurde zunächst an ihrer Therapiemotivation gearbeitet, weil sie überhaupt nicht glauben konnte, alkoholkrank zu sein. Die gründliche Erhebung der Vorgeschichte veranlasste den Suchtberater, die Diagnose „Gamma-Alkoholismus in kritischer Phase vor dem Hintergrund einer depressiven Persönlichkeitsstruktur“ in den Sozialbericht zu schreiben.*

*Nach knapp drei Monaten regelmäßiger Einzelgespräche in der Beratungsstelle und dem Besuch der offenen Gruppe ging sie für zehn Tage zur Entgiftung in ein Krankenhaus. Da sie sich bereits vorher selbst entzogen hatte, schien ihr der Krankenhausaufenthalt nur eine Pflichtübung zu sein, die von der Fachklinik gefordert wurde. Leider konnte der Übergang von der Entgiftung in die Fachklinik nicht übergangslos erfolgen, sie musste noch einmal für fünf Tage nach Hause.*

*In diesen Tagen hatte sie dann doch noch einen erheblichen Rückfall. Mit Hilfe einer Freundin war sie dann am Tag vor dem Aufnahmetermin in der Fachklinik wieder einigermaßen klar, so dass sie den Rück-*

*fall zunächst verschweigen konnte. Ihr Suchtberater begleitete sie in die Klinik, weil sie große Ängste hatte. Sie bestand darauf, dass er beim Aufnahmegespräch dabei sein sollte. Hier wurde auch der Rückfall aufgedeckt. Ihr Suchtberater „fiel aus allen Wolken", was ihr peinlich war. Sie war allerdings erleichtert, dass sie trotz dieser Geschichte in der Fachklinik aufgenommen wurde. Allerdings galt für sie zunächst eine etwas stärkere medizinische Kontrolle. Ihr wurde überdies gesagt, dass sie möglicherweise erst später als andere Patienten Ausgang erhalten würde, dies entschiede jedoch ihr Therapeut, den sie am Aufnahmetag erst später kennen lernte. Gabi wurde vom Aufnahmearzt und einer Krankenschwester eingehend untersucht und befragt. Als ihr Berater wegfuhr, fühlte sie sich zunächst allein und fremd in dem Haus, von dem sie in ihrer anfänglichen Aufregung kaum etwas mitbekommen hatte. Als sie das Arztzimmer verließ, wartete vor dem Sprechzimmer ein Mann auf sie, der sie sofort duzte und sich als Willi vorstellte. Er erzählte, dass er schon knapp vier Monate in der Klinik Patient wäre und nun ihr „Pate" sei. Den ganzen ersten Tag war er bei Gabi und erklärte ihr alles. Später konnte sie bei Fragen und Problemen auch wieder zu ihm kommen. Durch seine Anwesenheit war Gabi etwas erleichtert und erfuhr, dass sie nicht als Einzige kurz vor der „Kur" noch einen Rückfall hatte. Willi brachte sie auf ihr Zimmer, das mit mehreren anderen Zimmern um einen Gemeinschaftsraum gruppiert lag, den Gabi als Wohnzimmer wahrnahm. Im Haus waren sechs solcher Wohngruppen (Stationen), so dass es mit 60 bis 70 Patienten noch eine recht überschaubare Einrichtung war. Willi kannte jeden im Haus.*

*Am späten Nachmittag des Aufnahmetages sollte sie sich in diesem „Gruppenraum" einfinden, ihr Therapeut würde sich dann vorstellen, erklärte Willi. Ihr Gepäck sollte dann in seiner Gegenwart und der einer Praktikantin ausgepackt werden, weil es doch immer wieder vorkomme, dass jemand noch einen Flachmann mitbringe, erzählte Willi. Viel schwieriger als ein Flachmann seinen aber die Medikamente, erklärte die Praktikantin, denn gerade Medikamentenabhängige gäben immer wieder ihre Tabletten nicht ab und man könne den Missbrauch während der Behandlung längst nicht so schell entdecken wie den Alkoholmissbrauch. In der Hausordnung, die Gabi bei der Aufnahme erhielt, war zu lesen, dass Alkoholkonsum oder Medikamentenmissbrauch während der Behandlung zur sofortigen Entlassung führe. Die*

*Hausordnung schockte Gabi. „Hier darf man wohl gar nichts?", fragte sie Willi. Der lachte nur und sagte, dass er die Hausordnung mit ihr am Abend noch durchspreche und dass am nächsten Tag noch ein Treffen aller Paten mit allen Neuen zu der Hausordnung stattfinde. Sie solle sich jetzt erstmal keine Gedanken machen, bald fände sie das gar nicht mehr so schlimm. Leute, die schon länger da seien, fänden die Hausordnung sogar zu lasch. Es käme auch schon mal vor, dass die Therapeuten jemanden nicht entlassen hätten, obwohl diese Person einen Rückfall gehabt hätte. Da seien andere Patienten sauer auf die Therapeuten geworden, erzählte Willi. Nachdem Willi am Nachmittag mit ihr eine Tasse Kaffee getrunken hatte, musste sie sich um 16.30 Uhr zur ersten Gruppensitzung im Gruppenraum einfinden. Hier saßen bereits einige Männer und Frauen um einen Tisch, die sich auch ziemlich verloren vorzukommen schienen. Nach und nach füllte sich der Raum, schließlich zählte Gabi elf Personen. Man saß schweigend beisammen, bis jemand in den Raum kam, den Gabi als Therapeuten identifizierte. Dieser blieb zunächst in der Tür stehen, sprach einige kurze Grußworte und stellte sich tatsächlich als Therapeut vor. Dann bat er die Anwesenden, die Stühle zu einem Stuhlkreis aufzustellen. Als dies endlich geschafft war, ergriff er noch einmal das Wort und sagte, dass man nun die erste eineinhalbstündige Gruppensitzung haben werde, die vorwiegend der Vorstellung des Programms und der Teilnehmer diene. Eine weitere Frau sei noch nicht gekommen, man wüsste noch nichts Weiteres.*

*Von Willi erfuhr sie später, dass die Gruppen eigentlich nur zehn Personen stark seien. Meistens brächen in der Anfangszeit aber einige ab oder würden wieder entlassen, so dass man wahrscheinlich deshalb zwölf aufnehme. Einige der Gruppenmitglieder fand Gabi sofort unsympathisch, andere schienen ganz nett zu sein, wieder andere waren ihr gleichgültig. Eigentlich überwogen eher die unangenehmen Gefühle den Leuten gegenüber, musste sie sich eingestehen.*

*Auch der Therapeut war ihr nicht ganz geheuer. Dieser erklärte den Therapieablauf und sagte, dass man sich bei allen Unklarheiten an den Paten wenden solle. Gabi erfuhr, dass sie ab dem folgenden Tag in den ersten beiden Wochen jeden Vormittag Beschäftigungstherapie und später Arbeitstherapie haben werde. In dieser Zeit lägen auch die Arzt- und Therapeutentermine. An drei Nachmittagen treffe man sich in dieser Gruppe, an einem Nachmittag sei eine themenzentrierte Gruppe sowie eine Neigungsgruppe in Sport oder Kunst. Morgens gebe es Frühsport, nachmittags Jogging oder Wandern.*

*Die vielen Dinge konnte sie sich am ersten Tage natürlich nicht merken, aber sie erhielt ja in den nächsten Tagen einen Therapieplan. Am wichtigsten fand sie den Termin für das Einzelgespräch bei ihrem Therapeuten. Das erste Gespräch sollte bereits am nächsten Vormittag sein. Danach gebe es jede Woche eine Einzelsitzung. Nach dieser kurzen Einführung stellten sich die anderen Teilnehmer vor und Gabi dachte sich bei einigen, dass sie mit denen bestimmt noch „Zoff" bekommen würde.*

*Nach dieser Gruppensitzung führte Willi sie in den Speiseraum zum Abendessen, wo sie mit den Leuten aus ihrer Gruppe einen Tisch zugewiesen bekam. Ausgerechnet der, den sie am wenigsten leiden konnte, nahm den Platz unmittelbar neben ihr ein. Sie überlegte kurz, ob sie deshalb nicht lieber wieder abreisen sollte, fand sich dann aber ein bisschen blöd wegen dieser Gedanken. Das Abendessen schien von anderen Patienten aufgetragen zu werden, registrierte sie. An den anderen Tischen herrschte rege Unterhaltung, an ihrem Tisch war man ziemlich stumm, keiner schien zu wissen, was er sagen sollte.*

*In dieser Nacht schlief Gabi unruhig. Was mochte noch alles auf sie zukommen, würde sie die vielen Regeln einhalten können? Sie konnte sie sich ja noch nicht einmal merken! Am nächsten Morgen traf sie ihre Gruppe wieder beim Frühstück. Anschließend machte die Beschäftigungstherapeutin mit ihnen einen kleinen Spaziergang über das Gelände. Dabei erzählte sie etwas von Arbeitstherapie im Gewächshaus, dem Stall, auf dem Feld oder in der Küche. Dies käme aber erst ab der dritten Therapiewoche auf sie zu, jetzt ginge es nur um Beschäftigungstherapie. Man werde zunächst flechten, dann mit Ton arbeiten und schließlich auch malen. Die meisten Gruppenmitglieder äußerten sich negativ über diese Angebote.*

*Gabi musste an diesem ersten Tag die Beschäftigungstherapie früher verlassen, weil sie einen Termin zum Einzelgespräch mit ihrem Therapeuten hatte. Vor diesem Gespräch war sie ziemlich aufgeregt. Allerdings wurde der Rückfall überhaupt nicht angesprochen. Ob der Therapeut ihn nicht mitbekommen hat, fragte sich Gabi. Stattdessen sollte sie erzählen, wie es ihr nach der Aufnahme ergangen und wie es überhaupt zur Alkoholabhängigkeit gekommen sei. Unversehens war man bei ihrer Familie, ihren Eltern und Geschwistern angelangt. Die Stunde ging schnell vorbei und Gabi hätte gern noch länger Zeit gehabt, der Therapeut gefiel ihr schon besser als am Tag zuvor.*

So oder ähnlich sieht die Eingangssituation in den meisten Fachkliniken aus, wobei Details natürlich unterschiedlich sind. Ob eine Klinik eine Gruppe gemeinsam aufnimmt oder ob die Patienten in eine bereits bestehende Gruppe integriert werden, wie die Gewichtung von Arbeitstherapie und Sport ausfällt oder ob die Patienten im Einzel- oder Doppelzimmer untergebracht sind, ist unterschiedlich. Gemeinsam ist den Fachkliniken allerdings ein Regelsystem, das die Abstinenz sichern soll und das selbst eine therapeutische Wirkung hat.

**Alle Fachkliniken haben ein Regelsystem, das die Abstinenz sichern soll und das selbst eine therapeutische Wirkung hat. Durch die Gruppentherapie und das allgemeine Leben auf der Station entwickelt sich eine Gruppendynamik, die die Gruppenmitglieder mit den unterschiedlichsten Konflikten konfrontiert. Das zwingt die Klienten, die Konflikte sozial angemessen zu bewältigen.**

Die Klinik besteht aus Stationsgruppen von zehn bis zwölf Patienten. In dieser Gruppe gestaltet sich das Leben der Patienten in einer drei- bis neunmonatigen Therapie. Durch die Gruppentherapie und das allgemeine Leben auf der Station entwickelt sich eine Gruppendynamik, die die Gruppenmitglieder mit den unterschiedlichsten Konflikten konfrontiert. Der Tagesablauf wird strukturiert durch Anforderungen aus der Arbeits- und Beschäftigungstherapie außerhalb der Stationsgruppe mit Klienten anderer Stationen. Diese Therapien sind alltags- und versorgungsnah, wie z. B. die gesamte Hausversorgung (Kochen, Putzen, Waschen, Instandhaltung usw.), Versorgung der Außenanlagen, Tierpflege und eigene Werkstätten. Die tägliche Arbeitsdauer beträgt dabei zwischen drei und fünf Stunden.

Es wird also ein Milieu installiert, das Konfliktsituationen innerhalb der eigenen Gruppe und auch außerhalb erzeugt. Das zwingt die Klienten, sozial angemessene Strategien zur Konfliktbewältigung zu entwickeln. Diese muss sich jedoch innerhalb gewisser institutioneller Spielregeln vollziehen (z. B. Hausordnung). Die Strukturen werden für den Einzelnen transparent und sind von der Vollversammlung der Patienten im Rahmen bestehender äußerer Gesetze veränderbar.

Die hier beschriebenen Maßnahmen werden aber erst dann therapeutisch wirksam, wenn sie durch eine Bezugsperson liebevoll begleitet werden. Dem Bezugstherapeuten kommt also die Aufgabe zu, dem Klienten Entlastung von seinen Alltagskonflikten aus der Stationsgruppe oder der Arbeitstherapie zu ermöglichen. Er gleicht einer Mutter, die tröstende Worte für ihr Kind hat, wenn es eine enttäuschende oder schmerzhafte Erfahrung gemacht hat. Dabei muss der Bezugstherapeut der Versuchung widerstehen, die reale Situation für den Klienten zu ändern (etwa indem er dafür sorgt, dass ihm weniger unangenehme Arbeiten aufgetragen werden). Stattdessen muss er dem Klienten Verständnis für die Schwierigkeiten seiner aktuellen Situationen entgegenbringen. So wird der Therapeut gleichsam zu einer Station, die dem Klienten ein emotionales Auftanken ermöglicht, das ihn dann befähigen soll, die Konflikte aus der Realität mit höherer Frustrationstoleranz zu bewältigen.

**Die Therapeutin wird gleichsam zu einer Station, die den Klienten ein emotionales Auftanken ermöglicht. Das soll sie befähigen, die Konflikte mit höherer Frustrationstoleranz zu bewältigen.**

Dies ist zwar eine etwas vereinfachte Darstellung des vielschichtigen Beziehungsgeflechtes zwischen Klient, Realität und Therapeut. Es handelt sich hier außerdem noch um ein künstlich geschaffenes Milieu, und es muss sich zeigen, inwieweit die Erfahrungen aus der Klinik nach der Behandlung in den Alltag umgesetzt werden können. Gründliche Nachuntersuchungen haben ein deutliches Bild vom Erfolg dieser Behandlungsform ergeben – im Gegensatz zur klassisch psychiatrischen Suchtbehandlung[1]. Wesentliches Ziel dieser stationären Suchtbehandlung ist auch immer, den Patienten dazu zu bewegen, sich nach der stationären Therapie weiter einer „*Kontrollinstanz*" auszusetzen, etwa in Form einer Selbsthilfegruppe.

---

[1] Vgl.: SEDOS-Bericht der Dokumentationssysteme Ebis und DOSY in: Sucht, Sonderheft 2, Oktober 1999. – Im Zeitraum zwischen 1995 und 1998 wurden demnach 78 % aller Behandlungen von Alkoholkranken in Fachkliniken regulär beendet. Vgl. auch: Jahrbuch Sucht 2012 demnach wurden 84,5% aller Behandlungen in Fachkliniken planmäßig beendet.

**Frank** *hat seine Erfahrung in einer Therapieeinrichtung in das Internet gestellt. Hier sein Therapiebericht:*

*Ich habe meine Langzeittherapie in Friedrichsdorf/Taunus gemacht. Das ist eine riesige Suchtklinik mit ungefähr 250 Patienten, die in Wohngruppen zu jeweils zehn bis zwölf Patienten aufgeteilt sind, die einer Art Zweck-WG zusammenwohnen und gemeinsam ihre Therapie machen. Es sind offene Gruppen, das heißt, man ist nicht die ganze Zeit mit denselben Leuten zusammen, je nach Aufnahmetermin verlassen einzelne Mitglieder die Gruppen und neue Patienten werden in die Gruppen integriert. Es ist aber nicht so, dass man sich jeden Tag an neue Leute gewöhnen muss. Bei uns kam so alle zwei, drei Wochen ein Neuer und einer von den Alten ging. Das fand ich nicht schlecht. Man gewöhnt sich ja doch an die Gruppenmitglieder und man musste die, zu denen man Vertrauen gefasst hatte, nicht alle auf einmal von dannen ziehen lassen.*

*Das Herzstück der Therapie war die Gruppentherapie. Dreimal die Woche anderthalb Stunden, in denen es auch mal ans „Eingemachte" ging, aber letztlich habe ich in diesen Stunden viel über mich gelernt. Das hat manchmal ganz schön weh getan. Im Nachhinein fand ich es allerdings gut. Ich habe dort auch gelernt, dass ich mit meinen Problemen und Schwierigkeiten nicht allein bin. Zu Therapiebeginn hielt ich mich für den einzigen Idioten, dem so was passiert, und war voll von Scham- und Schuldgefühlen. In der Gruppentherapie habe ich gemerkt, dass ich nicht der Exot bin, dem so was passiert. Wir alle hatten unsere Erfahrungen gemacht und jeder von uns hat im Grunde Fehler gemacht. Jetzt saßen wir eben im selben Boot und haben versucht, die Suppe auszulöffeln, die wir uns eingebrockt hatten. Ich habe mich jedenfalls nicht mehr so alleine gefühlt.*

*Werktherapie war ebenfalls dreimal die Woche. Das hat mir riesigen Spaß gebracht. Ich habe wieder gelernt, kreativ zu arbeiten. In der Werkstatt gab es alle möglichen Materialien – Speckstein, Seidentücher, Farben und Papier in jeglicher Form und Art, Ton und vieles mehr. Ich habe alles Mögliche ausprobiert und dadurch wieder neu gelernt, was ich alles mit meinen Händen anfangen und was für tolle Sachen ich damit machen kann. Das Malen ist für mich zu einem schönen Hobby geworden, mit dem ich mich heute noch beschäftige.*

*Außerdem wurde Sporttherapie angeboten. Ich war nie sportlich, werde es wahrscheinlich nie sein und dementsprechend „Spaß" hat mir das gemacht. Ich habe mich gedrückt, wo ich nur konnte. Aber für diejenigen, denen Sport zusagte, gab es wirklich reichlich Auswahl. Es gab einen Fitnessraum, ein Schwimmbad und jede Menge Kurse (Fußball, Volleyball, Badminton und vieles mehr). Mit Gruppen-, Werk- und Sporttherapie war jeder Vormittag abgedeckt. Jedenfalls waren wir beschäftigt und freuten uns auf unsere Mittagspausen.*

*Nachmittags waren indikative Gruppen angesagt. Die wurden individuell für jeden einzelnen Patienten festgelegt. Zusammen mit der Therapeutin wurde entschieden, welche Gruppen man besucht. Ich habe in dieser Zeit ein Selbstsicherheitsseminar, ein Stressbewältigungsseminar und noch einen zusätzlichen Werkkurs besucht. Ich habe an diesen Nachmittagen auch Entspannungsübungen gelernt und mir Vorträge über die Alkoholkrankheit angehört. Das war auf freiwilliger Basis. Die Nachmittage waren weniger stressig und ich hatte auch die Zeit, mit mir selbst wenigstens ein bisschen „ins Reine" zu kommen. Ich habe zum Beispiel meine Bewerbungsunterlagen auf Vordermann gebracht (ich war zu der Zeit arbeitslos), fing an, mich um meinen Schuldenberg zu kümmern. Aber wir sind auch einfach mal mit anderen Patienten Kaffee trinken gegangen und haben uns unseren Spaß gegönnt. Das war auch wichtig.*

*Die Abende standen zur freien Verfügung. Wir haben innerhalb der Gruppe viel Zeit zusammen verbracht, mal gemeinsam im Gruppenraum gesessen, mal gespielt, mal ferngesehen, sind manchmal auch zusammen ausgegangen – was Leckeres essen oder so. Und vor allem: Wir haben viel miteinander geredet. Über uns und unsere Probleme. Was mir gut gefallen hat war, dass wir alle offen und ehrlich miteinander umgegangen sind. Das hat mir sehr geholfen. Ich hatte viele Schwierigkeiten, mir einzugestehen, Alkoholiker zu sein. Für mich waren das die Leute an der Trinkhalle, die, wenn sie endgültig abgestürzt sind, unter Brücken schlafen, um tagsüber in den Fußgängerzonen für den Nachschub zu betteln. Bei diesen Gesprächen habe ich gelernt, dass es jeden treffen kann, den Hilfsarbeiter genauso wie den Hochschulprofessor. Nachmittags hatte ich auch einmal in der Woche ein Einzelgespräch mit meiner Therapeutin. In diesen Gesprächen habe ich sehr viel gelernt.*

*Insgesamt möchte ich sagen, dass die Therapie für mich ein hartes Stück Arbeit war, das ich möglichst in meinem Leben in der Form nicht noch mal erleben muss. Aber es gab auch viele schöne Momente, die mir Spaß gemacht haben und die ich genauso wenig missen möchte. Und ich bin froh, dass ich die Therapie gemacht habe. So wie ich mich gefühlt habe, als ich die Therapie begann, möchte ich mich nie mehr in meinem Leben fühlen. Die Therapie hat mich wieder auf die Beine gebracht und ich bin den Therapeuten dankbar für all das, was sie für mich getan haben. Das meine ich übrigens ganz ehrlich. Durch die Therapie bin ich wieder ein Mensch geworden, der weiß, dass das Leben lebenswert ist, auch wenn ich heute noch so meine Schwierigkeiten habe*[1].

Zwar waren Frank und Gabi in zwei unterschiedlichen Kliniken mit unterschiedlichen Konzepten. Dennoch kann man gut erkennen, dass die Grundprinzipien sich ähneln: Die Behandlung in der Fachklinik für Suchtkranke ist von einem Prinzip der gleichzeitigen Beachtung von Kontrolle und Verständnis geprägt. Man zwingt den Menschen ein Regelsystem auf, in dessen Grenzen man ihnen mit uneingeschränkter Wertschätzung, Akzeptanz und Nächstenliebe entgegenkommt.

**Die Behandlung in der Fachklinik für Suchtkranke zwingt den Menschen ein Regelsystem auf, in dessen Grenzen man ihnen mit uneingeschränkter Wertschätzung, Akzeptanz und Nächstenliebe entgegenkommt. Bei diesem Behandlungskonzept hat man gleichzeitig das Wohl des Einzelnen und das Gemeinwohl im Auge.**
**Nur durch dieses Zusammenfallen von allgemeiner Kontrolle und persönlicher Psychotherapie ist Suchttherapie möglich.**

In unterschiedlicher Weise finden ähnliche Konzeptionen heute Eingang in andere sozialtherapeutische Felder. So werden in der Sozialarbeit zunehmend Erfahrungen, wie sie hier aus der stationären Suchtbehandlung skizziert wurden, auf andere Felder sozialer Arbeit übertragen. Hier bietet sich besonders die Heimerziehung an, die von den Erfahrungen

[1] http://home.t-online.de/home/ilona.Buehring/theber.htm.
Wiedergabe mit freundlicher Genehmigung des Autors.

der Suchtbehandlung der letzten Jahrzehnte profitieren kann. Bei diesem Behandlungskonzept laufen die beiden Grundlinien der Sozialarbeit zusammen: gleichzeitig das Wohl des Einzelnen und das Gemeinwohl im Auge zu haben. Das Denken im Sinne des Gemeinwohls ermöglicht es diesen Fachleuten, ein soziales Regelsystem zu entwerfen, welches das Individuum zwar den Zwängen einer Institution unterwirft, gleichzeitig machen aber diese Zwänge die Individuen frei von permanentem Suchtdruck. Die unangenehmen Empfindungen, die die Individuen durch die aufgezwungenen Regeln zu erleiden haben, werden jetzt auf dem Weg über die menschliche Begegnung zwischen Therapeut und Patient einem persönlichen Reflexionsprozess zugänglich gemacht, der die eigentliche Psychotherapie anregt.

Nur durch dieses Zusammenfallen von allgemeiner Kontrolle und persönlicher Psychotherapie ist Suchttherapie eigentlich möglich. Dies trifft nicht nur auf die hier skizzierte stationäre Behandlung zu. Auch in der ambulanten Suchtberatung und insbesondere in der „ambulanten Reha" wird die Therapie gestützt, indem man die Gruppentherapie als Kontrollinstanz nutzt.

### 3.2.2 Der „innere Prozess" der Therapie

Die Therapie in einer Suchtklinik muss von vielen äußeren Regeln gestützt werden. Durch diese Regeln soll vor allem vermieden werden, dass die Patienten während der Therapie rückfällig werden. Da die Therapie für sie oft sehr belastend und schmerzhaft ist, tritt gelegentlich ein „Suchtdruck" auf, den es zu kontrollieren gilt. Dieser „Suchtdruck" muss zwangsläufig auftreten, weil die suchtkranken Menschen ja bisher die Erfahrung machten, dass die Droge die seelischen Schmerzen lindern kann. Da es aber in jeder Therapie zwangsläufig zu Schmerzen kommt, muss man damit rechnen, dass die Patienten diese Schmerzen zu lindern wünschen.

Bei der Behandlung organischer Krankheiten müssen die Patienten ja auch Schmerzen erleiden, sei es, dass man ihnen eine Spritze gibt oder einen anderen unangenehmen Eingriff durchführen muss. In gewissem Maße ist hier die Gabe von Schmerzmitteln möglich, die die zwangsläufig auftretenden Behandlungsschmerzen lindern.

In der Suchttherapie müssen seelische Schmerzen auftreten, die dadurch zustande kommen, dass die Patienten mit den oft verdrängten Problemen und Konflikten aus ihrer Lebensgeschichte konfrontiert werden. Diese Konflikte aus der Kindheit werden jetzt nicht nur bewusst gemacht, sondern sie müssen oft noch einmal durchlebt werden, damit die damals „stecken gebliebene" Persönlichkeitsentwicklung gelöst werden kann. Dieses Noch-einmal-erleben von schwersten verdrängten und schmerzhaften Kindheitserfahrungen kann zu starken seelischen Erschütterungen und tränenreichen Zusammenbrüchen führen. Oft tritt nach solch erschütternden Therapieprozessen eine große Erleichterung auf.

Es kann aber auch sein, dass die betroffenen Menschen eine Zeitlang in einem erschütterten und labilen Zustand seelischer Belastung bleiben. Dann neigen die meisten verständlicherweise dazu, den Schmerz lindern zu wollen, indem sie „etwas einnehmen". Da Alkoholkranke gelernt haben, dass das „Heilmittel" ihrer Wahl der Alkohol ist, weil er vorübergehend unangenehme Gefühlszustände lindert, neigen sie dazu, die seelischen Schmerzen, die durch die Therapie erzeugt werden, durch die „Einnahme" von Alkohol zu behandeln. Das ist der Suchtdruck, der durch die Therapie ausgelöst wird. In einer solchen Situation entsteht für die Betroffenen dann eine starke Rückfallgefährdung. Deshalb benötigen die Menschen auch während der therapeutischen Behandlung in der Fachklinik eine schützende Atmosphäre. Dennoch kann es immer mal wieder zu Rückfällen während der Therapie kommen. Manche Kliniken reagieren darauf mit sofortiger Entlassung, andere mit einer Verlegung in ein anderes Haus, wieder andere Kliniken sehen sich in der Lage, mit Rückfällen zu arbeiten.

Man muss jedoch grundsätzlich sagen, dass die Therapie umso erfolgreicher wirkt, je stärker die Schmerzen aus der Lebensgeschichte zugelassen und bewältigt werden. Erst der bewältigte Schmerz führt dazu, dass ein seelischer Konflikt bearbeitet und überwunden wird und so die stecken gebliebene Persönlichkeitsentwicklung fortgesetzt werden kann. Gleichzeitig wird die Persönlichkeit gestärkt, weil der betroffene Mensch die Erfahrung macht, Schmerzen ohne Hilfsmittel verarbeiten zu können. So wirkt die Therapie zweifach: Einmal, indem die Persönlichkeitskonflikte aus der Kindheit aufgearbeitet werden und dann, indem der Betroffene erlebt, ein höheres Maß an seelischen Schmerzen ohne Hilfsmittel verkraften zu können. Das Ich des Menschen wird folglich gestärkt und er hat sich gleichzeitig selbst besser kennen gelernt sowie seine Kindheitskonflikte verarbeitet.

Gegen das Aufdecken von solch schmerzhaften Erfahrungen stehen bei fast allen Menschen (nicht nur bei Suchtkranken) starke Widerstände. Diese Widerstände hängen mit den Ängsten vor den drohenden seelischen Schmerzen zusammen. Manche Patienten in den Fachkliniken versuchen aufgrund dieser Ängste, die Bearbeitung ihrer tieferen Probleme zu vermeiden, sie arbeiten nicht an sich. In den Gruppensitzungen äußern sich diese Menschen dann etwa so: *„Ich hab nichts, mir geht es gut, ich gebe weiter"*, oder: *„Dieses ständige Gequatsche bringt mir doch nichts"*, oder: *„Ich muss nur mit der Sauferei aufhören, dann kriege ich die Sachen wieder in den Griff."* Solche oder ähnliche Äußerungen werden von den Therapeuten dann als Widerstand gedeutet und sie müssen sich überlegen, wie sie mit dem Widerstand umgehen. Da die Widerstände einen Sinn und eine Berechtigung haben, ist es nicht damit getan, den Widerstand des suchtkranken Menschen einfach zu „knacken". Diese Formulierung wird manchmal von Laien oder ganz unerfahrenen Therapeuten gewählt. Es muss in der Therapie vielmehr eine Atmosphäre erzeugt werden, in der die betroffenen Patienten Vertrauen und Sicherheit auf der einen Seite gewinnen können, aber auch einem gewissen Druck und einer Konfrontation auf der anderen Seite ausgesetzt sind. Diese beiden Dimensionen sollen durch das therapeutische Klima in der Fachklinik, durch die Regeln und die Auseinandersetzung mit den Mitpatienten geschaffen werden.

Bei diesen verdrängten Gefühlen und Erfahrungen, die in der Therapie wieder durchlebt werden müssen, handelt es sich durchweg um höchst beängstigende Zustände, gegen die der erwachsene Mensch ein starkes Abwehrbollwerk auf unechten Charakterzügen aufgebaut hat. Besonders solche Menschen, die sich als erwachsene Männer und Frauen besonders stark, selbstbewusst und unabhängig geben und die den Mitpatienten mit ihrem großspurigen Gehabe oft gehörig auf die Nerven gehen, müssen in der Therapie das kindliche Gefühl von Unterlegenheit, Ausgeliefertsein, Hilflosigkeit, Ohnmacht und Abhängigkeit erleben. Diejenigen, die von ihren Eltern stets alles bekommen haben, die verwöhnt wurden und denen alle Probleme abgenommen wurden, mussten ihren Hass und die Aggressionen gegen die Mutter spüren und bekamen dabei riesige Schuldgefühle, die sie erst überwinden konnten, wenn sie ihre negativen

Gefühle der Mutter oder dem Vater gegenüber zugelassen hatten. Andere Patienten, die von ihren Eltern misshandelt und missbraucht wurden, gingen noch einmal durch ihre kindliche Hölle, indem sie z. B. die Alkoholausdünstungen des prügelnden Vaters noch einmal erlebten.

> **Charlotte**[1], *die von ihrem Vater über Jahre sexuell missbraucht worden war und dies als junges Mädchen von dreizehn Jahren alles für sich behielt, konnte gegen Ende der Therapiezeit in einer Psychodrama-Sitzung durchspielen, wie sie ihr Martyrium ihren Brüdern erzählte. Im Rollenspiel, in dem zwei Mitpatienten die Brüder und eine andere Patientin die Mutter verkörperten, versetzte sie sich in ihre Situation als Dreizehnjährige. Als dreizehnjähriges Mädchen erzählte dann Charlotte den Brüdern haargenau, was der Vater mit ihr gemacht hatte und was sie dabei empfand. Dabei kam es zu schwersten seelischen Ausbrüchen mit langen Weinkrämpfen und Erbrechen. Am Ende der Sitzung steigerte sie sich in Hassausbrüche dem Vater gegenüber, die von den Brüdern (von zwei Mitpatienten) verstanden und aufgefangen werden konnten. Nach dieser Sitzung war die ganze Gruppe völlig fertig, weil Charlottes Thema bei anderen Gruppenmitgliedern, die an der Sitzung teilnahmen, starke Betroffenheit und Verständnis für sie auslöste. Andererseits wurden bei den anderen natürlich auch schon längst vergessen geglaubte Erfahrungen ähnlicher Natur geweckt.*

In der Einzeltherapie wurde dann an diesen Themen noch weiter gearbeitet. Dies ist oft sinnvoll, weil in der Gruppe nicht immer Raum ist, all die schweren seelischen Konflikte ausreichend zu bearbeiten. Manche Patienten meinen auch, dass die tiefen seelischen Themen besser in der Einzeltherapie aufgehoben seien, weil sie sonst niemanden etwas angingen. Das ist zwar einerseits berechtigt. Es ist nicht angemessen, das eigene Seelenleben in der Anonymität auszubreiten. Die Gruppentherapie in der Fachklinik jedoch kann ein Ort sein, an dem gerade intimste Themen bearbeitet werden können, weil derjenige, der sein persönliches Thema hier bearbeitet, von vielen gesehen und verstanden wird. Er teilt sozusagen seine „Sorgen" mit vielen und erfährt dadurch eine größere Entlastung, als würde er sie nur einem (Therapeuten) mitteilen. Es liegt

---

[1] Siehe hierzu in Kapitel 3.2.3 den Fall „Charlotte".

in der Kunst des Therapeuten, die Patienten dazu zu bewegen, ihre im Einzelgespräch angesprochenen Themen auch in der Gruppentherapie „auszupacken". Bei Charlotte ist dies gelungen. Sie, die bisher noch keine Beziehung zu einem Mann eingegangen war, heiratete sogar zwei Jahre nach Beendigung der Therapie.

**Walter,** *ein anderer Patient mit einem ähnlichen Schicksal, sah sich nicht in der Lage, sein Thema in der Gruppe zu besprechen, weil es ihm so peinlich war. Er bearbeitet es nur in der Einzeltherapie mit seinem Therapeuten. Sein Problem war, dass er sich nicht von seiner Mutter lösen konnte. Er war zweiundvierzig Jahre alt und lebte noch im Haushalt seiner Eltern. Hier lebte er noch in seinem Kinderzimmer, das er schon als Vierjähriger bewohnte. Die Mutter klammerte sehr stark an ihm und ließ ihm überhaupt kein eigenes Sexualleben. Eine Freundin ist aus diesem Grunde nie für ihn in Frage gekommen.*

*Sein Sexualleben war davon geprägt, dass er als Kind, immer wenn die Freundinnen der Mutter zum Kaffeeklatsch da waren, vor der versammelten Runde seinen Penis zeigen musste. Es sollte kontrolliert werden, ob er auch sauber sei. Daraufhin freuten sich die Damen und er bekam eine Erektion. Dies war immer so etwas wie der Höhepunkt des wöchentlichen Kaffeeklatsches der Mutter und ihrer drei Freundinnen. Dies ging etwa bis zu seinen sechzehnten Lebensjahr so. Später entblößte Walter gelegentlich sein Geschlechtsteil in Parkanlagen vor älteren Damen, die er damit erheblich erschreckte, was jedoch gar nicht seine Absicht war. In der Einzeltherapie konnten diese Themen unter sehr peinlichen Gefühlen von Walter bearbeitet werden und sein Therapeut hatte Verständnis dafür, dass Walter diese Dinge nicht in der Gruppe ansprechen wollte.*

*Möglicherweise wäre das aber für Walter gut gewesen. Ehemalige Mitpatienten von ihm berichteten später, dass Walter zwar keinen Alkohol mehr angerührt und er sich auch einer Selbsthilfegruppe angeschlossen habe. Man wüsste allerdings, dass, nachdem der Vater gestorben sei, er nun das Schlafzimmer mit der Mutter teile, weil er den Platz in seinem Zimmer für sein Hobby, das Briefmarkensammeln, benötige. Am Arbeitsplatz, als Verwaltungsangestellter, käme er immer mehr in den Ruf eines „Sonderlings".*

Walter ist es wie vielen Patienten in einer Suchtklinik ergangen. Er hat sich zwar etwas besser kennen gelernt und seinen Alkoholismus in den Griff bekommen. Er hat sich aber davor gescheut, die tieferen Persönlichkeitskonflikte zu bearbeiten. Letztlich bleibt er dadurch sein Leben lang auf eine äußere Unterstützung durch die Selbsthilfegruppe angewiesen. Dadurch, dass er seine Probleme kennen gelernt hat, kann er sich etwas besser einschätzen und sich die nötigen Unterstützungen besorgen, die ihn vor Rückfällen schützen. Er bleibt aber in gewisser Weise ein „Sonderling", der sich in diesem Leben so einrichten muss. Das bedeutet, dass er die Abhängigkeit von seiner Mutter akzeptieren muss. Es stellt sich die Frage, was aus Walter werden wird, wenn seine Mutter einmal stirbt.

**Man muss heute sagen, dass die meisten Therapien in der Fachklinik nicht weit über einen „Selbsterfahrungsprozess" hinausgehen können. Deshalb kann man die Fachklinik eigentlich nur als Einstieg in eine vertiefte Auseinandersetzung werten.**

Dieser Fall zeigt ein weiteres Grundproblem der Therapie auf, das sich durch die Verkürzungen der Therapiezeiten noch verschärfen wird. Menschen wie Walter lassen sich zwar auf die Therapie ein, sie halten die Regeln ein und werden während der Behandlung nicht rückfällig. Es gelingt aber den Therapeuten in der Kürze der Zeit kaum, die inneren und unbewussten Widerstände, die einer tatsächlichen Veränderung im Wege stehen, zu lösen.

Die Arbeit an diesen Widerständen steht in den meisten Psychotherapien an zentraler Stelle. Um diese Widerstände lösen zu können, braucht es aber eine stabile Vertrauensbeziehung zum Therapeuten. Diese lässt sich allerdings nicht von heute auf morgen aufbauen. Bei Charlotte hatte das nahezu fünf Monate gedauert, und die Therapie wurde daraufhin auf neun Monate verlängert. Walter hatte auch eine Vertrauensbasis zum Therapeuten. Dennoch reichte die Zeit nicht aus, um in einem tatsächlichen Veränderungsprozess endlich die negativen Gefühle der Mutter gegenüber auch zulassen zu können. Das wäre aber nötig gewesen, um sich wirklich zu verändern. Man muss heute sagen, dass die meisten Therapien in der Fachklinik nicht weit über einen „Selbsterfahrungsprozess" hinausgehen können, wie ihn Walter erlebt hat. Deshalb kann man die Fachklinik eigentlich nur als Einstieg in eine vertiefte Auseinandersetzung werten. Menschen, denen die Fachklinik zu einer einigermaßen verlässlichen Abstinenz verhilft, sollten sich deshalb im Anschluss an die Klinik in eine weitergehende psychotherapeutische Behandlung begeben. Eine Selbsthilfegruppe muss ohnehin folgen.

## 3.3 Wie wirksam ist die stationäre Entwöhnungsbehandlung?

Die Fachkliniken haben seit Beginn der Achtzigerjahre ihre Arbeit laufend wissenschaftlichen Kontrollen unterzogen. Der Zustand der Patienten nach der Entlassung aus der Fachklinik wurde nach einem halben Jahr, nach einem Jahr und nach vier Jahren erforscht. Diese katamnestischen Untersuchungen einzelner Häuser, wissenschaftlicher Institute und des Gesamtverbandes für Suchtkrankenfürsorge (DOSY/SEDOS) zeigen, dass auch nach vier Jahren etwa zwei Drittel der stationär behandelten Patienten in Deutschland als nachhaltig gebessert betrachtet werden können. Sie lebten im letzten Halbjahr vor der Untersuchung abstinent. Die so genannte „Reha-Verlaufsstatistik" der Bundesversicherungsanstalt für Angestellte (BfA) ergab, dass über achtzig Prozent der stationär behandelten Patienten auch fünf Jahre nach der Behandlung in einer Fachklinik in das Erwerbsleben eingegliedert waren.

**Die sogenannte „Reha-Verlaufsstatistik" (BfA) ergab, dass über achtzig Prozent der stationär behandelten Patienten fünf Jahre nach der Behandlung in einer Fachklinik erwerbstätig waren. Ganz deutlich wurde, dass diejenigen, die sich einer Selbsthilfegruppe angeschlossen haben, die günstigsten Prognosen aufweisen.**

Damit zeigt sich, dass die Entwöhnungsbehandlung in einer Fachklinik für Abhängigkeitskranke (medizinische Reha) nicht nur ihrem gesetzlichen Auftrag für den einzelnen Bürger gerecht wird, sondern die Behandlung volks- und versicherungswirtschaftlich gesehen hoch effizient ist. Natürlich sind die Patienten nach ihrer Entlassung nicht frei von Rückfällen, das ist schließlich bei anderen Krankheiten ähnlich.

Es scheint aber so zu sein, dass in vielen Fällen die Therapie in einer Fachklinik für Suchtkranke dazu geführt hat, dass die von einem Rückfall Betroffenen sich viel leichter helfen können bzw. sich Hilfe organisieren können. Ganz deutlich wurde in den letzten vierzig Jahren, dass diejenigen, die sich einer Selbsthilfegruppe angeschlossen haben, die günstigsten Prognosen aufweisen. Deshalb erscheint es sinnvoll, dass bereits die Therapie in der Klinik mit dem Ziel durchgeführt wird, dem einzelnen Patienten zu ermöglichen, sich einer solchen Gruppe langfristig anzuschließen.

## 4. In Selbsthilfegruppen

In Deutschland gibt es sehr viele Selbsthilfegruppen, die sich mit dem Thema Alkoholabhängigkeit befassen, oft schon seit Jahrzehnten. Das dichtgespannte Netz der Selbsthilfeorganisationen erreicht sämtliche Regionen im Lande. Zu den Organisationen gehören vor allem alkoholkranke Menschen, die zum größten Teil „trocken" leben, aber auch manchmal noch trinken oder nach einem Rückfall wieder trinken. Auch Angehörige von Alkoholkranken arbeiten hier mit und auch Menschen, die weder zu der einen noch zu der anderen Gruppe gehören.

**Selbsthilfegruppen verstehen sich allerdings nicht nur als Helfer für „trockene" suchtkranke Menschen, sondern möchten auch den Menschen, die noch trinken müssen, helfen, aus der Sucht auszusteigen.**

Ziel der Selbsthilfegruppen ist, Alkoholkranken ein abstinentes Leben zu ermöglichen und weiterem Alkoholmissbrauch vorzubeugen. Sie verstehen sich allerdings nicht nur als Helfer für „trockene" suchtkranke Menschen, sondern möchten auch den Menschen, die noch trinken müssen, helfen, aus der Sucht auszusteigen. Manche begleiten ihre trinkenden Mitglieder bzw. Freunde auch auf dem Weg in eine Fachklinik, besuchen sie dort und integrieren sie nach der stationären Behandlung weiter in ihren Reihen. Nach einer Behandlung kümmern sich die Teilnehmer gegenseitig darum, dass der Wille zur Abstinenz aufrechterhalten bleibt.

Manche Selbsthilfegruppen gehen noch weit hinaus über die Fragen, die mit dem Alkohol zusammenhängen. Sie bieten einen regelrechten sozialen Zusammenschluss an, der noch viel intensiver werden kann als der in den meisten Vereinen. So gesehen sind sie soziale Verbindungen, in denen man sich gegenseitig in allen Lebenslagen hilft. Diese sehr modernen Sozialsysteme geben unabhängig von der ursächlichen Suchtproblematik eine zeitgemäße Antwort auf die Vereinzelung der Menschen in der heutigen Gesellschaft. So sind dann oft ganze Familien in die Gruppierung integriert und es kann zu gemeinsamen Freizeit- und Bildungsaktivitäten kommen.

**Manche Selbsthilfegruppen gehen noch weit hinaus über die Fragen, die mit dem Alkohol zusammenhängen. Indem man sich gegenseitig in allen Lebenslagen hilft, geben diese sehr modernen Sozialsysteme eine zeitgemäße Antwort auf die Vereinzelung der Menschen in der heutigen Gesellschaft.**

In diesen Gruppen findet man gelegentlich auch differenzierte Angebote für Erwachsene, Kinder und Jugendliche. Ihnen gelingt es dann auch, durch finanzielle öffentliche Mittel gefördert zu werden.

Manche Selbsthilfegruppen arbeiten eng mit Beratungsstellen und professionellen Helfern zusammen. Sie werden dann auch von dort organisatorisch und materiell unterstützt. Manche Gruppen haben auch professionelle Einrichtungen aufgebaut. Das Blaue Kreuz beispielsweise unterhält Beratungsstellen, Fachkliniken und Rehabilitationseinrichtungen. Andere, wie z. B. die Anonymen Alkoholiker, lehnen die Zusammenarbeit mit den Professionellen grundsätzlich ab.

Die Selbsthilfegruppen arbeiten in der Regel auf der Grundlage gewisser humanitärer oder christlicher Grundsätze. Sie sind somit, im Gegensatz zu den bezahlten Fachkräften, ideologisch ausgerichtet. Diese Ideologien fordern immer eine entsprechende Lebenseinstellung und Werthaltung ihrer Mitglieder. Da das nicht jedermanns Sache ist, fühlen sich alkoholkranke Bewerber oft nicht richtig angesprochen von den jeweiligen Ideologien. Nicht jeder möchte sich zum Gebet veranlasst fühlen oder zu einer bestimmten Lebenseinstellung aufgefordert werden. Deshalb scheint es ratsam für abhängigkeitskranke Menschen, sich nicht von den ersten Erfahrungen mit einer solchen Gruppe abschrecken zu lassen, sondern sich mehrere anzuschauen und sich dann für die Leute zu entscheiden, mit denen man am ehesten „auf einer Wellenlänge" liegt.

Die bekanntesten Selbsthilfeorganisationen in Deutschland sind die Anonymen Alkoholiker, das Blaue Kreuz, die Freundeskreise, der Guttempler-Orden und der Kreuzbund. Ihre Gruppen findet man fast überall in Deutschland. Manche dieser Selbsthilfegruppen haben in den letzten Jahren noch andere Angebote entwickelt, so z. B. für Drogenabhängige oder Spielsüchtige.

## 4.1 Die Anonymen Alkoholiker

Die Anonymen Alkoholiker (AA) wurden 1935 in den USA gegründet. Sie sind ein loser Zusammenschluss ehemaliger Trinker, die sich regelmäßig zu Gruppensitzungen treffen, „Meetings" genannt.

In ihrer Präambel bezeichnen sie sich als „eine Gemeinschaft von Männern und Frauen, die miteinander ihre Erfahrung, Kraft und Hoffnung teilen, um ihr gemeinsames Problem zu lösen und anderen zur Genesung vom Alkoholismus zu verhelfen. Die einzige Voraussetzung für die Zugehörigkeit ist der Wunsch, mit dem Trinken aufzuhören. Die Gemeinschaft kennt keine Mitgliedsbeiträge oder Gebühren; sie erhält sich durch eigene Spenden. Die Gemeinschaft AA ist mit keiner Sekte, Konfession, Partei, Organisation oder Institution verbunden, sie will sich weder an öffentlichen Debatten beteiligen, noch zu irgendwelchen Streitfragen Stellung nehmen. Der Hauptzweck der AA ist, nüchtern zu bleiben und anderen Alkoholikern zur Nüchternheit zu verhelfen."[1]

Die Gründer der AA waren *Bill W.* und *Dr. Bob S.*, Börsenmakler und Chirurg. Beide bezeichneten sich als „hoffnungslose Trinker", die schon oft versucht hatten, mit dem Trinken aufzuhören. Auch der Einfluss der Kirche half nur wenig. Dennoch wurde Bill W. durch die Spiritualität einer Kirchengemeinde in Ohio trocken. Bill W. blieb trocken, weil er mit anderen Alkoholikern das Alkoholproblem immer wieder besprach. Durch sein Zusammentreffen mit Dr. Bob S. wurde letzterem, der zu dieser Zeit noch trank, schlagartig klar, dass sein Alkoholismus eine körperliche, geistige und seelische Krankheit ist. Das hatte er als Arzt bis dahin nicht ge-

[1] www.anonyme-alkoholiker.de

wusst. Jetzt konnte er auf der Grundlage dieser Erkenntnis und durch die vielen Gespräche mit Bill W. selbst trocken werden. Er trank nie wieder.

Diese Männer waren die Kernzelle der AA, die sich zwar damals noch nicht so nannten, denen es aber gelang, innerhalb der nächsten vier Jahre über hundert Alkoholikern zur Trockenheit zu verhelfen. 1939 veröffentlichte die Gemeinschaft das im wesentlichen von Bill geschriebene Buch „Alcoholics Anonymus“, das den AA ihren Namen gab. Hier ist die Philosophie dieser Gemeinschaft beschrieben und es enthält dreißig Fallgeschichten der Gründergeneration. Bereits zu Beginn der Fünfzigerjahre soll es, nach Aussagen der AA, über hunderttausend trockene Alkoholiker gegeben haben, die durch diese Gemeinschaft genesen sind. Nach Deutschland kamen die Anonymen Alkoholiker 1953 durch amerikanische Besatzungssoldaten. Heute gibt es im deutschsprachigen Raum etwa 2800 AA-Gruppen. In Krankenhäusern arbeiten 230 Gruppen, in Gefängnissen 70 Gruppen. Die Meetings der AA sind für alle offen, die mit dem Trinken aufhören wollen. Da Nichttrinker meistens nicht zugelassen sind, wurden seit den Achtzigerjahren auch Angehörigengruppen (Al-Anon), Kindergruppen (Al-Ateen) und Gruppen für Drogenabhängige (Narcotics Anonymus = NA) gegründet.

**Bei den AA laufen die Gruppensitzungen in der Regel stark ritualisiert ab. Man stellt sich nur mit seinem Vornamen vor, duzt sich und bekennt sich als Alkoholiker. Die Formel lautet: „Ich heiße Andreas und bin Alkoholiker.“**

Die Gruppensitzungen laufen in der Regel stark ritualisiert ab. Man stellt sich nur mit seinem Vornamen vor, duzt sich und bekennt sich als Alkoholiker. Die Formel lautet: „Ich heiße Andreas und bin Alkoholiker.“ Danach werden alkoholbedingte Schicksalsgeschichten aus dem eigenen Leben erzählt. Grundlage und Philosophie der AA kommen in den 12 Schritten und den 12 Traditionen zum Ausdruck:

## Die zwölf Schritte der AA[1]

1. Wir gaben zu, dass wir dem Alkohol gegenüber machtlos sind – und unser Leben nicht mehr meistern konnten.
2. Wir kamen zu dem Glauben, dass eine Macht, größer als wir selbst, uns unsere geistige Gesundheit wiedergeben kann.
3. Wir fassten den Entschluss, unseren Willen und unser Leben der Sorge Gottes – wie wir ihn verstanden – anzuvertrauen.
4. Wir machten eine gründliche und furchtlose Inventur in unserem Inneren.
5. Wir gaben Gott, uns selbst und einem anderen Menschen gegenüber unverhüllt unsere Fehler zu.
6. Wir waren völlig bereit, all diese Charakterfehler von Gott beseitigen zu lassen.
7. Demütig baten wir Ihn, unsere Mängel von uns zu nehmen.
8. Wir machten eine Liste aller Personen, denen wir Schaden zugefügt hatten, und wurden willig, ihn bei allen wieder gut zu machen.
9. Wir machten bei diesen Menschen alles wieder gut – wo immer es möglich war –, es sei denn, wir hätten dadurch sie oder andere verletzt.
10. Wir setzten die Inventur bei uns fort, und wenn wir Unrecht hatten, gaben wir es sofort zu.
11. Wir suchten durch Gebet und Besinnung die bewusste Verbindung zu Gott – wie wir Ihn verstanden – zu vertiefen. Wir baten Ihn nur, uns Seinen Willen erkennbar werden zu lassen und uns die Kraft zu geben, ihn auszuführen.
12. Nachdem wir durch diese Schritte ein spirituelles Erwachen erlebt hatten, versuchten wir, diese Botschaft an Alkoholiker weiterzugeben und unser tägliches Leben nach diesen Grundsätzen auszurichten.

[1] Copyright für „Die zwölf Schritte“ und „Die zwölf Traditionen“ by A. A. World Services, INC.

## Die zwölf Traditionen der AA[1]

1. Unser gemeinsames Wohlergehen sollte an erster Stelle stehen; die Genesung des Einzelnen beruht auf der Einigkeit der Anonymen Alkoholiker.
2. Für den Sinn und Zweck unserer Gruppe gibt es nur eine höchste Autorität – einen liebenden Gott, wie Er sich in dem Gewissen unserer Gruppe zu erkennen gibt. Unsere Vertrauensleute sind nur betraute Diener; sie herrschen nicht.
3. Die einzige Voraussetzung für die AA-Zugehörigkeit ist der Wunsch, mit dem Trinken aufzuhören.
4. Jede Gruppe sollte selbstständig sein, außer in Dingen, die andere Gruppen oder die Gemeinschaft der AA als Ganzes angehen.
5. Die Hauptaufgabe jeder Gruppe ist, unsere AA-Botschaft zu Alkoholikern zu bringen, die noch leiden.
6. Eine AA-Gruppe sollte niemals irgendein außenstehendes Unternehmen unterstützen, finanzieren oder mit dem AA-Namen decken, damit uns nicht Geld-, Besitz- und Prestigeprobleme von unserem eigentlichen Zweck ablenken.
7. Jede AA-Gruppe sollte sich selbst erhalten und von außen kommende Unterstützungen ablehnen.
8. Die Tätigkeit bei den Anonymen Alkoholikern sollte immer ehrenamtlich bleiben; jedoch dürfen unsere zentralen Dienststellen Angestellte beschäftigen.
9. Anonyme Alkoholiker sollten niemals organisiert werden. Jedoch dürfen wir Dienst-Ausschüsse und -Komitees bilden, die denjenigen verantwortlich sind, welchen sie dienen.
10. Anonyme Alkoholiker nehmen niemals Stellung zu Fragen außerhalb ihrer Gemeinschaft; deshalb sollte auch der AA-Name niemals in öffentliche Streitfragen verwickelt werden.
11. Unsere Beziehungen zur Öffentlichkeit stützen sich mehr auf Anziehung als auf Werbung. Deshalb sollten wir auch gegenüber Presse, Rundfunk, Film und Fernsehen stets unsere persönliche Anonymität wahren.
12. Anonymität ist die spirituelle Grundlage aller unserer Traditionen, die uns immer daran erinnern soll, Prinzipien über Personen zu stellen.

An diesen Schritten und Traditionen wird die stark ideologische Ausrichtung der Anonymen Alkoholiker deutlich. Diese Ideologie ist wissenschaftlich und philosophisch vielfach untersucht worden.[1] Man kommt in der Wissenschaft zu dem Schluss, dass die Ideologie der AA darauf abzielt, die Abhängigkeit vom Alkohol durch die Abhängigkeit von der Gruppe zu ersetzen. Das führt dazu, dass diejenigen, die zu den Anonymen Alkoholikern finden und sich auf diese Art der Gruppengespräche mit ihrer Ideologie einlassen können, große Chancen haben, trocken zu bleiben. Für Außenstehende sind diese „Meetings" oft befremdlich. Wenn sich jemand auf diese Form der Selbsthilfe wirklich einlassen kann, so hat dieser Mensch, auch wenn alle anderen Therapieversuche fehlgeschlagen sind, gute Chancen, abstinent zu bleiben. Die AA erreichen etwa jeden vierzigsten Abhängigen. Die psychische Grundstörung, die zur Sucht geführt hat, wird durch die AA natürlich überhaupt nicht berührt. Aber dies ist bei anderen Selbsthilfegruppen oft nicht viel anders. Wohl aber werden Störungen, die der starke Alkoholkonsum mit sich gebracht hat, angegangen. Das Leben wird geordneter, die Persönlichkeit gestärkt.

## 4.2 Das Blaue Kreuz

Unter dem Namen Blaues Kreuz arbeiten in Deutschland zwei Organisationen. Das Blaue Kreuz in der Evangelischen Kirche (BKE) ist ein Selbsthilfeverband, der zwar Mitglied im Diakonischen Werk der EKD ist, aber keine Arbeit mit eigenen professionellen Einrichtungen betreibt. Das Blaue Kreuz in Deutschland (BKD) hingegen ist sowohl ein Selbsthilfe- als auch ein professioneller Fachverband. Neben vielen Selbsthilfegruppen unterhält das BKD eine ganze Reihe profes-

**Das Blaue Kreuz in der Evangelischen Kirche (BKE) ist ein Selbsthilfeverband.**
**Das Blaue Kreuz in Deutschland (BKD) hingegen ist sowohl ein Selbsthilfe- als auch ein professioneller Fachverband.**

1 Vergl.: Rost, 1987, S. 183 ff, und Bateson, 1988.

sionell betriebener Beratungsstellen, Fachkliniken, Rehabilitations- und Adaptionseinrichtungen. Außerdem Wohngruppen in Justizvollzugsanstalten sowie eine Stiftung, die Maßnahmen für von Sucht betroffenen Kinder finanziell unterstützt. Hinzu kommt noch ein Verlag. Letzterer ist Herausgeber dieses Buches. – Es bestehen an einzelnen Orten Blaukreuz-Arbeiten, die keiner dieser Organisationen angeschlossen sind.

Das Blaue Kreuz wurde 1877 in Genf gegründet. Auf bewusst christlicher Grundlage will es Suchtgefährdeten und ihren Angehörigen helfen und dem Missbrauch von Alkohol in der Gesellschaft entgegenwirken. Es arbeitet seit 1884/85 in Deutschland zunächst in einem und seit 1902 in den beiden genannten Verbänden. Zwar suchen beim Blauen Kreuz überwiegend Menschen mit Alkoholproblemen und ihre Angehörigen Hilfe, aber es kommen auch Menschen mit anderen Suchtproblemen. Und zum Blauen Kreuz gehören weiter noch andere Personen, die weder selbst noch deren Angehörige Suchtprobleme haben. Diese Menschen haben sich allerdings zur abstinenten Lebensweise verpflichtet.

**Das Blaue Kreuz ist davon überzeugt, dass der christliche Glaube eine ganz wesentliche Hilfe ist bei der Genesung von Alkoholabhängigkeit und Co-Abhängigkeit. Es wäre allerdings völlig falsch anzunehmen, man setze sich im Blauen Kreuz nur mit Fragen des Glaubens auseinander. Es leistet anerkannte professionelle therapeutische Arbeit. In dieser Arbeit ist der missionarische Auftrag des Blauen Kreuzes oft nicht unmittelbar sichtbar.**

Die Organisationsformen beim BKD weisen viele Parallelen zu einem organisierten Gemeindeverband auf. Das hängt damit zusammen, dass sich das BKD seinem Ursprung nach als Missionsverband versteht. Das bedeutet, dass man Menschen – Suchtkranke und ihre Angehörigen – für den Glauben an Gott und an Jesus Christus gewinnen möchte. Denn man ist davon überzeugt, dass der christliche Glaube eine ganz wesentliche Hilfe ist bei der Genesung von Alkoholabhängigkeit und Co-Abhängigkeit. Es wäre allerdings völlig falsch anzunehmen, man setze sich im BKD nur mit Fragen des Glaubens auseinander. Es leistet anerkannte professionelle therapeutische Arbeit. In dieser Arbeit ist der missionarische Auftrag des Blauen Kreuzes oft nicht unmittelbar sichtbar. Denn aufgrund rechtlicher Vorgaben durch die Kostenträger gelten hier medizinische und psychotherapeutische Maßstäbe. Dennoch bleibt auch hier im Blick, Menschen in die Blaukreuz-Arbeit zu integrieren, sie mit dem Glauben bekannt zu machen und sie so zu einer Glaubensbeziehung zu Gott einzuladen. Viele Suchtkranke, die über die professionelle Therapie durch eine Blaukreuz-Einrichtung Hilfe erfahren haben, begeben sich nach der fachlichen Hilfe in eine der zahlreichen Blaukreuz-Gruppen. Oft finden sie hier ein differenziertes Angebot vor: Gruppen für junge Leute, Gruppen mit einer deutlich christlichen Haltung, Gruppen für Anfänger, für Senioren, für Männer, für Frauen, für Angehörige, Kreativgruppen und andere mehr. Beratungsstellen bemühen sich, für den Einzelnen das passende Gruppenangebot herauszufinden. In den Selbsthilfegruppen tun sich für die suchtkranken Besucher zahlreiche Möglichkeiten auf. In internen Schulungen für die ehrenamtliche Suchtkrankenhilfe können sie das Rüstzeug erhalten, um als geschulte Suchtkrankenhelfer selbst einmal Gruppenleiter zu werden. In der so genannten Praxisbegleitung erhalten die Gruppenleiter eine Art Supervision, und auf Seminaren und Tagungen wird Weiterbildung vermittelt. Weitere Angebote wenden sich oft an sämtliche Familienmitglieder, die dann auch gemeinsam ihre Freizeit etwa in der Familien-Ferienstätte des Blauen Kreuzes oder in anderen Einrichtungen verbringen können.

Die professionellen Mitarbeiter des Blauen Kreuzes haben sich weitestgehend zur Abstinenz verpflichtet, müssen aber nicht Mitglieder beim Blauen Kreuz sein. Diese Abstinenz wird als Solidarität mit den trocken gewordenen Alkoholkranken verstanden.

Innerhalb des Blauen Kreuzes gab es in der Anfangszeit einen zentralen Konflikt zwischen zwei konkurrierenden Auffassungen. Die eine Richtung vertrat die „Mäßigkeitsbewegung“ und die andere Richtung die „Abstinenzbewegung“. Die Mäßigkeitsbewegung verlangte nur von den suchtkranken Menschen selbst die Abstinenz. Angehörige und Freunde sollten lediglich mäßig Alkohol konsumieren. Die Abstinenzbewegung demgegenüber verlangte von allen Mitgliedern die Abstinenz. Die nicht Abhängigen müssen sich hier aus Solidarität zu den trocken lebenden Alkoholikern ebenfalls zur Abstinenz verpflichten. Sehr bald jedoch setzte sich die Abstinenzbewegung in beiden Verbänden durch. Erst in jüngster Zeit ist das Thema wieder aktuell und zwar im Zusammenhang mit anderen Süchten. So hat das BKE beschlossen, dass zum Beispiel Spielsüchtige, die von ihrer Sucht befreit Mitglied werden wollen, als Mitglieder zwar mäßig Alkohol konsumieren dürfen, aber nicht abstinent leben müssen.

Dem BKD gehören rund 10.000 zur Abstinenz verpflichte Mitglieder und nicht zur Abstinenz verpflichtete Freunde an, wöchentlich kommen in rund 1200 Gruppen etwa 22.500 Menschen zusammen. Dem BKE gehören rund 2500 Mitglieder in 270 Gruppen an.

## 4.3 Der Kreuzbund

Der Kreuzbund ist gleichsam die katholische Variante des Blauen Kreuzes. Er wurde 1886 in Aachen gegründet als freier Zusammenschluss von Männern und Frauen, denen Hilfe bei ihren Problemen mit Alkohol zuteil wurde. Weil ihnen geholfen wurde, fühlen sie sich verpflichtet, auch anderen zu helfen. Grundlage der Hilfeleistung durch die Kreuzbund-Mitglieder ist deren eigene Leidensgeschichte mit dem Alkohol. Daher sehen sie sich besonders als Begleiter einzelner Betroffener im Prozess zur Abstinenz. Sie begleiten diese durch die ganze Behandlungskette. Sie beginnen bei der Motivationsarbeit, unterstützen die Hilfebedürftigen während der ambulanten und stationären Behandlung und sind mit ihrem Gruppenangebot besonders aktiv bei der Nachsorge zur Aufrechterhaltung der Abstinenz. Der Kreuzbund leistet persönliche Hilfe für Suchtkranke, Gefährdete und deren Angehörige. Dabei ist besonders die sachliche Information über Heilungswege zu erwähnen. In der Gruppenarbeit geht es an zentraler Stelle um die sinnvolle Gestaltung des eigenen Lebens, wobei familiäre Bindungen im Mittelpunkt stehen. Man möchte die Mitglieder schließlich dazu befähigen, tragfähige und verantwortungsvolle Bindungen aufzubauen.

**Im Kreuzbund geht es um die sinnvolle Gestaltung des Lebens. Man möchte die Mitglieder dazu befähigen, tragfähige und verantwortungsvolle Bindungen aufzubauen.**

Die Kreuzbundgruppen arbeiten eng mit Beratungsstellen, Kliniken und anderen Einrichtungen in katholischer Trägerschaft zusammen, wie z. B. mit dem Caritasverband. Er hat seinen Ursprung in der katholischen Kirche und ist ein bewusst katholischer Verband. Im Gegensatz zur ursprünglichen Trinkerfürsorge, verbunden mit Opfergedanken und Opfergesinnung, steht heute die Selbsthilfe im Vordergrund. Heute treffen sich in Deutschland in 1550 Kreuzbundgruppen mit mehr als 15.000 Mitgliedern wöchentlich rund 24.500 Menschen. Die katholische Ausrichtung wird im Leitbild des Kreuzbundes deutlich:

**Orientiert am Handeln und Leben Jesu heißt der Kreuzbund jeden willkommen.** – *Er macht keine Unterschiede in Religion, Hautfarbe, Stand etc. – Der Kreuzbund als Verband und insbesondere seine Mitglieder sind tolerant: Gegensätze werden nicht verschwiegen, sondern deutlich gemacht und können nebeneinander bestehen. – Suchtkranke und Angehörige sind Mitglied im Kreuzbund, um sich mit ihrer Betroffenheit auseinander zu setzen. Sie stehen zu ihrer Betroffenheit auch nach außen. – Die Gruppe ist der Kern des Kreuzbundes und arbeitet im Rahmen der Gemeinschaft eigenverantwortlich. Im Dialog mit der Gruppe entdeckt das Kreuzbundmitglied seine Fähigkeiten zur Selbsthilfe. – Auf der Grundlage des Gedankens, ein Stück des Lebensweges gemeinsam zu gehen, versteht sich der Kreuzbund auch als Helfergemeinschaft. – Das Kreuzbundmitglied kann nach eigenem Ermessen bestimmen, wann, wo und wie lange es die Gruppe besuchen und dem Kreuzbund angehören will. – Alle Bemühungen der Gemeinschaft verfolgen das Ziel von „Abstinenz und Zufriedenheit" sowie „Entfaltung der Persönlichkeit" für alle Mitglieder.*

Die Leitsätze des Kreuzbundes lassen die Ausrichtung an der katholischen Soziallehre erkennen. Sie passen somit mit der Gesellschaftsordnung der westlichen Staatengemeinschaft gut zusammen.

## 4.4 Der Guttempler-Orden

Der Guttempler-Orden (International Organization of Good Templars, I.O.G.T.) kam 1889 von Amerika nach Deutschland. Er versteht sich als religiös und weltanschaulich unabhängig. Die Guttempler unterstützen ebenfalls Alkoholkranke und deren Angehörige. Sie wollen durch eine bewusst alkoholfreie Lebenseinstellung verhindern, dass sich eine Sucht entwickeln kann. Ist die Sucht aber eingetreten, wollen sie den Abhängigen aus ihrer Krankheit heraushelfen. Schließlich wollen die Guttempler dann den abstinent lebenden abhängigkeitskranken Menschen beim Aufbau und der Entwicklung der Persönlichkeit unterstützen. Die Menschen, die sich in dieser Abstinenzorganisation treffen, setzten sich weltweit für Enthaltsamkeit, Brüderlichkeit und Frieden ein. In Deutschland zählt der Verband rund 9000 Mitglieder in 450 Guttempler-Gemeinschaften und 400 Guttempler-Gesprächsgruppen.

**Die Guttempler verstehen sich als weltanschaulich unabhängig. Sie wollen durch eine bewusst alkoholfreie Lebenseinstellung verhindern, dass sich eine Sucht entwickeln kann. Ist die Sucht aber eingetreten, wollen sie dem Abhängigen aus seiner Krankheit heraushelfen. Sie wollen dem trockenen Alkoholiker beim Aufbau und der Entwicklung der Persönlichkeit unterstützen, ihm Wege zu einem reichen, erfüllten Leben zeigen.**

**Sie leben nach den folgenden Prinzipien:** „*Wir, Guttemplerinnen und Guttempler in Deutschland, leben – nach den Grundsätzen: Enthaltsamkeit von Alkohol und anderen Rauschmitteln, Geschwisterlichkeit und Frieden – ein selbstbestimmtes Leben. Durch Gemeinschaftserlebnisse, Bildungs- und Kulturangebote gehen wir Wege zu einem reichen, erfüllten Leben. Wir helfen Menschen und Familien bei der Überwindung von Suchtproblemen. Unsere Hilfe ist qualifiziert und partnerschaftlich. Wir klären wissenschaftlich fundiert über die Suchtgefahren auf. Wir wollen die gesellschaftlichen Probleme als Ursachen für Süchte erkennen und überwinden helfen. Unsere Arbeit ist offen und auf Zusammenarbeit mit anderen ausgerichtet. Wir sind eine weltoffene Organisation, die für die Verwirklichung der allgemeinen Menschenrechte eintritt. Durch die Förderung internationaler Kontakte wollen wir einen Beitrag zu Frieden und Toleranz unter den Menschen und Völkern leisten. Wir bieten Kindern und Jugendlichen ein attraktives Umfeld, um sie für ein suchtfreies Leben zu gewinnen. Wir lernen voneinander und wollen ein hohes Maß an innerer Freiheit erhalten und entwickeln. Wir pflegen unter den Mitgliedern eine besondere Umgangsform und helfen und fördern uns gegenseitig. Wir sind füreinander da, in guten und in schlechten Zeiten. Wir nennen das Geschwisterlichkeit.*“

An diesem Leitbild ist gut zu erkennen, dass die Guttempler in einer demokratischen Tradition stehen und besonders die Menschenrechte zum Ausgangspunkt ihres Leitbildes gemacht haben. Dadurch kommt es bei den Guttemplern auch zu einem schärferen Blick auf die gesellschaftlichen Bedingungen der Suchtkrankheit.

## 4.5 Die Freundeskreise

Die Freundeskreise für Suchtkrankenhilfe sind der jüngste Selbsthilfeverband. Sie haben sich in den Fünfzigerjahren im Umkreis einiger damals bestehender „Heilstätten" gebildet. Ihre Mitglieder wollten damals vor allen Dingen das, was sie in ihrer Heilstätte erfahren und gelernt hatten, lebendig halten und dadurch ihre Abstinenz sichern. Sie leben und begegnen sich unter dem Motto: *„Hier hilft nicht einer dem anderen und der wieder ihm; vielmehr hilft jeder sich selbst und hilft dadurch dem anderen, sich selbst zu helfen."*

Dieser Selbsthilfegedanke hat zu einem völlig anderem Verständnis geführt, wie es beispielsweise von den Anonymen Alkoholikern bekannt wurde. Selbsthilfe umfasst nämlich nun die ganze Person, Alkoholismus wird lediglich als ein Symptom aufgefasst.

**Die „Gruppenselbstbehandlung" der Freundeskreise basiert auf den einfachsten und wohl wichtigsten gesundheitsbildenden Funktionen wie zuhören, sich austauschen, sich besinnen und Beziehungen erleben.**

Der Name „Freundeskreis" (wörtlich: ein Kreis von Freunden) soll die Gruppe als Gemeinschaft kennzeichnen. Als Freund wird ein Mensch verstanden, der den anderen versteht, ihn annimmt und nicht sofort bewertet. Zwischen Freunden besteht das Gesetz von Leistung und Gegenleistung nicht. Unter Freunden kennzeichnen offene Zuwendung, gegenseitige Wertschätzung und wirkliches Ernstnehmen die Atmosphäre.

In den bundesweit rund 850 Freundeskreisen für Suchtkrankenhilfe mit 9000 Mitgliedern und 16.000 Gruppenteilnehmern gelten als Grundprinzipien der Selbsthilfegruppenarbeit: Freiwilligkeit, Selbstbetroffenheit, Gleichberechtigung, Selbstbestimmung und Eigenverantwortung.

Die Freundeskreise sind über Landesverbände in einem Bundesverband zusammengeschlossen. Der Bundesverband (mit Sitz in Kassel) vertritt die Interessen der Freundeskreise auf Bundesebene.

In der Gruppenarbeit der Freundeskreise wird meist schnell deutlich, dass die Alkoholabhängigkeit nicht das alleinige Problem ist. Oft ist die Abhängigkeit ein Anzeichen für tiefer liegende Probleme des Suchtkranken und seiner Beziehungen zu den Angehörigen. Die Freundeskreise meinen, dass man diese Probleme angehen muss, um gesund zu werden. Die „Gruppenselbstbehandlung" basiert auf den einfachsten und wohl wichtigsten gesundheitsbildenden Funktionen wie zuhören, sich austauschen, sich besinnen und Beziehungen erleben.

Die Freundeskreis-Mitglieder treffen sich aber nicht nur zu den Gruppenstunden, sie verbringen auch einen Teil ihrer Freizeit gemeinsam. Beim Wandern, Feiern, Spielen und anderem mehr lernt man miteinander, Freizeit und Geselligkeit ohne Alkohol zu gestalten.

Das folgende Leitbild der Freundeskreise für Suchtkrankenhilfe wurde auf einer Bundesdelegiertenkonferenz verabschiedet:

1. *Wir setzen auf persönliche Beziehungen.*
2. *Wir sehen den ganzen Menschen.*
3. *Wir begleiten Abhängige und Angehörige gleichermaßen.*
4. *Wir verstehen uns als Selbsthilfegruppen.*
5. *Wir begleiten in eine zufriedene Abstinenz.*
6. *Wir sind für alle Suchtformen offen.*
7. *Wir leisten ehrenamtliche Hilfe.*
8. *Wir arbeiten im Verbund der Suchtkrankenhilfe.*
9. *Wir sind Freundeskreise.*

Bei diesem Leitbild wird die Verankerung der Freundeskreise in der gesamten Suchtkrankenhilfe deutlich. Hier wird besonders auf die Zusammenarbeit mit den professionellen Helfersystemen gesetzt. So gesehen betrachten sich die Freundeskreise als ehrenamtlicher Zweig der institutionalisierten Suchtkrankenhilfe in Deutschland. Dies ist aus ihrer Geschichte zu verstehen. Sie haben sich schließlich in Ergänzung von professioneller Hilfe im Umkreis einiger „Heilstätten", gebildet.

## 4.6. Fazit zu den Selbsthilfegruppen

Als Fazit zu den Selbsthilfegruppen muss man zunächst die schon oft erwähnte Einschätzung wiederholen: Die Mitgliedschaft in einer Selbsthilfegruppe ist der wirksamste Stabilisierungsfaktor zur Aufrechterhaltung der Abstinenz. Man kann es gar nicht oft genug sagen: *Die Selbsthilfegruppen sind die größte Hilfe für den einzelnen, von einer Alkoholkrankheit betroffenen Menschen.* Ziel jeder fachlich-therapeutischen Behandlung muss daher sein, den betroffenen Menschen zum Anschluss an eine solche Gruppe zu bewegen. Die Erfolgsaussichten der Behandlung sind dann weitaus größer, wenn diese Menschen den Anschluss an die Gruppe finden. Möglicherweise wird in Fachkliniken und Beratungsstellen immer noch nicht ausreichend darauf hingearbeitet. Vielleicht ist die Kommunikation mancherorts schwierig. Das mag daran liegen, dass Selbsthilfegruppen immer mehr oder weniger ideologisch ausgerichtet sind, während professionelle Hilfe fachlich und nicht ideologisch arbeitet.

**Ziel jeder fachlich-therapeutischen Behandlung muss daher sein, den betroffenen Menschen zum Anschluss an eine solche Gruppe zu bewegen.**

Nun sind die Ideologien auch unterschiedlich stark ausgeprägt. Während die Anonymen Alkoholiker eine starke ideologische Ausrichtung besitzen, ist dies bei den meisten Freundeskreisen weniger der Fall. Neben den Ideologien werden die Selbsthilfegruppen aber auch oft noch stark durch die Persönlichkeit einzelner Mitglieder geprägt. Dies beides kann dazu führen, dass sich Neuankömmlinge in den Gruppen zunächst unwohl fühlen. Schließlich sollen sie sich nicht nur an bestimmte Sitten und Gebräuchen, die durch die Ideologie geprägt werden, anpassen. Vielmehr müssen sie auch noch mit den persönlichen Eigenarten mancher leitenden Mitglieder zurecht kommen. Es ist ja schon schwierig genug, mit den anderen Menschen in einer Gruppe klar zu kommen, denn jeder ist ja anders, hat andere Vorlieben und Eigenarten. Aus dieser Verschiedenartigkeit der Menschen entwickelt sich dann eine „Gruppendynamik“, deren Konflikte und Auseinandersetzungen oft eine stärkende Wirkung für die Beteiligten haben. Wenn aber dann persönliche Eigenarten einer Leitungsperson in einer solchen Gruppe zusätzlich das

Gruppenklima bestimmen, müssen Neuankömmlinge sich entweder damit anfreunden oder sie bekommen Schwierigkeiten in dieser Gruppe.

Wegen all dieser individuellen Eigenheiten und allgemeinen Ideologien in den Selbsthilfegruppen wäre es schon ein besonderer Glücksfall, wenn ein Interessent gleich in der ersten Gruppe, die er besucht, Fuß fassen kann. Man muss eher davon ausgehen, dass die meisten Gruppierungen den Neueinsteigern zunächst nicht zusagen. Deshalb der häufig ausgesprochene Ratschlag, sich unbedingt weitere Gruppen anzuschauen, wenn die erste dem Interessenten nicht zusagt. Selbst innerhalb eines Verbandes können die Unterschiede von Gruppe zu Gruppe groß sein. Es gibt beispielsweise Freundeskreise, die ganz streng und rigide den Alkohol bekämpfen und keine Toleranz gegenüber dem Suchtmittel zulassen, andere Freundeskreisgruppen könnten völlig liberal sein und den Alkoholkonsum von nicht-betroffenen Freunden und Angehörigen tolerieren. Dies trifft auch auf die anderen Verbände so zu, vielleicht mit Ausnahme der AA, die sich meistens streng an ihre Regeln halten.

**Aus der Verschiedenartigkeit der Gruppenmitglieder entwickelt sich eine „Gruppendynamik“, deren Konflikte und Auseinandersetzungen oft eine stärkende Wirkung für die Beteiligten haben. Die langfristige, möglichst dauerhafte Teilnahme an einer Selbsthilfegruppe ist für suchtkranke Menschen so wichtig, weil die Krankheit ja nicht „geheilt“ werden kann, sondern nur durch die Abstinenz zum Stillstand kommt.**

Die langfristige, möglichst dauerhafte Teilnahme an einer Selbsthilfegruppe ist für suchtkranke Menschen so wichtig, weil die Krankheit ja nicht „geheilt“ werden kann, sondern nur durch die Abstinenz zum Stillstand kommt. Wenn es auch theoretisch denkbar wäre, dass ein Alkoholkranker möglicherweise wieder „normal“[1] trinken kann, so tritt das in der Praxis fast nie ein. Die Gründe dafür sind in diesem Buch

[1] In diesem Zusammenhang wird oft mit dem Begriff „kontrolliert trinken“ operiert. Dieser Begriff ist aber an sich schon problematisch, weil der Alkoholkonsum einer bewussten Kontrolle unterzogen wird. „Normaltrinker“ sind Menschen, die im Rahmen allgemein gesellschaftlich anerkannter Trinksitten Alkohol zu sich nehmen. Sie müssen ihren Konsum nicht willentlich steuern, sie passen sich den kulturellen Trinknormen an, ohne darüber zu reflektieren.

weiter vorne dargelegt, sie sollen hier nur noch einmal kurz angesprochen werden. Es war ja zu erfahren, dass der Abhängigkeitserkrankung ein Störungsbild in der Persönlichkeit der betroffenen Menschen zugrunde liegt, das aus frühester Kindheit zu stammen scheint und schon vor dem eigentlichen Trinkbeginn vorliegt. Diese „frühe Störung" aufzuarbeiten und zu „heilen", ist in einer drei- bis sechsmonatigen Therapie nicht möglich, zumal die Sucht die Hirnbiologie verändert hat. Deshalb wird in der Therapie lediglich die Grundlage für eine Selbsterkenntnis gelegt, die die von einer Sucht betroffenen Menschen etwas stabilisiert und ihnen dazu hilft, mit den Problemen aus ihrer Lebensgeschichte zurechtzukommen. Dauerhafte Stabilisierung kann im Innern dieser Menschen nur äußerst selten gelingen. So kommen sie immer wieder, wie jeder, in Krisen. Diese Krisen werden aber oft bedrückender erlebt, weshalb ihnen auch vielfach nicht die inneren Bewältigungsmöglichkeiten, wie den nicht von Abhängigkeit Betroffenen, zur Verfügung stehen. Deshalb benötigen Suchtkranke dauerhaft eine äußere Stabilisierung. Diese äußere Stabilisierung ersetzt die fehlende innere Stabilität, sie soll langfristig durch die Selbsthilfegruppe erfolgen.

**Besonders günstig ist es, wenn die Gruppenmitglieder eine gewisse Laufbahn machen können. Langjährige Gruppenmitglieder machen eine intensive Selbsterfahrung durch. Daraus kann sich ein Persönlichkeitswachstum ergeben, das dem von Menschen, die nie ein Suchtproblem hatten, weit voraus sein kann. So gesehen kann dann eine Abhängigkeitserkrankung auch noch positive Folgen haben.**

In den Selbsthilfegruppen treffen Menschen aufeinander, die unterschiedlich weit in der Aufarbeitung der zugrundeliegenden Persönlichkeitsstörung sind. Einige haben in der Therapie sehr viel über sich erfahren und an sich gearbeitet, anderen ist das weniger geglückt. Ein nicht unerheblicher Anteil von ca. 30 % der Gruppenmitglieder haben überhaupt keine Therapie gemacht, sie sind durch die Gruppe trocken geworden. Dies kann wiederum in den Gruppen zu Konflikten führen. Deshalb ist es günstig, wie es bei manchen Blaukreuz-Gruppen der Fall ist, die Gruppen nach den Vorerfahrungen der einzelnen Mitglieder auszurichten. Dann gibt es Gruppen, die etwas therapeutischer arbeiten, andere, die das Christliche stärker im Mittelpunkt haben und wieder andere, wo die Teilnehmer mehr über ihre Alkoholerlebnisse sprechen. Besonders günstig ist es, wenn die Gruppenmitglieder eine gewisse Laufbahn machen können. Langjährige Gruppenmitglieder machen eine intensive Selbsterfahrung durch. Daraus kann sich ein Persönlichkeitswachstum ergeben, das dem von Menschen, die nie ein Suchtproblem hatten, weit voraus sein kann. So gesehen kann dann eine Abhängigkeitserkrankung auch noch positive Folgen haben. Die andauernde Reflexion und die Beschäftigung mit sich selbst führt zu einer Persönlichkeitsentwicklung, die so nicht jedem zuteil wird.

Gruppenarbeit führt dann also auch zur permanenten Weiterentwicklung der eigenen Persönlichkeit. Dies ist ein besonderer und eigener Schatz der Selbsthilfegruppen, den man eigens würdigen muss. So kann man erkennen, dass viele Menschen mit langjähriger Gruppenerfahrung im Maße ihrer Selbsterkenntnis den professionellen Therapeuten voraus sein können, auch wenn letztere eine suchttherapeutische Ausbildung mit Eigentherapie und Selbsterfahrung durchlaufen haben.

# Schlussbetrachtung

In den letzten Jahrzehnten haben wir durch Wissenschaft und Praxis viel über Sucht und süchtiges Verhalten gelernt. Es gibt in den Köpfen der meisten Berater, Therapeuten und professionellen Helfer heute ein Bild davon, was Drogen und Alkohol sind und wie sie sich auf manche Menschen auswirken können. Man kann sogar so weit gehen und sagen, dass das Vorhandensein von immer mehr Menschen mit Drogen- und Alkoholproblemen die Gesellschaft dazu gezwungen hat, sich mit den Fragestellungen, die süchtiges Verhalten aufwerfen, auseinander zu setzen. Unser demokratisches Gemeinwesen bedient sich der Wissenschaft, um solch existenzielle Fragen zu klären.

Dabei konnte nicht übersehen werden, dass die Bedingungen, die süchtiges Verhalten begünstigen, in vielen Widersprüchen unserer heutigen Gesellschaftsordnung zu suchen sind. Deshalb sprach *Eberhard Rieth* in seinem viel beachteten Buch „alkoholkrank?“ bereits in den Siebzigerjahren vom „Zeitalter der Süchtigkeit“[1]. Hierin ist Eberhard Rieth einerseits Recht zu geben. Andererseits können wir jedoch nicht so tun, als hätte es jemals vor unserer Zeit ein „besseres Zeitalter“ gegeben, in dem es weniger Sucht gegeben hätte. In unserer Gesellschaftskritik kommen wir heute nicht umhin, Sucht als „unerwünschte Nebenwirkung“ einer modernen Wohlstands- und Konsumgesellschaft zu erkennen. Der Konsum einiger Drogen, wie Alkohol und Nikotin, ist in dieser Gesellschaft sogar erwünscht, wenn er im Rahmen von anerkannten „Spielregeln“ geschieht.

In unserem Gemeinwesen des begonnenen einundzwanzigsten Jahrhunderts hat sich ein relativer Wohlstand, Freiheit und Rechtssicherheit eingestellt. Das sind Zustände, von denen Menschen früherer Zeiten geträumt haben. Dennoch produziert diese freiheitliche Wohlstandsgesellschaft unerwünschte soziale Nebenwirkungen, die vergleichbar sind mit den Nebenwirkungen der industriellen Produktion. Aus der industriellen Massenproduktion entsteht ein vorher nie da gewesener Wohlstand. Als eine Nebenwirkung muss aber die zunehmende Umweltverschmutzung verstanden werden. Die demokratische Gesellschaftsordnung unserer Zeit führt dazu, dass die Menschen eine vorher nie da gewesene Freiheit und Selbstbestimmung erleben können. Als unerwünschte Nebenwirkung davon muss aber die zunehmende soziale Kälte mit ihren Folgeerscheinungen betrachtet werden. Eine sehr große und sichtbare Folgeerscheinung dieser freiheitlichen Konsumgesellschaft ist das wachsende Suchtproblem breiter Bevölkerungsschichten.

Ganz offensichtlich erzeugt die soziale Situation, in der viele Menschen leben, bei diesen Gefühle eines inneren „Nicht-ausgefüllt-seins“. Sinngebende Instanzen wie Kirche, Politik und Familie verlieren an Bedeutung und die Individuen müssen nun selbst in ihrem Leben einen Sinn finden. Dies gelingt vielen nicht, weil sie in ihrer Persönlichkeit dazu noch nicht gereift genug sind. Es werden dann bei einigen so betroffenen Menschen Persönlichkeitsmängel ausgelöst, die sie mit der Einnahme von Drogen oder Alkohol auszugleichen hoffen. Diese Persönlichkeitsmängel oder die vorgeschädigte Persönlichkeitsstruktur liegen bereits vor, bevor jemand später zum Alkoholiker oder zum Drogenabhängigen wird. Die Widersprüche der Konsumgesellschaft erzeugen einerseits diese Persönlichkeitspro-

[1] Rieth, Eberhard, 1970, S. 9 ff. (Auflage 1996).

bleme im Individuum. Durch die unerwünschten Nebenwirkungen der bestehenden freiheitlich demokratischen Konsumgesellschaft werden dann diese inneren Probleme der Menschen freigelegt und eine Sucht kann sich viel schneller entwickeln als unter anderen Bedingungen, etwa in Krisenzeiten wie z. B. der Kriegs- und Nachkriegszeit.

> **Viele Menschen – Professionelle und Laien – machen es sich einfach und verweisen auf die Kindheit der Suchtkranken. Dadurch werden dann die Eltern als Verursacher der Vorschädigung ausgemacht. Dabei sind die Eltern nicht nur gegenwärtigen Problemen ihres sozialen Lebens ausgesetzt, sondern sie haben auch eine Geschichte, die mehrere Generationen in die Vergangenheit reicht.**

In diesem Buch war zu erfahren, dass zu einer Sucht eine bereits vorgeschädigte Persönlichkeitsstruktur gehört. Menschen, die diese Vorschädigung nicht haben, verkraften dann die Probleme und unerwünschten Nebenwirkungen der Konsumgesellschaft besser, sie werden folglich nicht suchtkrank. Ein Alkoholiker hat demgegenüber bereits eine seelische Beeinträchtigung, bevor er mit dem Trinken beginnt. Viele Menschen – Professionelle und Laien – machen es sich deshalb einfach und verweisen auf die Kindheit der Suchtkranken. Dadurch werden dann die Eltern als Verursacher dieser Vorschädigung ausgemacht. Nicht selten kommt man dann zu dem Ergebnis, die Mutter sei letztlich doch Schuld an der Abhängigkeit ihres nun erwachsenen Kindes.

Diese Sichtweise kann zwar die eines Kindes sein, und der erwachsene suchtkranke Mensch muss das während seiner Therapie aus den kindlichen Augen auch so sehen dürfen. Der Wissenschaftler jedoch würde völlig unredlich handeln, sähe er lediglich aus den kindlichen Augen auf das Problem.

Durch die Distanz, die die Wissenschaft hat, weitet sich deren Horizont und sie erkennt auch die Herkunftsfamilie des suchtkranken Menschen als in einem Geflecht von gesellschaftlichen Zwängen und Widersprüchen gefangen. Dabei sind die Eltern nicht nur gegenwärtigen Problemen ihres sozialen Lebens ausgesetzt, sondern sie haben auch eine Geschichte, die mehrere Generationen in die Vergangenheit reicht. Die Vorgeschichte einer Familie und die sozialen Bedingungen bestimmen nun das Erziehungsverhalten der Eltern. Der Umgang der Eltern mit ihrem Kinde ist also auch von den sie umgebenden gesellschaftlichen Bedingungen und ihrer eigenen Lebenserfahrung abhängig.

Relativ unabhängig zum jeweiligen Erziehungsstil wirkt nun noch die allgemein kulturelle Einstellung einer Gesellschaft auf die Menschen ein. Die kulturelle Einstellung in den meisten mitteleuropäischen Ländern erlaubt den Konsum der „harten Droge Alkohol". Es scheint sogar so, als sei Alkoholkonsum in unserer Gesellschaft kulturell erwünscht. Sogar Drogen, die vom Gesetz her als illegal definiert werden, gewinnen zunehmend einen kulturell akzeptierten Rang. So gaben beispielsweise von sechzig Studenten der Sozialarbeit, die an einem Seminar über Sucht teilnahmen, nur zehn an, noch nie Cannabis konsumiert zu haben. Letztere sahen aber auch kein Problem darin, dass ihre Kommilitonen gelegentlich Haschisch rauchten. Das zeigt also, dass Drogenkonsum heute „gesellschaftsfähig" geworden ist. Das alles macht deutlich, wie kurz es gedacht ist, wenn man die Verursachung einer Alkohol- oder Drogenabhängigkeit nur bei den Eltern der Betroffenen sieht. Wenn man schon von „Schuld" sprechen will, so müsste man eigentlich sagen, „schuld sind wir alle", weil wir die Gesellschaft sind.

**Viele Freunde im Blauen Kreuz bzw. bei den Guttemplern haben sich zu einer abstinenten Lebensweise entschlossen. Realistischerweise müssen wir aber sehen, dass diese Menschen eine kleine Minderheit geblieben sind. Dadurch fallen sie als Vorbilder für die große Mehrzahl der jungen Menschen weitgehend aus, denn Menschen wollen keine Außenseiter sein.**

Was also ist zu tun, um nicht weiter schuldig zu werden? Viele Freunde im Blauen Kreuz haben sich zu einer grundsätzlich abstinenten Lebensweise entschlossen. Das mag für jeden abstinent lebenden Christen auch seine Berechtigung haben und verdient den Respekt der Mitmenschen. Realistischerweise müssen wir aber sehen, dass diese Menschen im Gemeinwesen eine kleine Minderheit geblieben sind, die dem Ansturm der Konsumgesellschaft kaum gewachsen sein dürfte. Soziologen würden die bewusst abstinent lebenden Blaukreuz-Mitglieder sogar als „Sub-Kultur" bezeichnen. Dadurch fallen sie als Vorbilder für die große Mehrzahl der jungen Menschen weitgehend aus, denn diese suchen nach ihrer Identität in der bestehenden Kultur. Weil die Menschen keine Außenseiter sein wollen, orientieren sie sich in ihrer Persönlichkeitsbildung an den Werten der herrschenden Kultur. Dies sind die Werte der Konsumgesellschaft, die uns vermittelt, im Konsum liege ein Lebenssinn. Wenn sich also ein junger Mensch als vollwertiges Mitglied dieser Gesellschaft erleben will, muss er sich mit ihren Konsumangeboten auseinander setzen. Diese Auseinandersetzung wird vom mündigen Bürger immer kritisch geführt.

Es gilt folglich, der heranwachsenden Generation eine kritische Einstellung zu den Angeboten dieser Wohlstandsgesellschaft zu vermitteln. Besonders der Umgang mit Suchtmitteln gehört hierzu. Die jungen Menschen, die in dieser Gesellschaft keine Außenseiter sein wollen, werden die Droge Alkohol konsumieren. In welcher Art und Weise sie das „Rauschgift Alkohol" zu sich nehmen, müssen sie selbst entscheiden. Für diese Entscheidung benötigt aber der „mündige Konsument" eine kritische Einstellung. Diese kritische Einstellung ist dadurch zu erzielen, dass der Konsum an Regeln, Rituale, Sitten und Gebräuche gebunden wird. Es wird vordringliche Aufgabe aller Erziehungsinstanzen sein, jungen Menschen die kritische Auseinandersetzung mit den Sitten und Gebräuchen des Suchtmittelkonsums in unserer Gesellschaft zu vermitteln. Die Droge zu verbieten hat nie zum Erfolg geführt. Folglich müssen wir lernen, mit der „harten Droge Alkohol" umzugehen.

Alkohol ist weder gut noch böse, die Menschen müssen lernen, damit umzugehen. Diese Schrift soll dazu beitragen, dies zu verstehen.

# Literaturverzeichnis

*Antons, K. / Schulz, W.* – Normales Trinken und Suchtentwicklung (2 Bände), Göttingen, 1977 und 1978

*Aßfalg, Reinhold* – Analytisch orientierte Gruppentherapie in einer Fachklinik für Suchtkranke, Kassel, 1980

*Aßfalg, Reinhold* – Alkoholabhängigkeit und ihre Überwindung. Ein Weg aus der Sackgasse, Wuppertal, 2000

*Bateson, Gregory* – Die Kybernetik des Selbst: Eine Theorie des Alkoholismus – in: Bateson, G. – Ökologie des Geistes, Frankfurt, 1988

*Beck, Ulrich* – Risikogesellschaft, Frankfurt, 1986

*Bilitza, Klaus (Hrsg.)* – Suchttherapie und Sozialtherapie. Psychoanalytisches Grundwissen für die Praxis, Göttingen, 1993

*Bundesministerium für Jugend, Familie und Gesundheit (Hrsg.)* – Bericht über die Lage der Psychiatrie in der Bundesrepublik Deutschland (Psychiatrie-Enquete), Bonn, 1975

*Deutsche Hauptstelle gegen die Suchtgefahren* – Suchtkrankenhilfe in Deutschland, Freiburg, 1997

*Deutsche Hauptstelle gegen die Suchtgefahren* – Alkohol, Konsum und Mißbrauch / Alkoholismus, Therapie und Hilfe, Freiburg, 1996

*Deutsche Hauptstelle gegen die Suchtgefahren* – Jahrbuch Sucht ´99, Geesthacht, 1998

*Deutscher Verein für öffentliche und private Fürsorge* – Fachlexikon der sozialen Arbeit (4. Aufl.), Frankfurt, 1997

*Engelke, Ernst* – Soziale Arbeit als Wissenschaft, Freiburg, 1993

*Fett, Anna (Hrsg.)* – Diagnostik in der ambulanten Suchtkrankenhilfe, Freiburg, 1992

*Feuerlein, Wilhelm* – Alkoholismus: Mißbrauch und Abhängigkeit, Stuttgart, 1989

*Feuerlein, Wilhelm* – Wenn Alkohol zum Problem wird: Hilfreiche Informationen für Angehörige und Betroffene, Stuttgart, 1999

*Heigl-Evers, Anneliese* – Möglichkeiten u. Grenzen einer analytisch orientierten Therapie bei Suchtkranken, Kassel, 1977

*Heigl-Evers, Anneliese* – Wissenschaftliche Theorien zur Sucht und Drogenabhängigkeit - Stand der Diskussion, in: MAGS: Weiterentwicklung der Drogenhilfe in NRW, Düsseldorf, 1992

*Heigl / Heigl-Evers / Schulze-Dierbach* – Die Bedeutung des psychoanalytisch-interaktionellen Prinzips für die Sozialisation von Suchtkranken – in: Gruppenpsychotherapie und Gruppendynamik, 1984, S. 152 ff.

*Hey, Georg* – Beiträge zur Theorie und Methodik psychoanalytisch orientierter Sozialtherapie, Egelsbach, 1991

*Jellinek, E. M.,* - The Disease Concept of Alkoholism, New Haven, 1960
*Katz, F.* - Ambulante Therapie für Alkoholkranke, Wuppertal, 1981
*Knischeweski, Ernst* - Alkoholismustherapie. Vermittlung von Erfahrungsfeldern im stationären Bereich, Kassel, 1981
*Knischewski, Ernst* - Die Wohlfahrtsverbände in der Suchtkrankenhilfe. In: Deutsche Hauptstelle, Freiburg, 1997
*Knoll, Andreas* - Die Gestalt der Sozialarbeit, Bochum, 1986
*Knoll, Andreas* - Sozialarbeit in der Psychiatrie. Von der Fürsorge zur Sozialtherapie, Opladen, 2000
*Körkel, Joachim (Hrsg.)* - Praxis der Rückfallbehandlung, Wuppertal, 1998
*Krystal, Henry / Raskin, Herbert A.* - Drogensucht - Aspekte der Ich-Funktion, Göttingen, 1983
*Lamnek, Siegfried* - Theorien abweichenden Verhaltens, München, 1993
*Laplanche J. / Pontalis, J.-B.* - Das Vokabular der Psychoanalyse (2 Bände), Frankfurt, 1972
*Lask, Karl* - Suchtfördernde Sozialisationsschäden und ihre Aufarbeitung in einer therapeutischen Gemeinschaft, Kassel, 1974
*Lazarus, Arnold A.* - Angewandte Verhaltenstherapie, Stuttgart, 1976
*Loviscach, Peter* - Soziale Arbeit im Arbeitsfeld Sucht, Freiburg, 1996
*Lürßen, E.* - Das Suchtproblem in neuerer psychoanalytischer Sicht - in: Psychologie des 20. Jahrh., Bd. II, Zürich, 1974
*Mahler, Margaret / Pine / Bergman* - Die psychische Geburt des Menschen. Symbiose und Individuation, Frankfurt, 1984
*Mühlbauer, Helmut* - Kollege Alkohol, München, 1996
*Petzold, Hilarion* - Gestalttherapie und Psychodrama, Kassel, 1973
*Poser, W. / Poser, S.* - Medikamente: Mißbrauch und Abhängigkeit, Stuttgart 1996
*Rennert, Monika* - Co-Abhängigkeit. Was Sucht für die Familie bedeutet, Freiburg, 1990
*Riegas, Volker* - Alkoholprobleme, Wuppertal, 1999
*Rieth, Eberhard* - alkoholkrank?, Wuppertal, 1996
*Richter, Horst-Eberhard* - Patient Familie, Reinbeck, 1970
*Rost, Wolf-Detlef* - Psychoanalyse des Alkoholismus, Stuttgart, 1987
*Singer/Teysen (Hrsg.)* - Alkohol und Alkoholfolgekrankheiten, Heidelberg, 1999
*Sticht, Ursula (Hrsg.)* - Gute Arbeit in schlechten Zeiten - Suchtkrankenhilfe im Umbruch, Freiburg, 1997
*Stimmer, F. / Müller-Teusler, S.* - Jugend und Alkohol, Wuppertal, 1999
*Wurmser, Léon* - Die verborgene Dimension - Psychodynamik des Drogen zwangs, Göttingen, 1997

# Anhänge

## 1. Allgemeine Suchttheorie im Überblick

Die Weltgesundheitsorganisation (WHO) benutzt seit 1957 den Begriff „Abhängigkeit" im Suchtbereich als Standardbegriff und führt dafür die folgenden typischen Kennzeichen an:

1. **Wenn man von einer Abhängigkeitserkrankung spricht, geht es um den Konsum von „psychotropen Substanzen" (Alkohol, Medikamenten, illegale Drogen).**

2. **Von einer Abhängigkeitserkrankung kann gesprochen werden, wenn bei einer Person mindestens drei der folgenden Merkmale im letzten Jahr vorlagen:**

   a. Ein starker Wunsch oder ein Zwang, psychotrope Substanzen zu konsumieren.
   b. Verminderte Kontrollfähigkeit bezüglich des Beginns, der Beendigung und der Menge des Substanzkonsums.
   c. Substanzgebrauch mit dem Ziel, Entzugssymptome zu mildern.
   d. Körperliche Entzugssymptome.
   e. Eine Toleranzentwicklung, d. h. Erhöhung der Dosis, um die ursprünglich durch niedrigere Dosen erreichte Wirkung der Substanz hervorzurufen.
   f. Ein eingeengtes Verhaltensmuster im Umgang mit der Substanz (z. B. Regeln gesellschaftlich üblichen Substanzgebrauchs außer Acht lassen).
   g. Fortschreitende Vernachlässigung anderer Aktivitäten zugunsten des Substanzkonsums.
   h. Anhaltender Substanzkonsum trotz Nachweis eindeutig schädlicher Folgen körperlicher, sozialer oder psychischer Art.

3. **Erscheinungsformen der Abhängigkeitserkrankung**
Allgemein wird unterschieden zwischen: *1. Alkoholabhängigkeit – 2. Medikamentenabhängigkeit – 3. Drogenabhängigkeit –*

*4. Komorbidität/Politoxikomanie (Mehrfachabhängigkeit).*
Die stoffungebundenen Abhängigkeiten tauchen in dieser Klassifikation noch nicht auf, die Aufnahme in den Katalog der Abhängigkeitserkrankungen ist wissenschaftlich umstritten.

## 3.1 Die Alkoholabhängigkeit

*„Alkoholiker sind exzessive Trinker, deren Abhängigkeit vom Alkohol einen solchen Grad erreicht hat, dass sie deutlich Störungen und Konflikte in ihrer körperlichen und geistigen Gesundheit, ihren mitmenschlichen Beziehungen, ihren sozialen und wirtschaftlichen Funktionen aufweisen; oder sie zeigen Prodrome (Vorläufer) einer solchen Entwicklung. Daher brauchen sie Behandlung." (WHO, 1951)*

Die Erscheinungsbilder und die Phasen des Alkoholismus werden traditionell in der Typologie nach Jellinek beschrieben. Erscheinungsbilder des Alkoholismus sind Gamma-, Delta- und Epsilon-Alkoholiker.

**Der Typus des Gamma-Alkoholikers** ist die in Deutschland verbreitetste Form. Die Krankheit verläuft in vier Phasen mit charakteristischen Krankheitszeichen:

**a) Voralkoholische Phase**
Erleichterungstrinken – Abnahme der Belastungsfähigkeit – Reduzierung der Frustrationstoleranz. *Folge:* Alkohol wird immer häufiger als Kompensationsmittel eingesetzt und es wird eine immer größere Menge benötigt, um die erwünschte Wirkung herzustellen. Trunkenheit ist in dieser Phase noch nicht charakteristisch, Gefährdung wird vom Betroffenen und der Umwelt noch nicht wahrgenommen.

**b) Prodromale Phase**
Im Übergang in die Vorphase der Erkrankung treten erste Erinnerungslücken auf („Filmrisse"). Alleintrinken, heimliches Trinken, Alkohol wird gebunkert, das erste Glas wird „gekippt", noch kein Kontrollverlust, der Betroffene wirkt nach außen kontaktfreudig, einer der viel verträgt, Gefährdung bzw. beginnende Erkrankung wird jetzt verdrängt oder geleugnet (vom Betroffenen und von der Umwelt).

**c) Kritische Phase**
Kontrollverlust, d. h.: Kleinste Mengen Alkohol führen schon dazu, dass der Betroffene die Fähigkeit verliert, seinen Alkoholkonsum willentlich und aus eigener Kraft zu beenden. *Folge:* Trinkexzesse, soziale Konflikte, Bemühen um kontrolliertes Trinken führt zu Niederlagen, Selbstwertgefühl schwindet, beschleunigter sozialer Abstieg. *Körperliche Anzeichen:* Entzugserscheinungen schon bei kürzeren Trinkpausen. Entzugszeichen sind: Händezittern, Schweißausbrüche, innere Unruhe, Verstimmungen. Die Umwelt nimmt den Betroffenen als Trinker wahr.

**d) Chronische Phase**
Morgendliches Trinken, um Entzugserscheinungen zu vermeiden, tagelange Räusche, deutlicher körperlicher, psychischer und sozialer Abbauprozess, schwere Entzugssyndrome mit und ohne Delirium, Krampfanfälle, psychotische Störungen, Abnahme der Alkoholtoleranz, d. h. relativ geringe Alkoholmengen erzeugen schwere Räusche, ohne dass die Menge ausreicht, die Entzugserscheinungen zu unterdrücken. Spiritus, Haarwasser, Rasierwasser wird getrunken, wenn kein Alkohol greifbar ist. *Delirium:* Schwerstes Entzugssyndrom, tritt bei etwa fünfzehn Prozent aller Alkoholabhängigen auf. Muss intensivmedizinisch behandelt werden. Unbehandelt liegt die Mortalitätsrate bei bis zu dreißig Prozent. Auch bei intensivmedizinischer Behandlung ist ein tödlicher Verlauf nicht auszuschließen.

**Der Typus des Delta-Alkoholikers.** Abhängigkeit beginnt im Rahmen gesellschaftlicher Trinksitten. Es werden kaum positive und angenehme Wirkungen des Alkohols erlebt, auch kein Rausch im Sinne des Gamma-Typus. Schnelle Entwicklung von Toleranz- und Entzugssymptomen, Trinkpausen werden vermieden, der Blutalkoholspiegel muss stets auf einem wirksamen Niveau gehalten werden, Kontrollverlust tritt nicht ein. Es wird von einem „Spiegeltrinker" gesprochen.

**Der Typus des Epsilon-Alkoholikers** tritt seltener auf und wird als Dipsomanie bezeichnet. Es sind periodisch auftretende Trinkexzesse, die mit endogenen, konstitutionell bedingten Verstimmungszuständen begründet werden. In Abständen von einigen Monaten beginnt der sonst Abstinente oder mäßig Trinkende ohne ersichtlichen Anlass, für einige Tage maßlos, zwanghaft, widerstandslos und exzessiv zu trinken und sich dabei gesundheitlich und sozial aufs Höchste zu gefährden. Der Volksmund spricht von „Quartalssäufern".

Die nicht (oder noch nicht) pathologischen Formen des Alkoholismus nach Jellinek heißen:

**Alpha-Alkoholismus:** Leichte psychische Abhängigkeit mit familiären und sozialen Komplikationen.

**Beta-Alkoholismus:** Gelegenheits- bzw. Verführungstrinker.

## 3.2 Die Drogenabhängigkeit

**Folgende Typen illegaler Drogen werden unterschieden:**

1. Opitate (Opium, Morphium, Heroin und weitere Abkömmlinge teilweise synthetischer Art, Opiode)
2. Cannabinoide (Haschisch, Marihuana)
3. Halluzinogene (LSD, Mescalin)
4. Kokain und andere Stimulanzien (Amphetamine, Designerdrogen wie Ecstasy u. ä.)
5. Industriestoffe (Schnüffelstoffe, Lösungsmittel)

Die Illegalität erzeugt zusätzlich zur Stoffdynamik eine eigene Dynamik, die das Suchtbild entscheidend prägt. Diese Wirkung wird vielfach stärker als die des Suchtmittels selbst angesehen.

Die Unterscheidung in harte Drogen (Opiate) und weiche Drogen (Cannabis) ist nicht unproblematisch, weil das Kriterium körperliche Abhängigkeit oft ausschlaggebend ist. Demzufolge müssten Kokain und LSD weiche Drogen sein, weil keine körperliche Abhängigkeit nachgewiesen werden kann.

Umstiegstheorie: Haschisch wird oft als Einstiegsdroge bezeichnet. Tatsache ist: Nahezu alle Abhängigen von Heroin haben Vorerfahrungen mit Haschisch, etwa fünf Prozent der Cannabiskonsumenten konsumieren später harte Drogen.

**Verlauf der „Drogenkarriere“:** Der Beginn wird wegen drogenpolitischer Fixierung auf den Einstieg in illegale Drogen festgelegt, also erster Cannabiskonsum. Nachweislich lag in den allermeisten Fällen Alkohol- und Tabakkonsum schon weit davor, deutlich vor dem vierzehnten Lebensjahr. Zusätzlich nahmen bis zu zwanzig Prozent der Kinder und Jugendlichen bereits von Eltern und Ärzten verordnete Medikamente.

In den meisten Fällen handelt es sich beim ersten Drogenkonsum um „nicht-pathogenes“ jugendliches Risikoverhalten (Neugier, Protest, Selbstdarstellung, Gruppendruck usw.). Die These, Drogenkonsum sei grundsätzlich von Beginn an als Notsignal und Symptom einer Persönlichkeitsstörung zu interpretieren, auf die der betreffende Jugendliche mit selbsttherapeutischen Mitteln reagiert, pathologisiert in unzulässiger Weise jugendliches Verhalten. Schließlich werden etwa fünfundneunzig Prozent der Erstkonsumenten von illegalen Drogen nicht abhängig.

Ob und wie der Drogenkonsum fortgesetzt wird, hängt von weiteren Faktoren ab:

1. Liegt bereits eine (prämorbide) Persönlichkeitsstörung vor?
2. Wirkungsspektrum, Suchtpotenzial, Moden und „Griffnähe“ der Droge
3. Droge als erfolgreicher Problemlöser jugendtypischer Probleme (Selbstdarstellung, Anerkennung, Flucht vor Konflikten usw.)
4. Neue Probleme, die durch den Gebrauch der Droge selbst auftreten
5. Einstiegsalter (je früher dieses liegt, umso mehr Sozialisationsstationen werden verpasst)

### 3.3 Die Medikamentenabhängigkeit

Psychotrope Substanzen in Medikamenten können zur Abhängigkeit führen. Es lassen sich unterscheiden:

1. Benzodiazepine (Beruhigungs- und Schlafmittel, z. B. Valium, Lexotaniel, Diazepam usw.)
2. Barbiturate (ebenfalls Schlaf- und Beruhigungsmittel)
3. Opiode (Schmerzmittel, codeinhaltige Hustenmittel, Ersatzdrogen für Abhängige)
4. Psychostimulanzien (Aufputschmittel, Appetitzügler)

**Auch bei indiziertem Gebrauch von Psychostimulanzien gibt es oft Schwierigkeiten beim Absetzen. Neben den Entzugserscheinungen können die Beschwerden, die zur Verordnung geführt haben, wieder auftauchen (z. B. Schlafstörungen, Angst usw.).**

### 3.4 Komorbidität / Polytoxikomanie

Von Komorbidität wird gesprochen, wenn neben der Abhängigkeit noch eine andere psychische Störung vorliegt, unabhängig davon, ob diese Störung durch den Drogenkonsum ausgelöst wurde oder ob die andere psychische Störung den Drogenkonsum auslöst.

Von Polytoxikomanie (ICD-10: multipler Substanzgebrauch) wird gesprochen, wenn eine Abhängigkeit von mehreren Substanzen gleichzeitig besteht. Viele Alkoholiker nehmen zur Verstärkung der Wirkung zusätzlich Beruhigungsmittel, bei Drogenabhängigen ist der Gebrauch mehrerer Substanzen heute gar die Regel. Es werden Medikamente zur Steigerung der Drogenwirkung gebraucht oder als Ersatzdroge. Der weitere Gebrauch von Drogen neben der Methadon-Substitution wird als „Beigebrauch" bezeichnet.

## 4. Allgemeine Entstehungsbedingungen der Abhängigkeit

**4.1 Genetische Vererbung** kann nicht ganz ausgeschlossen werden, bleibt dennoch heute weitestgehend unberücksichtigt (Adoptionsforschung: Söhne alkoholkranker Eltern haben statistisch ein achtfach erhöhtes Risiko, bei Töchtern keine Signifikanz).

**4.2 Lerntheorie:** erlerntes Verhalten auf inneren und äußeren Faktoren beruhend. *Innere Faktoren sind:* Erfahrungen, dass sich durch psychotrope Substanzen Befindlichkeiten wie Spannung, Angst, Hemmung usw. positiv verändern lassen. *Äußere Faktoren sind:* gesellschaftliche Einstellungen, Trinksitten, Modellverhalten von Bezugspersonen u. ä.

**4.3 Psychodynamische Modelle:** Der Gebrauch von psychotropen Substanzen wird als „Selbstheilungsversuch" von vielen tiefer liegender psychischen Störungen verstanden. Es wird versucht, den Mangel oder eine Überforderung an und mit Zuwendung, Liebe und Aufmerksamkeit in der frühen Phase der Persönlichkeitsentwicklung später mit der psychotropen Substanz auszugleichen.

**4.4 Persönliche Ursachen der Abhängigkeit:**
*Psychoanalyse:* Eine zu große Verwöhnung oder eine zu starke Vernachlässigung während der frühen Kindheit sind Ausgangsbedingungen für die Entwicklung einer suchtkranken Persönlichkeit. (Affekttoleranz, Objekt- und Selbstrepräsentanzen, Bewusstseinsveränderung).
*Verhaltenstherapie:* Durch den Kontakt mit Suchtmitteln lernt der suchtgefährdete Mensch, dass er Spannungsgefühle, die von der Psychoanalyse auf frühe Verwöhnung oder Vernachlässigung zurückgeführt werden, mit Drogen oder Alkohol lindern oder kurzzeitig beheben kann.
*Humanistische Konzepte (Gestalttherapie, Psychodrama usw.):* Sowohl die frühe Verwöhnung und Vernachlässigung als auch der spätere Suchtmittelmissbrauch hindern das Individuum an Persönlichkeitswachstum und Weiterentwicklung.
*Systemische Theorien (Familientherapie, Kommunikationstheorie):* Anstatt sich unabhängig zu entwickeln, begeben sich Suchtkranke und suchtgefährdete Persönlichkeiten in Beziehungssysteme, in denen andere die Konsequenzen ihres Drogen- oder Alkoholmissbrauches abmildern.
*Biologische Theorien:* Schließlich wird die Droge in den Stoffwechsel des abhängigkeitskranken Individuums eingebaut, wodurch sich die Hirnbiologie verändert. Dadurch bleiben die Betroffenen lebenslang auf die Abstinenz angewiesen.

**4.5 Gesellschaftliche Faktoren:** Neben den Bedingungen, die der einzelne Mensch mitbringt, kommen zur Suchtentwicklung noch gesellschaftliche Faktoren hinzu, denen eine ähnlich große Bedeutung wie den individuellen Voraussetzungen zugemessen werden muss.

## 5. Behandlungsformen und Rehabilitation

Bis noch vor einigen Jahren bestand das Motivations- und Abstinenzparadigma. Dieses besagte, der abhängige Mensch muss die Folgen seiner Erkrankung in einem solchen Maße spüren, dass er alles dafür zu tun gedenkt, um davon befreit zu werden. Dieses Paradigma war bei einem Teil der Abhängigkeitserkrankten erfolgreich und die auf diesem Wege Motivierten hatten recht gute Prognosen. Es stellte sich jedoch heraus, dass dieser „Motivationsmechanismus" nur den geringeren Teil der Betroffenen erreichte. Ein Großteil der Abhängigkeitserkrankten verelendete mehr und mehr. Angesichts der großen körperlichen, psychischen und sozialen Folgeschäden hat sich die Zielhierarchie in der Suchtkrankenhilfe heute dahingehend verändert, dass Abstinenz nicht mehr das alleinige Ziel der Interventionen ist.

**Zielhierarchie:**
- Überleben sichern: Niederschwellige Angebote mit Kontaktcafé, Spritzenautomaten, Druckräumen, medizinische Notfallversorgung, Notschlafstellen, Hygieneeinrichtungen
- Substitutionsbehandlung mit Beikonsumkontrolle
- Reduzierung der Substanzmenge, Verlängerung der substanzfreien Zeiten
- aufsuchende Sozialarbeit, Angebote kurzzeitiger Entzugsbehandlung (zwei bis drei Wochen)
- betreute Wohnformen für langjährig, chronische Abhängige
- Therapie-Sofort-Programme
- Abstinenzorientierte Beratung und ambulante Rehabilitation
- Stationäre Entwöhnungsbehandlung (sechs Wochen bis zwölf Monate, heute in der Regel vier Monate bei Alkoholkranken und sechs Monate bei Drogenabhängigen)
- Adaptionsphase
- Nachsorge
- Selbsthilfegruppen

## 2. Kurzfragebogen für alkoholgefährdete Menschen

1. Zittern Ihre Hände in letzter Zeit häufiger? ☐ ☐
2. Verspüren Sie häufiger eine morgendliches Würgegefühl mit Brechreiz? ☐ ☐
3. Lassen Zittern und morgendlicher Brechreiz nach, wenn Sie etwas Alkohol getrunken haben?‘ ☐ ☐
4. Fühlen Sie sich in letzter Zeit nervöser als früher? ☐ ☐
5. Vernachlässigen Sie das Essen, wenn Sie Alkohol getrunken haben? ☐ ☐
6. Leiden Sie in letzter Zeit gelegentlich unter Schlafstörungen und Alpträumen? ☐ ☐
7. Fühlen Sie sich angespannt und unruhig, wenn Sie keinen Alkohol getrunken haben? ☐ ☐
8. Haben Sie nach den ersten Gläsern einen unwiderstehlichen Wunsch weiter zu trinken? ☐ ☐
9. Hatten Sie schon einmal Gedächtnislücken nach starkem Trinken? ☐ ☐
10. Haben Sie manchmal ein schlechtes Gewissen, wenn Sie viel getrunken haben? ☐ ☐
11. Haben Sie schon einmal versucht, nach einem gewissen Plan zu trinken (z. B. nur zu bestimmten Zeiten, an bestimmten Orten)? ☐ ☐
12. Vertragen Sie zurzeit weniger Alkohol als früher? ☐ ☐
13. Kommen Sie beruflich häufig mit Alkohol in Berührung? ☐ ☐

14. Hat man Sie im Beruf schon einmal wegen Ihres Alkoholkonsums angesprochen? ☐ ☐
15. Fühlen Sie sich weniger leistungsfähig, wenn Sie nicht getrunken haben? ☐ ☐
16. Hat Ihre Leistungsfähigkeit durch das Trinken abgenommen? ☐ ☐
17. Trinken Sie gern, wenn Sie allein sind? ☐ ☐
18. Wird in Ihrem Freundes- und Bekanntenkreis viel getrunken? ☐ ☐
19. Steigt Ihr Selbstbewusstsein, wenn Sie Alkohol getrunken haben? ☐ ☐
20. Hilft Ihnen der Alkohol, Stress, Ärger, Kummer und Sorgen besser zu bewältigen? ☐ ☐
21. Sind Sie wegen Ihres Alkoholkonsums schon einmal in finanzielle Schwierigkeiten geraten? ☐ ☐
22. Haben Sie sich in Ihrem Umfeld einen kleinen versteckten Vorrat an Alkohol angelegt? ☐ ☐
23. Haben Sie Ihren Angehörigen schon öfters einmal die Unwahrheit über Ihre Trinkmenge erzählt? ☐ ☐
24. Sind Sie schon einmal wegen Fahrens unter Alkoholeinfluss mit der Polizei in Konflikt gekommen? ☐ ☐

Es gibt viele verschiene Fragebögen, die die Suchtgefährdung ermitteln sollen. Einige dieser Bögen haben hundert Fragen, andere nur zehn. Der hier gezeigte hat eine mittlere Anzahl von Fragen.

Bei der Auswertung dieses Fragebogens wird jede mit Ja beantwortete Frage mit einem Punkt bewertet. Ein Ja bei den Fragen 3, 7, 8 und 14 ist mit drei Punkten zu bewerten. Ab sechs Punkten liegt eine Alkoholgefährdung vor.

# 3. Adressen:

**Anonyme Alkoholiker**
Interessengemeinschaft e. V.
www.anonyme-alkoholiker.de

**Arbeiterwohlfahrt**
Bundesverband e. V.
www.awo.org

**Blaues Kreuz in Deutschland e. V.**
Schubertstraße 41
42289 Wuppertal
Telefon: 0202 / 62003-0
www.blaues-kreuz.de

**Blaues Kreuz in der Evangelischen Kirche, Bundesverband e. V.**
www.blaues-kreuz.org

**Blaues Kreuz in Österreich Hauptgeschäftsstelle**
www.blaukreuz.at

**Blaues Kreuz der deutschen Schweiz**
www.blaukreuz.ch

**Freundeskreise für Suchtkrankenhilfe**
Bundesverband e. V.
www.freundeskreise-sucht.de

**Deutsche Hauptstelle für Suchtfragen e. V. (DHS)**
www.dhs.de

**Deutscher Caritasverband e.V.**
Referat: Besondere Lebenslagen
www.caritas.de

**Deutscher Guttempler Orden**
www.guttempler.de

**Gesamtverband für Suchtkrankenhilfe im Diakonischen Werk der Evangelischen Kirche (GVS)**
www.sucht.org

**Kreuzbund e. V.**
www.kreuzbund.de

**Blaukreuz-Verlag Deutschland**
www.blaukreuz-verlag.de

**Blaukreuz-Verlag Österreich**
www.blaukreuz-verlag.at

**Blaukreuz-Verlag Schweiz**
www.blaukreuzverlag.ch

## 4. Weitere Bücher aus den Blaukreuz-Verlagen

*Werner Brück*

**Das schaffen wir**

Von Alkoholabhängigen und ihren Angehörigen.

2. Auflage, Paperback, 176 Seiten, zzt. € 12,50 [D]/sFr. 23,- ISBN 3 89175 190 7

Hier sind viele Berichte zusammengestellt, die ein großes Spektrum der Suchtkrankenhilfe abdecken. Vor allem vermitteln sie Hoffnung, dass selbst schwierigste Probleme nicht unüberwindbar bleiben müssen. Für Abhängige und deren Angehörige.

*Toby Rice Drews*

**Was tun, wenn der Partner trinkt?**

Ein Mutmachbuch

6. überarbeitete Auflage, Paperback, 144 Seiten
zzt. € 12,50 [D]/sFr. 23,- ISBN 3 89175 188 5

Muss die Partnerin eines Alkoholikers sein Trinkverhalten passiv hinnehmen und alles erdulden? Das Gegenteil ist der Fall. Die Autorin bietet zahlreiche Denkanstöße zu einer neuen Sichtweise. Was die Partnerin für ihre eigene Selbstständigkeit tut, hilft auch dem Alkoholabhängigen.

*Joachim Körkel (Hrsg.)*

**Rückfall muss keine Katastrophe sein**

Ein Leitfaden für Abhängige, Angehörige und Helfer.

6. aktualisierte Auflage, Paperback, 104 Seiten
zzt. € 10,50 [D]/sFr. 20,- ISBN 3 941186 37 8

Niemandem ist gedient, wenn Rückfälle verschwiegen werden. Wie sie mit Blick nach vorn bewältigt werden, zeigt dieser Leitfaden.

*Brigitte und Frank Hansen / Gudrun Lahme*
**Das Ende war der Anfang**

Ein Mutmachbuch für Eltern von Kindern, die Drogen nehmen.

2. erweiterte Auflage, Paperback, 128 Seiten
zzt. € 10,90 [D]/sFr. 20,–ISBN 3 941186 44 6

„Mach dir keine Sorgen, ich kann jederzeit wieder aufhören, ich habe alles unter Kontrolle!" Sieben Jahre lang sind die Nadeln und Heroin Franks feste Begleiter. Mit 14 Jahren raucht er in der Clique seinen ersten Joint. Mit 18 macht er die Bekanntschaft mit Heroin. Er kifft, kokst, spritzt und dealt. Frank ist am Ende. Aber nicht nur er, auch seine Mutter. So scheint es. Da tun sich ganz neue Möglichkeiten auf. Kein hoffnungsloser Fall, kein ewiger Junkie. Handschellen retten Franks Leben!
Seitdem hasst er die Sucht und vermisst seine Familie. Tatsächlich steht er mit 26 Jahren am Beginn eines neuen Lebens - ohne Drogen. Er schafft den Absprung. In der Therapie lernt er Johanna kennen ...
Ein besonderes Buch, weil hier nicht nur die Mutter, sondern auch der Sohn zu Wort kommt.

*Renate Herten*
**Das verhängnisvolle Versprechen**
Mutmachbuch - den eigenen Weg zu gehen

Paperback, 208 Seiten
zzt. € 13,90 / (A) € 14,60 / CHF 18,–ISBN 978-3-941186-48-4

Während einer Gerichtsverhandlung gibt sich Renate ein inneres Versprechen, dem angeklagten Hartmut zu helfen, der der gewalttätigen Körperverletzung unter Alkoholeinfluss beschuldigt wird. Anfänglich hätte sie das Versprechen noch auflösen können, doch Familienzwänge und dann die später mit ihm eingegangene Ehe lassen es zu einem unauflösbaren Gelübde werden, das ihr geradezu unmenschliches abverlangt. In ihrer Not wendet sie sich wieder ihrem in der Jugend verloren gegangenen Glauben zu. Sie bittet Gott um Hilfe und schließt sich einer Gemeinde an. Nach einiger Zeit öffnet sich Hartmut mehr und mehr dieser Gemeinde...
Wird nun alles gut?